DER AKUTE GELENKRHEUMATISMUS

NEBST CHOREA MINOR UND RHEUMATOIDE

VON

PROFESSOR DR. F. ROLLY
LEIPZIG

MIT 30 TEXTABBILDUNGEN

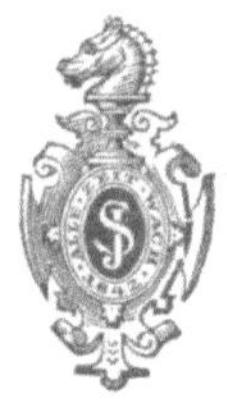

Springer-Verlag Berlin Heidelberg GmbH

1920

Ursprünglich erschienen bei Julius Springer in Berlin 1920.

ISBN 978-3-662-24348-0 ISBN 978-3-662-26465-2 (eBook)
DOI 10.1007/978-3-662-26465-2

MEINEN HOCHVEREHRTEN LEHRERN

HEINRICH CURSCHMANN †

ADOLF VON STRÜMPELL

IN DANKBARKEIT

Vorwort.

Bei der vorliegenden Arbeit, welche leider während der Kriegszeit eine Unterbrechung erlitt, kam es mir in erster Linre darauf an, meine langjährigen Erfahrungen und Untersuchungen bei dem großen Krankenmaterial der Leipziger medizinischen Klinik der Öffentlichkeit zu übergeben. Dabei ist auch die Literatur, welche in den letzten Jahren enorm angeschwollen ist, zum großen Teil berücksichtigt; an Stellen dagegen, wo es mir nicht unbedingt notwendig erschien, ist sie der Übersichtlichkeit wegen nur andeutungsweise wiedergegeben worden.

Leipzig, im Dezember 1919.

F. Rolly.

Inhaltsverzeichnis.

Einleitung.

Mit der Diagnose Rheumatismus ist von alters her viel Mißbrauch getrieben worden. Man stellte sich früher vor, daß bei den rheumatischen Erkrankungen eine scharfe Flüssigkeit vom Gehirn nach dem Körper fließe und hierdurch die Krankheitssymptome erzeugt würden; daher auch das Wort Rheuma von ῥέω, ich fließe. Während seit den Zeiten von Hippokrates der Rheumatismus dieselbe Bedeutung wie Katarrh (Κατὰ hinab — ῥέω) hatte, hat man dann im Laufe der Zeit unter „Katarrh“ mehr Entzündungen der Schleimhäute, unter Rheumatismus Affektionen der Gelenke, Muskeln und Haut verstanden.

Ballonius und darnach Sydenham und Cullen haben von dem Rheumatismus die Gicht abgetrennt. Namentlich der letztere hat auch den akuten Gelenkrheumatismus vom chronischen und vom Muskelrheumatismus unterschieden.

Über den ätiologischen Einfluß des akuten Gelenkrheumatismus auf die Herzkrankheiten finden wir bei Baillie und Davis die ersten Angaben. Weiter beobachtete Wells, daß Personen, welche an Rheumatismus leiden, mehr als andere von Herzkrankheiten befallen werden, er schloß daraus, daß diese Krankheiten eine gemeinschaftliche Ursache haben, weswegen er auch von einem Rheumatismus des Herzens spricht. Zum Beweise für diese Behauptung teilt Wells 14 Krankengeschichten mit. Ferner haben Corvisart und Scudamore die Herzerkrankungen bei Rheumatismus für Metastasen der Gelenkerkrankungen erklärt. Bouillaud gebührt das Verdienst, durch zahlreiche Beobachtungen die entzündliche Natur des akuten Gelenkrheumatismus nachgewiesen, auf den inneren Zusammenhang zwischen Herz- und Gelenkaffektionen aufmerkasm gemacht und ganz besonders die Häufigkeit des Zusammentreffens von Gelenk- und Herzaffektionen betont zu haben.

Bouillaud war auch wohl der erste, welcher Gelenkaffektionen bei anderen Krankheiten von dem wirklichen Gelenkrheumatismus absonderte und sie „Pseudorheumatismen“ bezeichnete. C. Gerhardt wollte die letzteren Rheumatoiderkrankungen, Quincke Polyarthritis gonorrhoica, scarlatinosa, septica usw. genannt haben.

Wenn wir nun die im Verlaufe von Infektionskrankheiten auftretenden symptomatischen Gelenkentzündungen von den anderen abtrennen, so bleibt schließlich eine ganz bestimmte Krankheit übrig, welche durch schmerzhafte, in der Regel multiple seröse und einer Restitutio ad integrum fähige Gelenkschwellungen, Fieber, häufig auftretender Erscheinungen von seiten der Haut, Endokarditis usw. ausgezeichnet ist. Trotzdem die Krankheit manchmal nur kurz, dann wieder ziemlich lange Zeit dauert, und manche Komplikationen verschiedentlich im Vordergrund des Krankheitsbildes stehen und dadurch das typische Krankheitsbild ganz verwischen können, so dürfte es doch berechtigt sein, von dem akuten Gelenkrheumatismus als einer einheitlichen Krankheit zu sprechen, deren Ursache allerdings, wie sich im folgenden zeigen wird, bis jetzt noch ziemlich in Dunkel gehüllt ist.

Ätiologie.

In früheren Jahren spielte in der Ätiologie des akuten Gelenkrheumatismus die **Erkältung** eine sehr große Rolle, ja manche Autoren hatten sie als die einzige Ursache der Krankheit angesehen. Man ging dabei, wie vorhin schon erwähnt, so weit, daß schließlich jede schmerzhafte Krankheit, bei welcher eine Erkältung vorausgegangen war, mit dem Namen Rheumatismus bezeichnet wurde.

Heutzutage aber wissen wir, daß die Mehrzahl der akuten Infektionskrankheiten durch das Eindringen von pathogenen Bakterien in das Innere des Körpers entsteht, und, je mehr man in das Wesen der Infektion eingedrungen ist, um so mehr ist die Erkältung als Ursache von Infektionskrankheiten in den Hintergrund getreten. Andererseits können wir aber mit Rieß sagen, „daß bei der Annahme einer bakteriellen Grundlage des akuten Gelenkrheumatismus speziell die Erkältungen nichtsdestoweniger ihre Bedeutung behalten und ihre Einwirkungen durch Erhöhungen der Empfänglichkeit der Gewebe gegenüber der bakteriellen Schädlichkeit zu erklären ist."

Pasteur hat in interessanten Versuchen nachgewiesen, daß bei Herabsetzen der Körpertemperatur eine Infektion leichter eintreten kann. Alois Sode (zit. nach Pribram) rasierte oder schor die Körperfläche von Tieren bis zu Zweidrittteilen, badete sie bei 37°, stellte sie dann nach Impfung mit Bac. pneumoniae Friedländer oder mit Staphylococcus pyogenes in nassem Zustande in einen etwas geöffneten Fensterflügel. Die so behandelten Tiere starben viel früher als die Kontrolltiere, welche in gleicher Weise geimpft aber nicht abgeschoren waren. In weiteren Versuchen zeigte Sode auch, daß einfache Enthaarung oder anderweitige Abkühlung die Infektionsmöglichkeit erhöht.

Nach unseren heutigen Anschauungen dürfen wir der Erkältung, wo sie von den Patienten als die Ursache des akuten Gelenkrheumatismus angegeben wird, nur eine veranlassende und begünstigende Rolle zuschreiben. Daß sie in vielen Fällen von akutem Gelenkrheumatismus ätiologisch überhaupt nicht in Betracht kommt, kann man daraus ersehen, daß unter 1450 Kranken der Leipziger Medizinischen Klinik eine Erkältung als Ursache nur von 48 mit Bestimmtheit angegeben wurde. Pribram berichtet, daß er bei 13,56% seiner Kranken eine Erkältung als Ursache verzeichnet gefunden hat.

Betonen möchte ich noch, daß bei der Beurteilung, ob eine Infektionskrankheit durch eine Erkältung hervorgerufen worden ist oder nicht, große Vorsicht am Platze ist, da sicherlich die von vielen Patienten im Anfange einer Infektionskrankheit angegebene Kälteempfindung nicht die Ursache der Erkrankung, sondern schon der Ausdruck und die Wirkung einer bereits vorher erfolgten Infektion ist.

Eine andere Theorie der Entstehung des akuten Gelenkrheumatismus legt den Hauptwert auf eine **chemische Blutveränderung** und nimmt eine **vermehrte Säurebildung** im Blut und den Körpersäften an. So hielt Prout eine pathologische Milchsäureproduktion in den Muskeln für die Ursache des akuten Gelenkrheumatismus, und Fuller hat die Theorie aufgestellt, daß die sich im Organismus bildende Milchsäure normalerweise zum Teil durch die Haut abgegeben werde; wenn aber nun durch eine Erkältung eine Störung der Funktionstätigkeit der Haut eintritt, so soll es nach seiner Ansicht zu einer Retention und Anhäufung der Milchsäure im Organismus kommen. Die Beobachtungen von Foster, wonach bei 2 Fällen von Diabetes durch Darreichung von Milchsäure ein dem Gelenkrheumatismus ähnliches Krankheitsbild hervorgerufen wurde und nach Absetzung derselben die Krankheitserscheinungen wieder verschwanden, schien die Theorie zu stützen. Demgegenüber weist jedoch Pribram darauf hin, daß er bei Darreichung von Milchsäure bei Diabeteskranken keine Gelenkaffektionen gesehen hat; außerdem sprechen die Untersuchungen anderer Autoren, welche bei dem akuten Gelenkrheumatismus überhaupt keine Milchsäure im Blute nachweisen konnten, gegen diese Theorie.

Die Theorie Lathams, welcher nicht nur eine abnorme Bildung von Milchsäure, sondern auch eine solche von Harnsäure für die Entstehung des Gelenkrheumatismus anschuldigt, und die Haigs, welcher nur die Harnsäure als Ursache annimmt, konnten sich keine allgemeine Geltung verschaffen, da die objektiven Grundlagen hierfür fehlen. Dasselbe Urteil kann man über die Fettsäuretheorie fällen, welche von Dereine vertreten wurde.

Als prädisponierende Ursache für die Entstehung des akuten Gelenkrheumatismus führten einige Autoren **Darmstörungen** an. Nach R. Bells Erfahrungen verläuft der akute Gelenkrheumatismus beim Menschen häufig mit unregelmäßigen Darmentleerungen; er ist deshalb der Meinung, daß hierdurch die im Darm zurückgehaltenen Stoffe in die Blutbahn eintreten und das Zustandekommen des Gelenkrheumatismus erleichtern. Fast dieselbe Ansicht, aber nur für den chronischen Gelenkrheumatismus, hatte schon früher Bouchard geäußert, der die chronischen Magen- und Darmstörungen für die Entstehung desselben verantwortlich macht.

Nach Thalberg wird durch Verdauungsstörungen der Widerstand des Organismus gegen Infektionen abgeschwächt und die dabei entstehenden Gifte sollen das Nervensystem angreifen. Er glaubt, daß die bakteriologische Stoffwechsel- und Nerventheorie bei der Entstehung des akuten Gelenkrheumatismus eine Rolle spielt. Arkwright ist der Meinung, daß die prädospinierenden Ursachen bei der Entstehung des Gelenkrheumatismus im Darmkanal liegen, und daß auch aus diesem Grunde die Wirkung der Antiseptika (Kalomel-und Salicyl) erklärlich seien. Wir können jedoch gleich Pribram eine Störung der Darmfunktion schon deswegen nicht für eine Ursache des akuten Gelenkrheumatismus halten, da von uns unter 1450 Kranken nur 21 mal Magen- und Darmstörungen angegeben resp. beobachtet wurden.

Andere Autoren nehmen eine Entstehung des akuten Gelenkrheumatismus auf **nervösem** Wege an, wobei J. K. Mitchell an eine Erkrankung des Rückenmarks denkt. Heymann hat eine Erkrankung der trophischen Nerven mit der Entstehung des Gelenkrheumatismus in Verbindung gebracht und Bouzzard spricht von einer Erkrankung eines Gelenkzentrums in der Medulla oblongata, welches neben dem Schweißzentrum liegen und die Ernährung der Gelenke trophisch und vasomotorisch beeinflussen soll; durch die Lage des Gelenkzentrums neben dem Schweißzentrum soll auch die reichliche Schweißbildung bei dem akuten Gelenkrheumatismus sich erklären lassen.

Eine Erkrankung des Sympathikus kann nach A. Isaack einen akuten Gelenkrheumatismus veranlassen. Reinhold vergleicht den Gelenkrheumatismus mit einer Neuralgie und Friedländer, welcher den Rheumatismus in zwei große Gruppen, den zentralen und peripherischen einteilt, stellt sich vor, daß durch mykotische Gifte das in der Medulla oblongata gelegene Gelenkzentrum gereizt wird und dadurch die Erscheinungen des akuten Gelenkrheumatismus ausgelöst werden sollen.

Burwinkel (zit. nach Klatt), welcher die infektiöse Theorie der Entstehung des akuten Gelenkrheumatismus noch nicht für erwiesen hält, meint, daß die zerfallenen roten Blutkörperchen und das gebildete Fibrin zur Exsudation kommen und daß dies alles durch verschiedene Schädlichkeiten (Erkältungen usw.) zustandekommen könne.

Penières beschuldigt ein Gift, welches durch die Ureteren resorbiert wird und zur Ablagerung in den Gelenken führen soll. Er konnte angeblich bei 60 Kaninchen nach einer Läsion der Ureteren diese Erscheinungen an den Gelenken erzeugen.

Verhältnismäßig früh hat man die Vermutung ausgesprochen, daß der akute Gelenkrheumatismus eine **akute Infektionskrankheit** sei, und Hueter hat zuerst im Jahre 1876 angenommen, daß die Erkrankung auf embolischem Wege durch Bakterien verursacht werde.

Für die Annahme einer Infektionskrankheit spricht vor allen Dingen das während der Erkrankung bestehende Fieber, und, wenn auch durch Injektion von Eiweiß oder aseptischen Salzen Temperatursteigerungen zustande kommen können, so dürften doch für die Mehrzahl der spontan auftretenden Fieber eine Infektion angenommen werden. Auch das verschiedene Male beobachtete epidemische, resp. endemische Auftreten der Erkrankung, die Ähnlichkeit des Krankheitsbildes mit dem der Pyämie, die Komplikationen am Endokard, an den serösen Häuten ließen daran denken, daß der akute Gelenkrheumatismus durch einen lebenden Mikroorganismus erzeugt wird.

Seit der Entwicklung der bakteriologischen Technik hat man nun eine Unsumme von Zeit darauf verwandt, den Erreger der Krankheit zu finden. Man hat zu diesem Zwecke den Inhalt der erkrankten Gelenke, das daselbst befindliche entzündliche Gewebe, das Blut, die Auflagerungen auf dem Endokard, die Exsudate der serösen Häute, den Urin usw. bakteriologisch untersucht.

Die Resultate dieser Untersuchungen sind nun leider sehr verschieden und und widersprechen sich sehr oft. Einige Autoren glauben, einen spezifischen Erreger gefunden zu haben; andere schreiben die Entstehung der Erkrankung verschiedenen Bakterien besonders Staphylokokken, Streptokokken zu und halten den akuten Gelenkrheumatismus für eine abgeschwächte Pyämie; eine große Anzahl von Autoren spricht sich schließlich dahin aus, daß trotz der zahlreichen positiven bakteriologischen Befunde der Erreger des akuten Gelenkrheumatismus noch völlig unbekannt sei.

Zunächst seien hier die Befunde einiger Autoren angeführt, die einen bestimmten von ihnen gefundenen Erreger für die Ursache des akuten Gelenkrheumatismus ansehen und demselben eine spezifische Rolle zusprechen. Klebs (1875) und Petrone (1886) wollten als Erreger einen Mikroorganismus aus der Gattung der Monadinen ansprechen, und Fiedler glaubte, daß vielleicht ein Plasmodium die infektiöse Ursache des akuten Gelenkrheumatismus sei. Dann hatte Wassermann einen spezifischen Streptokokkus gefunden, welcher von ihm bei einem Choreafalle nach dem Tode gezüchtet worden war. Der Chorea ging in diesem Falle ein akuter Gelenkrheumatismus voran. Predtetschenski konnte in 2 Fällen von Gelenkrheumatismus im Blute die Wassermannsche spezifischen Kokken nachweisen.

1894 fand Leyden gewisse Diplokokken, welche er nur auf dem menschlichen Serum züchten konnte, und welche mit den Staphylokokken nichts gemein hatten, und 1897 bestätigte Michaelis den Fund Leydens in einem Endokarditisfalle. Mantle (1887) konnte im Blute und auch im Gelenkexsudate zwei verschiedene Arten von Bakterien nachweisen, „einen Mikrokokkus, der sich oft als Diplokokkus gruppiert, und kurze, dicke Bazillen, die am besten auf saurem Boden wachsen“. De St. Germain ist jedoch der Ansicht, daß die Mantleschen Untersuchungen fehlerhaft waren.

Popoff (1888) konnte aus dem Blute, welches einem an Rheumatismus Kranken entnommen war, gewisse Kokken züchten. Zu seinen Untersuchungen benutzte er Bouillonkulturen und er konnte dabei, nach Pribram, folgendes sehen: „Auf der Oberfläche der Bouillon entwickelten sich helle, zitronengelbe

Inselchen, teils aus einzelnen, teils aus kettenförmig geformten Kokken, größer als die des Erysipels und leicht mit Gentianaviolett zu färben".

Ferner hat Achalme einen anaeroben Bazillus beschrieben, den er 1891 und dann 1897 bei Gelenkrheumatismuskranken und zwar bei Lebzeiten und post mortem gefunden hat. Nach Menzer ist der Achalmesche Bazillus ein dickes Stäbchen (ähnlich den Milzbrandbazillen), zirka 2—4 mal so lang als breit, zeigt auf verschiedene Nährböden variable Länge und bildet zum Teil Scheinfäden. Es ist bei ihm geringe Beweglichkeit vorhanden, und zwar besteht sie in einer schraubengangartigen Drehbewegung der langen aneinanderhängenden Bazillen. Der Bazillus ist mit Anilinfarben und nach Gram gut färbbar. Seine Züchtung aus dem Körpergewebe gelingt nur anaerob, am besten in flüssigen Medien, besonders in Milch oder Milchbouillon. Sporenbildung ist nur bei anaerober Züchtung unter besonderen Kautelen zu erhalten.

Die beim Gelenkrheumatismus gemachten Befunde Achalmes konnte Melkich bestätigen, da er in 21 Fällen dieselben Bazillen in Reinkulturen nachgewiesen hat. Dann hat derselbe Autor, welcher im ganzen 26 Fälle von Gelenkrheumatismus bakteriologisch untersucht hat, in den anderen 5 Fällen einmal denselben Bazillus im periartikulären Gewebe und 3 mal im Blute, in dem letzteren aber zusammen mit Strepto- und Staphylokokken gefunden. Im 5. Falle war das Blut steril. Auch Riesmann war der Meinung, daß dem Achalmeschen Bazillus die Rolle des Erregers des akuten Gelenkrheumatismus zukommt.

Thiroloix wies einen dem Achalmeschen identischen Bazillus bei 5 Fällen von Gelenkrheumatismus nach. Bettencourt fand in einem Falle im Blute eines Rheumatikers Bazillen, die denen von Achalme und Thiroloix ähnelten, und Triboulet, Coyon und Zadoc haben angeblich in einem Falle von Gelenkrheumatismus mit Chorea post mortem den Thiroloixschen Bazillus bei ihren bakteriologischen Untersuchungen erhalten. Später haben Triboulet und Coyon einen Diplokokkus beschrieben, welchen sie aus dem Blute züchteten und haben diesen Befund für ätiologisch wichtig gehalten. Die Bazillen von Achalme dagegen fanden sie nur in tödlichen Fällen. In letzter Zeit sagt Triboulet über die Bedeutung der Diplokokkenbefunde folgendes:

„1. Wenn der Rheumatismus und Diplokokkus wirklich in enger Verbindung mit einander stehen, so kann das nicht das Verhältnis von Ursache zur Wirkung sein, da es eine gute Zahl von Rheumatismus ohne Diplokokken und umgekehrt Diplokokken ohne Rheumatismus gibt.

2. Der Diplostreptokokkus ist also ein Verbreiter sekundärer Infektion, der im Verlaufe des akuten Gelenkrheumatismus in den Blutkreislauf eindringen kann."

Rosenthal sieht in dem Bazillus d'Achalme eine für den akuten Gelenkrheumatismus spezifische pathogene Abart des banalen Perfringens. Dagegen kommt Carrieu auf Grund von Experimenten an mehreren Stämmen verschiedener Provenienz zu dem Schluß, daß der Bac. d'Achalme und der Bac. Perfringens völlig identisch sind. Ferner konnte derselbe Autor in 12 Fällen von akutem Gelenkrheumatismus weder aus dem Blute noch aus der Gelenkflüssigkeit trotz sorgfältigster Verarbeitung jemals den Bac. d'Achalme züchten. Da nun der Bac. d'Achalme sehr häufig auf der Haut von Tieren, gesunden und kranken Menschen vorkommt, so erklären sich nach demselben Autor die positiven Befunde vielleicht aus technischen Versuchsfehlern.

Riva fand in 8 Fällen von akutem Gelenkrheumatismus in der Gelenkflüssigkeit, auch einige Male im Blut und im pleuritischen Exsudat einen Mikroorganismus, der nach Abel in jungen Kulturen rundliche Körperchen von der Größe einer Hefezelle oder eines Leukozyten, in älteren Kulturen dagegen sehr große, unbewegliche und kleine, lebhaft bewegliche Bazillenformen bilden soll. Dieses höchst seltsame Mikrobion gedeiht nur in der Synovia, im Blute der an Rheumatismus leidenden Kranken oder in einer Abkochung von Pferdegelenken, die mit Zusätzen von Pepton, Kochsalz, Hausenblase oder Fucus crispus, Glukose und Milchsäure bis zur schwach sauren Reaktion vermischt ist, nicht oder nur in gewissen Entwicklungsstadien in den gewöhnlichen Nährsubstraten."

Dann haben Poynton und Paine Kokken, die sie denen von Triboulet und Wassermann beschriebenen gleichstellen, in Fällen von akutem Rheumatismus gezüchtet. Dieselben gehören zur Gruppe der Streptokokken, finden sich besonders im Tonsillengewebe und bei Gesunden, gedeihen am besten auf durch Milchsäure gesäuerter Milch oder Bouillon. Die Verfasser konnten bei Kaninchen mit diesen Kokken einen Rheumatismus hervorrufen. Ist bei Rheumatikern der rheumatische Prozeß am Herzen bösartig, so enthalten die Vegetationen an den Klappen eine große Zahl der Diplokokken. Unter anderem wird auch die Erblichkeit als ein die Infektion erleichternder Faktor, ebenso plazentare Übertragung usw. angesehen.

Meyer hat zuerst in 5 Fällen, nachdem seine bakteriologischen Untersuchungen im Blute und in den Gelenken ohne Erfolg geblieben waren, aus den Tonsillen Diplokokken, welche bei Versuchen an Tieren ein dem Gelenkrheumatismus ähnliches Krankheitsbild hervorriefen, isoliert. Später hat er dann denselben Mikroorganismus in 25 Fällen aus den Tonsillen gezüchtet. Auch in diesen Fällen blieben bakteriologische Untersuchungen des Blutes und der Gelenkflüssigkeit resultatlos. Meyer schreibt dem aus den Tonsillen gezüchteten Mikroorganismus für die Pathogenese des akuten Gelenkrheumatismus eine große Bedeutung bei und hält ihn für eine besondere Streptokokkenart. Dippe meint, daß dieser von Meyer beschriebene Mikroorganismus mit dem Leydenschen Diplokokkus aller Wahrscheinlichkeit nach identisch sei und den Wassermannschen Streptokokken sehr nahe stehe.

In den Fällen von Beaton und Walker, bei welchen es sich 8mal um den akuten Gelenkrheumatisnus, 3mal um Chorea und 4mal um akute rheumatische Endokarditis handelt, fand sich im Blute ein Mikroorganismus, dem sie den Namen „Micrococcus rheumaticus" beilegen. Die Verfasser glauben, daß derselbe mit dem von Triboulet, Wassermann, Poynton und Paine beschriebenen Kokkus identisch sei.

Schließlich möchten wir noch auf die Befunde von Dagnino hinweisen, welcher im Blute und in den Gelenkexsudaten ein eigentümliches Mikrobion züchten konnte. Klatt sagt, daß der von Dagnino gefundene Mikroorganismus morphologisch die Form des Staphylokokkus hatte, sich in Kulturen aber deutlich von ihm unterschied. Die mit den Kulturen gespritzten und typisch erkrankten Kaninchen wurden in 5 Käfige gebracht, die nicht desinfiziert wurden. In diese Käfige wurden hinterher 8 gesunde, nicht injizierte Kaninchen gebracht, welche auch an Gelenkentzündung und typischer Endokarditis erkrankten — die Krankheit erwies sich demnach für die Tiere als kontagiös!

Einige andere Autoren sprechen als Erreger des akuten Gelenkrheumatismus besonders Staphylokokken und Streptokokken an. Guttmann hat in einem Falle von akutem Gelenkrheumatismus nach dem Tode aus den Gelenkergüssen, aus dem Exsudat einer Perikarditis und aus den Abszessen der Niere den Staphylococcus poygenes aureus züchten können. Verfasser nimmt aber trotzdem nicht an, daß alle Fälle von Gelenkrheumatismus unbedingt von Staphylokokken hervorgerufen werden müssen. Dann fand Sahli $14^1/_2$ Stunden nach dem Tode eines Rheumatikers in der Synovialmembran eines zuletzt affizierten Gelenkes, in den endokarditischen Auflagerungen, in der affizierten Pleura und im Perikard, in Bronchialdrüsen und im Blute des linken Herzens einen mit dem

Staphylococcus poygenes citreus identischen Mikroorganismus. In der Gelenkflüssigkeit selbst konnte er keine Bakterien nachweisen.

Sahli hält den Staphylokokkus in diesem Falle für die Ursache der Krankheit und äußert sich darüber noch folgendermaßen: „Ob es sich dabei um einen zwar morphologisch mit dem Zitreus übereinstimmenden, aber im übrigen von ihm artlich verschiedenen Mikroorganismus handelte, oder ob derselbe bloß eine abgeschwächte, wenig virulente Varietät des gewöhnlichen Zitreus darstellte, läßt sich nicht sicher entscheiden. Es ist denkbar und manches spricht dafür, daß überhaupt der Gelenkrheumatismus als das Produkt abgeschwächter pyogener Kokken aufzufassen ist. Weitere Untersuchungen werden zeigen müssen, ob nicht dabei verschiedene Kokkenspezies ätiologisch in Betracht kommen, und ob somit nicht die ätiologische Einheit des akuten Gelenkrheumatismus aufgegeben werden muß".

Dann gelang es Goldscheider (1892), in einem Falle von akutem Gelenkrheumatismus, der mit Perikarditis und Pleuritis kompliziert war, aus dem serösen pleuritischen Exsudat eine Reinkultur von Staphylococcus pyogenes aureus zu gewinnen. Auch Kühnau konnte in 76 Fällen von akutem Gelenkrheumatismus im Blute 7 mal Staphylokokken züchten. Davon waren 5 mal Staphylococcus albus, 1 mal Staphylococcus citreus und im letzten Falle Staphylococcus aureus zu verzeichnen. Kühnau hält jedoch die Staphylokokkenbefunde für Verunreinigungen. Im 8. Falle aber konnte er im Blute neben Streptokokken auch den Staphylococcus aureus nachweisen. Denselben Staphylokokkus fand er bei demselben Falle auch im Pleuraexudate. Auch Bonardi erhielt den Staphylococcus pyogenes aureus bei seinen Kranken während einer Rheumatismus-Epidemie bei Lucca. Die bakteriologischen Untersuchungen Tizzonis ergaben in einem Falle von akutem Gelenkrheumatismus in dem punktierten Gelenkexsudat, in den durch Schweiß hervorgerufenen Miliariabläschen und im Urin den Staphylococcus pyogenes albus.

Besonders hoch für die Ätiologie des akuten Gelenkrheumatismus hat G. Singer die Rolle der pyogenen Bakterien und zwar anfangs hauptsächlich der Staphylokokken eingeschätzt. Er hat das Blut in 60 Fällen von Gelenkrheumatismus mit 88 Einzeluntersuchungen auf Mikroorganismen geprüft. Seine Blutuntersuchungen hatten in 51 Fällen ein negatives und in 9 Fällen ein positives Ergebnis; und zwar fand er im Blute, wie aus seiner Tabelle hervorgeht, den Staphylococcus pyogenes albus 9 mal, den Staphylococcus cereus albus 1 mal, den Streptococcus pyogenes 1 mal, den Streptococcus conglomeratus 1 mal, Verunreinigungen 11 mal. Derselbe Autor (nach s. Tabelle) hat bei 24 Fällen mit 31 Einzeluntersuchungen die Gelenkflüssigkeit bakteriologisch geprüft. 7 mal war das Resultat positiv, und 24 mal negativ, und es ergab sich dabei folgendes: Staphylococcus pyogenes albus wurde 2 mal, Gonokokken 3 mal, Kokken (keine Staphylokokken) 2 mal, Verunreinigungen 7 mal gefunden. Verfasser legt aber den genannten Staphylokokkenbefunden aus den Gelenken keine Bedeutung bei und meint, daß im allgemeinen für die Ätiologie des Gelenkrheumatismus aus den Gelenkergebnissen keine Schlüsse gezogen werden können, da die bakteriologische Untersuchung des Gelenkinhaltes sehr oft ein negatives Resultat ergibt.

Mehr Wert legt Singer auf das Ergebnis der bakteriologischen Untersuchung des Harns. Er hat den Harn deswegen in 85 Fällen mit 692 Einzeluntersuchungen bakteriologisch geprüft; positiv fielen dabei 136 und negativ 556 Einzeluntersuchungen aus. Bei seinen Einzeluntersuchungen ist das Zahlenergebnis ein folgendes: Staphylococcus pyogenes albus 93 mal, Staphylococcus pyogenes aureus 14 mal, Staphylococcus cereus albus 13 mal, Streptococcus pyogenes 15 mal, Streptococcus conglomeratus 20 mal, Bacterium coli 3 mal, Kokken (keine

Staphylokokken) 1 mal, Verunreinigungen 135 mal. Wenn wir aber diese Harnuntersuchungen nach der Zahl der Fälle, nicht aber nach der der Einzeluntersuchungen betrachten, so ist das Ergebnis 49 mal positiv und 36 mal negativ gewesen. Über die Verteillung der Mikrobien auf die 49 positiven Befunde gibt Singer folgendes an:

Staphylococcus pyogenes alb.	24	Fälle
,, ,, ,, und cereus	2	,,
,, ,, ,, aureus und cereus albus	2	,,
,, ,, ,, und aureus (außerdem 1 mal bei einem Rezidiv)	4	,,
,, ,, aureus	2	,,
Streptococcus pyogenes	3	,,
,, ,, conglomeratus (Kurth) .	5	,,
Staphylococcus pyogenes albus und Streptococcus pyogenes	3	,,
,, ,, ,, ,, ,, ,, conglom.	2	,,
Bacterium coli (Zystitis)	2	,,

Bei unseren Rheumatismuskranken ergaben die von mir und anderen Assistenten zahlreich ausgeführten bakteriologischen Untersuchungen, wenn wir von den Befunden anderer Mikroorganismen vorläufig absehen (s. diese später), 3 mal Staphylokokken im Blut; davon waren in einem Falle zahlreiche Kolonien auf Galleagar gewachsen, die sich bei mikroskopischer und kultureller Untersuchung als Staphylococcus albus erwiesen. Beim anderen Falle wurde eine 3 malige Blutentnahme vorgenommen, und dabei waren beim ersten Male in den Blutplatten vereinzelte weißliche und gelbliche Kulturen sichtbar und zwar besonders auf Galleagar. Die gefundenen Bakterien erwiesen sich bei mikroskopischer Untersuchung als Staphylokokken (alb. und citr.). Die zweite Blutentnahme ergab auch in Kulturen Staphylokokken, aber diese wurden sofort als Verunreinigungen angesprochen. Die dritte Blutkultur war steril Als Komplikation bestand in dem letzten Falle eine akute Tonsillitis, welche mit eitrigen Auflagerungen auf den Tonsillen einherging, und bei welcher die mikroskopische Untersuchung des Tonsillenbelages Bakterien, besonders Streptokokken ergab. Im 4. bakteriologisch untersuchten Falle wurden Staphylokokken gezüchtet, aber nicht im Blute, sondern nur im Tonsillenabstrich. Hervorheben möchte ich aber, daß bei 118 von mir selbst untersuchten schweren Rheumatismuskranken auf der Höhe des Fiebers das Blut stets steril gewesen ist.

Gehen wir jetzt auf die Streptokokkenbefunde einiger Autoren näher ein, so sehen wir, daß schon Krause einen Streptokokkus aus dem Kniegelenk bei akuter Synovitis der Kinder züchten konnte. Hlava hat 1888 in einem Fall von Gelenkrheumatismus im Gelenkeiter einen Streptokokkus gefunden. Ebenso gelang es Lion in einem Falle von Gelenkrheumatismus nach dem Tode des Streptokokkus aus der Gelenkflüssigkeit zu isolieren. Denselben Streptokokkus fand er auch in dem Pleuraexsudat und im Blute des linken Herzens. 1890 hat Buday über den Befund von Streptococcus pyogenes in einem Falle von akutem Gelenkrheumatismus post mortem im zuletzt erkrankten Gelenke und in der Lunge berichtet. Dann hat Netter bei einem Fall von Gelenkrheumatismus nach dem Tode in der eitrigen Flüssigkeit der Gelenke Streptokokken nachgewiesen. Ebenso hat Singer, wie wir oben berichtet haben, neben den häufigen Staphylokokkenbefunden Streptokokkenbefunde verzeichnet.

In letzter Zeit ist es besonders Menzer gewesen, welcher die Streptokokken für die Erreger des akuten Gelenkrheumatismus hält und annimmt, daß durch die neueren Untersuchungen die Annahme einer Streptokokkeninfektion für die überwiegende Zahl der Gelenkrheumatismen wahrscheinlich gemacht worden sei.

Lande sieht die Ursache des akuten Gelenkrheumatismus in abgeschwächten Streptokokken oder ihren Toxinen und stützt diese Ansicht dadurch, daß er einen Fall von Gelenkrheumatismus mitteilt, dem ein Erysipel vorausging. Gask isolierte gleichfalls aus dem Kniegelenk Streptokokken und zwar in einem Falle, der klinisch für Gelenkrheumatismus gehalten wurde. Die gefundenen Streptokokken waren für Maus und Kaninchen nicht virulent. Zuelzer, welcher der Ansicht Menzers, der für den Gelenkrheumatismus die gewöhnlichen Streptokokken als die wahrscheinlichsten Erreger annimmt, zustimmt, sagt, daß die Mehrzahl der Autoren auch die Streptokokken beschuldigen, wohingegen die Staphylokokken weniger als die Erreger bezeichnet werden müßten. Die Annahme einer Streptokokkeninfektion bei dem Gelenkrheumatismus wird nach der Ansicht Tunicliffs dadurch bestärkt, daß er im Serum der Kranken „spezifische Agglutinine und Opsonine für den Streptococcus pyogenes“ fand. Rosenow gelang es, in der Gelenkflüssigkeit bei akutem Gelenkrheumatismus und öfter auch im Blute dieser Kranken bei anaerober Züchtung drei Arten von wenig virulenten Streptokokken nachzuweisen. Durch längere Fortzüchtung auf künstlichen Nährböden konnten diese drei Arten leicht ineinander übergeführt werden und verloren ihre Affinität zu den Gelenken zum Endo-, Myo- und Perikard; durch Tierpassage gewannen sie dieselbe nachher aber wieder. Da auch andersartige Streptokokkenstämme die Eigenschaften der Gelenkrheumatismusstreptokokken experimentell erlangen können, so glaubt Rosenow, daß im menschlichen Körper (Tonsillen, Zahnfleisch, Nasennebenhöhlen, Appendix) Gelegenheit zur Bildung der Streptokokkenvarietäten gegeben ist. Bemerkt sei noch, daß Rosenow durch niedrige Temperatur das Wachstum der von ihm gefundenen Streptokokken begünstigen und ihre Resistenz gegen die Phagozyten erhöhen konnte.

Nach Rothschild und Thalhiener hingegen geht es auf Grund ihrer Versuche nicht an, eine bestimmte Streptokokkenvarietät nach ihrem Vermögen, experimentell Arthritiden erzeugen zu können, abzutrennen.

Wir selbst haben bei unseren Rheumatismuskranken nur 1 mal Streptokokken gefunden, und zwar war dies ein Fall, welcher zuerst klinisch als Gelenkrheumatismus imponierte und bei welchem eine Probepunktion eines Gelenkes ein klares, seröses, zellarmes Exsudat ergab, in dem bakteriologisch auch mittels der Plattenmethode keine Bakterien nachweisbar waren. Bei fünfmaliger Untersuchung (und zwar bei den drei ersten Untersuchungen) wurde aus dem Blute dreimal der Streptococcus viridans nachgewiesen. Der weitere klinische Verlauf dieses Falles ergab dann auch, daß hier eine echte Streptokokkenviridanssepsis und kein Gelenkrheumatismus vorlag, da Embolien, Nephritis etc. sich bald zeigten, woran der Patient später zugrunde ging. Ein weiterer Fall unserer Beobachtung, bei welchem im Tonsillenbelag der Streptococcus viridans nachgewiesen worden war, beweist für die Ätiologie des akuten Gelenkrheumatismus, wie wir noch später sehen werden, gar nichts.

Einige Forscher sprechen — wie schon erwähnt — dem Gelenkrheumatismus in ätiologischer Beziehung und auch als Krankheit jede Selbständigkeit an und wollen ihn in die große Gruppe der Pyämie einfügen, wobei sie die pyogenbe Kokken wie dort, so auch für den Gelenkrheumatismus für die Urheber halten. Ein Teil der Autoren glaubt, daß infolge einer Abschwächung der Virulenz der Kokken wohl das typische Bild des Gelenkrheumatismus, aber keine Vereiterung der Gelenke etc. zustande kommt. Eine andere Gruppe von Autoren und dazu, wie es scheint, die größere, spricht sich für eine scharfe Abgrenzung des

Gelenkrheumatismus von der Pyämie aus, benennt ihn eine Krankheit sui generis und behauptet, daß der Erreger bis jetzt noch nicht gefunden sei. Sie stellt den positiven viele negative bakteriologische Befunde entgegen.

Wenn ich nun diejenigen Autoren zuerst hier anführe, welche den Gelenkrheumatismus für eine Pyämie halten, so wäre zuerst Buday zu nennen, welcher der Ansicht ist, daß der akute Gelenkrheumatismus durch pyogene Mikroorganismen hervorgerufen werde. Die Erreger können seiner Meinung nach vielleicht durch einen Vorgang der Metastase in die Gelenke gebracht werden. Sahli, der einen Staphylococcus pyogenes citreus in einem Falle von Gelenkrheumatismus gezüchtet hatte, nimmt an, daß der Gelenkrheumatismus eine Staphylokokkeninfektion sei, die entweder durch abgeschwächte Stapyhlokokken oder durch andere mit dem Staphylokokkus verwandte Mikroorganismen hervorgerufen werde. Auch Stewart will im Gelenkrheumatismus eine Pyämie sehen.

Wie schon früher angegeben wurde, hat Singer bei seinen Untersuchungen des Urins etc. sehr häufig pyogene Kokken, besonders Staphylokokken, bei Rheumatismuskranken gefunden, und er glaubt deshalb, daß der akute Gelenkrheumatismus ätiologisch mit diesen Bakterien in Beziehung gebracht werden könne. An anderer Stelle sagt er noch folgendes: „Ich habe den Rheumatismus nicht isoliert und als selbständiges Krankheitsbild betrachtet, welches die Systematik und klinische Konvention künstlich geschaffen hat; meine Beweisführung läuft darauf hinaus, den rheumatischen Prozeß in seinen Beziehungen und Übergängen zu anderen Affektionen zu beschreiben, in seiner Aszendenz und Deszendenz klarzustellen und die ganze Krankheitsfamilie zu charakterisieren. Der Stammbaum des Rheumatismus und seiner verwandten Affektionen wurzelt in der Pyämie".

Bei seiner Beweisführung spielt außer vielen anderen Momenten, welche für die pyämische Natur des Gelenkrheumatismus sprechen, die günstige Wirkung der Sublimatinjektionen auf den Prozeß und ein von Huber beschriebener Fall, in welchem die an Gelenkrheumatismus erkrankte Mutter ein Kind im ca. 6. Monat der Schwangerschaft zur Welt brachte, deswegen eine große Rolle, weil das Kind auch eine Gelenkaffektion zeigte, welche Huber derjenigen der Mutter gleichstellte. Auf den Fall Hubers sich stützend kommt Singer zu der Folgerung, daß die Pyämie des Kindes im Anschluß an den Gelenkrheumatismus der Mutter durch Übertragung entstehen kann. Dieses sei jedoch der beste Beweis dafür, daß die Pyämie und der Gelenkrheumatismus gleichbedeutende Krankheiten und die Pyämie nichts anderes als eine „graduelle Steigerung des akuten Gelenkrheumatismus" sei.

Dann erklärte Menzer, der dem akuten Gelenkrheumatismus die Stellung als Krankheit sui generis nicht abspricht, einen spezifischen Erreger aber in allen Fällen nicht anerkennen will, die Krankheit trotzdem für eine Streptokokkeninfektion. Hierüber äußert er sich noch folgendermaßen: „Der akute Gelenkrheumatismus ist ein eigenartiges Krankheitsbild, nicht weil er einen spezifischen Erreger hat, sondern weil die betreffenden Menschen unter besonderen teils angeborenen oder erworbenen Bedingungen und äußeren plötzlichen oder dauernden Einflüssen gegenüber der Infektion mit allergewöhnlichsten Mikroorganismen, wahrscheinlich vorwiegend den parasitären Streptokokken der Mundhöhle, in besonderer Art mit Erscheinungen reagieren, welche klinisch als ein spezifisches Krankheitsbild imponieren".

Bäumler hält den akuten Gelenkrheumatismus ebenfalls für eine Infektionskrankheit. Der Erkältung mißt derselbe nur eine prädisponierende Rolle bei und glaubt, daß ein spezifischer Mikroorganismus noch nicht gefunden sei. Verfasser denkt sich den Gelenkrheumatismus durch abgeschwächte, septische

Keime hervorgerufen. Da nach der Meinung Kissingers der Gelenkrheumatismus oft nach Traumen auftritt, so zählt er ihn unter die Gruppe der Pyämie. Betz hält denselben für eine abgeschwächte Pyämie, und Stern meint, daß eine deutliche Unterscheidung des Gelenkrheumatismus von einer Pyämie in manchen Fällen schwierig sei.

Einige Autoren wie Chvostek, Buß u. a. wollen in dem akuten Gelenkrheumatismus eine Erkrankung sehen, die durch die verschiedenartigsten Mikroorganismen hervorgerufen werden kann. Chvostek (1895), dessen bakteriologische Gelenkuntersuchungen beim akuten Gelenkrheumatismus negativ ausfielen, sieht die große Anzahl der Fälle, in welchen von einigen anderen Autoren positive Resultate erzielt wurden, nicht für Gelenkrheumatismus, sondern für Sepsis an und hält die positiven bakteriologischen Resultate bei den Fällen, welche erst nach dem Tode untersucht wurden, nicht für ganz einwandfrei, da nach dem Tode die Bakterien, die sonst ganz „harmloser Natur" sein können, die Möglichkeit haben, — wie seine experimentellen Untersuchungen an Tieren ihm zeigten, — in das Gelenk einzudringen. Er ist der Meinung, daß wahrscheinlich eine ganze Reihe von Mikroorganismen das Krankheitsbild des Gelenkrheumatismus hervorrufen könne, und in seiner folgenden Arbeit (1897) stellt er in Aussicht, daß nach nicht allzu langer Zeit der Gelenkrheumatismus seine Selbständigkeit verlieren wird.

Auch nach Buß und Charin kommen für die Entstehung des Gelenkrheumatismus die verschiedensten Mikroorganismen in Betracht und zwar für die ersteren außer den abgeschwächten gewöhnlichen pyogenen Mikrobien noch der Friedländersche Bazillus und der Fränkel-Weichselbaumsche Diplokokkus. Weiter sieht Kronberg im Gelenkrheumatismus sowie auch in der Angina keine Krankheit, die durch einen ihr eigentümlichen Erreger hervorgerufen wird, sondern meint, daß bei Entstehung derselben eine ganze Reihe von Erregern in Frage komme. Er bemerkt hierzu, daß wahrscheinlich Streptokokken- und Staphylokokkenarten unter denselben am meisten vertreten sind.

E. Samele beschuldigt die verschiedenartigsten Mikroorganismen und hebt das besonders häufige Auftreten von Diplococcus lanceolatus und Staphylococcus albus hervor. Verfasser hat 20 Fälle auf den Erreger hin geprüft und konnte dabei in 12 Fällen, wie Negri im Zentralblatt f. Bakteriologie 1909 berichtet, Mikroorganismen konstatieren und zwar sechsmal Staphylococcus albus, dreimal Staphylococcus citreus, zweimal Diplokokken ohne Kapsel, einmal einen Diplokokkus, einmal einen Streptokokkus, einmal Mikrococcus tetragenus.

Eine große Anzahl von Autoren hält diesen vielen positiven bakterioligischen Befunden solche negativer Art entgegen und will die positiven Ergebnisse, besonders die die pyogenen Kokken betreffenden nicht als allgemein erwiesen betrachten. Obgleich sie dabei die infektiöse Natur des Gelenkrheumatismus nicht anzweifeln, so nehmen sie doch an, daß vorläufig die Frage, welcher Erreger die Krankheit hervorrufe, noch keine Erledigung gefunden habe.

Bei Durchsicht der Literatur finden wir hierüber Äußerungen Stolls (1893), der darauf hingewiesen hat, daß der Erreger des akuten Gelenkrheumatismus noch nicht bekannt sei. Dann waren es Mitteilungen Littmanns (1894), dessen bakteriologische Untersuchungen nicht von Erfolg begleitet waren; bei seinen 7 untersuchten Fällen fiel das Ergebnis negativ aus. Ferner gibt Chvostek an, daß alle seine aus dem Gelenkinhalt erzielten bakteriologischen Befunde negativ ausfielen, positiv sei das Resultat jedoch nur „bei im Verlaufe der Sepsis und Gonorrhoe auftretenden Gelenkveränderungen" gewesen. Gegen die positiven Ergebnisse anderer Autoren verhält sich Chvostek kritisch, da seiner Meinung nach — wie schon erwähnt — eine bedeutende Anzahl der

Fälle, die ein positives Resultat ergaben, nicht für Gelenkrheumatismus, sondern für „Fälle von Sepsis“ gehalten werden müssen, welche „metastatische Gelenkveränderungen“ aufgewiesen hätten. Außerdem wäre noch zu bedenken, daß vielfach die Untersuchungen erst nach dem Tode vorgenommen wurden. Ebenso konnte Kraus (1896) bei seinen Blutuntersuchungen in 12 Fällen keine Bakterien züchten, und L. Heim hat das Blut mit negativem Erfolge in einem Fall von Gelenkrheumatismus kulturell untersucht. Dazu kämen noch die Angaben Pribrams, nach denen Kraus mit Littmann, Gabbi, Puritz, Raymond und Netter die in der Literatur publizierten Fälle mit positiven Befunden für Septikämien hält. Auch die von Pribram selbst an Gelenken, Blut und Harn vorgenommenen bakteriologischen Untersuchungen blieben erfolglos.

Beobachtenswert ist auch die Meinung Coles, der annimmt, daß der Gelenkrheumatismus eine Infektionskrankheit sui generis ist, dessen Erreger man nicht kennt. Ferner meint er, daß das Krankheitsbild des Gelenkrheumatismus vielleicht nichts anderes als eine abgeschwächte Streptokokkeninfektion darstelle und daß vielleicht der Erreger eine besondere Streptokokkenart sei. Auch Volpe, der in seinen 6 untersuchten Fällen im Blut und in den Gelenken keine positiven bakteriologischen Ergebnisse erhielt, glaubt, daß der Erreger des Gelenkrheumatismus noch zu suchen ist. Rieß hält die Ätiologie des Gelenkrheumatismus ebenfalls für noch nicht ganz geklärt, trotzdem viele Autoren Eitererreger und andere Mikrobien vielfach als Urheber der Krankheit bezeichnet haben. Dazu führt er an, daß die Mehrzahl der Autoren damaliger Zeit (1898) den Erreger noch nicht für gefunden hält. Er selbst hält es für das beste, vorläufig die bis jetzt vorgebrachten Meinungen noch als „Hypothesen“ zu betrachten. Deshalb sei es am ratsamsten, auch künftighin den akuten Gelenkrheumatismus für eine „Allgemeinkrankheit sui generis“ zu halten, die aller Wahrscheinlichkeit nach durch Infektionserreger hervorgerufen wird.

Auch von seiten Nothnagels, der den Gelenkrheumatismus für eine Allgemeinkrankheit hält, wird ein bestimmter Erreger für noch nicht mit Bestimmtheit entschieden angesehen. Nach Bäumler ist der Nachweis des Erregers eine noch zu lösende Frage, da die Befunde noch kein genügend befriedigendes Resultat zutage gefördert hätten. Weiterhin sei hier die Auffassung Thues angeführt, der den Gelenkrheumatismus als eine Krankheit sui generis anerkennt und sich gegen die Ansicht derjenigen Autoren ausspricht, die den Gelenkrheumatismus als eine Pyämie betrachten. Seine bakteriologischen Untersuchungen ergaben mit Ausnahme eines Falles, bei welchem er eine Mischinfektion mit Streptokokken annimmt, ein negatives Resultat.

Den gleichen Standpunkt vertreten Litten und Philipp. Letzterer sieht die publizierten Fälle mit positiven bekteriologischen Befunden als Mischinfektionen oder als Krankheiten, die nichts Gemeinsames mit dem Gelenkrheumatismus hätten, an, und auf Grund seiner eigenen Untersuchungen hat er sich folgende eigene Anschauung gebildet: „1. In der Blutbahn finden sich keine Mikroorganismen vor, welche mit den heute in der Bakteriologie üblichen Methoden nachweisbar wären. 2. Dasselbe gilt von der Gelenkflüssigkeit. 3. Weder im Blute noch im Gelenkexsudate kommen Stoffe vor, die auf Meerschweinchen, Kaninchen, Hunde oder Affen übertragbar sind. 4. Eine für ein spezifisches Virus des akuten Gelenkrheumatismus empfängliche Tierspezies scheinen Kälber zu sein.

Auch Stern will die Bedeutung der in der Literatur niedergelegten positiven bakteriologischen Befunde anzweifeln. Ferner spricht sich Conner hinsichtlich der Ätiologie des akuten Gelenkrheumatismus dahin aus, daß der Erreger der Krankheit noch nicht mit Sicherheit nachgewiesen ist und hält die Krankheit vom klinischen Standpunkt aus durch einen ihr eigentümlichen

Infektionserreger hervorgerufen. Außerdem möchte ich noch anführen, daß E. Fränkel den Erreger des akuten Gelenkrheumatismus für noch nicht gefunden erklärt. Neuerdings hat Sacquépée über bakteriologische Untersuchungen bei dem akuten Gelenkrheumatismus berichtet und unter 25 schweren Fällen 18mal das Blut steril gefunden. Je einmal wurden Streptokokken, Influenzabazillen, Tetragonus und ein nicht näher identifiziertes grampositives Bakterium, viermal grampositive Diplokokken, welche als Enterokokken angesprochen wurden, nachgewiesen. Nach der Ansicht des Autors handelt es sich bei den Fällen von akutem Gelenkrheumatismus, bei welchen Bakterien gefunden wurden, um Mischinfektionen; der Erreger der Krankheit ist nach ihm unbekannt.

Interessant sind weiterhin die Versuche von Josef Koch, welcher an jungen Hunden im Alter von 5—12 Wochen mittels intravenöser Injektion von Streptokokken nach dem Verschwinden der Bakterien aus dem Blute und den übrigen Organen eine lokale Ansiedlung derselben an den Epiphysen der Knochen erzeugen konnte. Es kam bei den im Wachstum begriffenen Hunden auf diese Weise zu multiplen Gelenkerkrankungen, welche Ähnlichkeit mit denen bei dem akuten Gelenkrheumatismus hatten. Die akute Erkrankung der Epiphysen und des daselbst befindlichen peri- und paraartikulären Gewebes hatte die Bildung eines für den akuten Gelenkrheumatismus charakteristischen, flüssigen, serösen, zellarmen und fast durchweg sterilen Gelenkergusses in die Gelenkhöhle und ein Ödem der benachbarten Weichteile zur Folge. Im Verlauf der Erkrankung ging der Erreger in den Epiphysen etc. zugrunde und das Exsudat wurde resorbiert.

Jackson sah ebenfalls, daß die in das Blut injizierten Streptokokken (Mucosus viridans, longus, haemolyticus) sich in der Gelenkhöhle und den Geweben, welche die Blutgefäße der Synovialmembranen der Plicae synoviales der Sehnenscheiden des Periostes und des epiphysären Knochenmarks umgeben, sich lokalisierten. Nach Ansicht des Autors sind an der Ansiedlung der Bakterien an diesen Stellen wahrscheinlich die anatomischen Verhältnisse (spiralische Anordnung der Blutgefäße, Endkapillaren) schuld.

Wie schon oben erwähnt, halten verschiedene Autoren den Gelenkrheumatismus für eine abgeschwächte Form der Pyämie und stellen sich vor, daß gerade so wie die Angina durch eine ganze Anzahl von Bakterien hervorgerufen wird, auch die Ursache des Gelenkrheumatismus viele Bakterien von geringer Virulenz abgeben können, und daß die Tonsille die Eingangspforte für dieselben darstelle.

Nun wollen neuerdings Singer und andere die von Schottmüller bei der sog. Endocarditis lenta gemachten bakteriologischen Befunde auch für die Ätiologie des akuten Geelnkrheumatismus verwerten, besonders weil die erstere Erkrankung manchmal in gewissen Phasen des Verlaufs eine Ähnlichkeit mit dem akuten Gelenkrheumatismus klinisch aufweist. Wenn nun auch Schürer bei Gelenkrheumatismuskranken im Blute den Streptococcus viridans, den Erreger der Endocarditis lenta, festgestellt hat, so müssen wir nach unseren eigenen Erfahrungen, welche J. Meyer auf meine Veranlassung hin in einer Dissertation publiziert hat, doch sagen, daß die Streptokokkusviridanssepsis klinisch und auch pathologisch anatomisch zum Gelenkrheumatismus keine größere Verwandtschaft als eine durch andersartige Bakterien hervorgerufene Pyämie zu dem Gelenkrheumatismus hat. So werden bei der Viridanssepsis fast nur ulzeröse Endokarditiden, öfter metastatische Erkrankungen in allen möglichen Organen mit Eiterungen, auch Nephritiden, beträchtliche Milztumoren, starke Anämien, Embolien usw. beobachtet, alles Erscheinungen, welche wohl bei der Pyämie, aber fast niemals beim akuten Gelenkrheumatismus vorkommen. Das einzige Moment, was der Streptokokkusviridanssepsis bei oberflächlicher Betrachtung eine gewisse Ähnlichkeit klinisch mit dem akuten Gelenkrheumatismus verleiht, sind die öfter vorkommenden Gelenkschwellungen, welche allerdings bei der Streptokokkusviridanssepsis ähnlich wie bei dem akuten Gelenkrheumatismus flüchtig auftreten und ohne Eiterung zu hinterlassen wieder verschwinden können.

Unserer Meinung nach können also die bakteriologischen Befunde bei der Streptokokkusviridanssepsis nicht das geringste für die Ätiologie des akuten Gelenkrheumatismus beweisen. Tatsache ist auch, daß im Blute bei der Streptokokkusviridanssepsis fast stets während der ganzen Krankheitsdauer die Streptokokken, beim Gelenkrheumatismus aber nach meinen Untersuchungen (118 Fälle von schwerer Erkrankung) niemals Bakterien gefunden wurden. Weiterhin sei nun noch ganz besonders betont, daß auch schon deswegen der akute Gelenkrheumatismus keine abgeschwächte Form der Pyämie sein kann, weil Vereiterungen der Gelenke oder eitrige Embolien bei ihm so gut wie nicht vorkommen. Dagegen sehen wir, daß im Tierversuch nach den Injektionen von schwach virulenten Bakterien wohl in den Gelenken und an anderen Stellen des Körpers Exsudationen von seröser Flüssigkeit auftreten können, daß aber auch andererseits in einem hohen Prozentastz der Fälle eitrige Prozesse, wie sie beim akuten Gelenkrheumatismus nie vorkommen, entstehen.

Soweit möchte ich nun nicht gehen, alle bisher bei dem akuten Gelenkrheumatsimus erhobenen positiven bakteriologischen Befunde für irrtümlich zu erklären. Es fragt sich jedoch, ob nicht die bei der Erkrankung gefundenen Bakterien als Sekundär- oder Mischinfektionen aufzufassen sind, etwa so, wie das ja auch bei Scharlach relativ häufig vorkommt; andererseits kann es sich bei den betreffenden Fällen auch um septische Erkrankungen und gar nicht den eigentlichen akuten Gelenkrheumatismus gehandelt haben. Alles in allem kommen wir zu dem Resultat, daß der akute Gelenkrheumatismus wohl eine Infektionskrankheit ist, daß man den Erreger aber bis jetzt noch nicht kennt.

Da nun verschiedene Autoren im Blute und in den Gelenken bei dem akuten Gelenkrheumatismus keine Bakterien fanden, so haben sie, weil eine Erkrankung der Tonsillen dem akuten Gelenkrheumatismus öfter vorausgeht (s. S. 15 u. 16) die Bakterien von der Oberfläche oder aus der Tiefe der Tonsillen kulturell isoliert und sie ätiologisch in Beziehung mit dem akuten Gelenkrheumatismus gebracht. So hat, wie bereits erwähnt, F. Meyer in mehr als 25 Fällen von akutem Gelenkrheumatismus aus den Tonsillen Diplokokken gezüchtet, welche bei Kaninchen 6—8 Tage nach intravenöser Injektion Gelenkschwellungen und in 25 % auch eine verruköse Endokarditis hervorgerufen haben, während Streptokokken aus der normalen Mundhöhle keine solche Erkrankungen, Streptokokken von andersartigen Anginen und Erkrankungen der Mundhöhle völlig avirulent resp. eine schnell verlaufende foudroyante Septikopyämie und den Tod der Tiere im Gefolge hatte. Ähnliche Resultate erhielt Glaser, nur mit dem Unterschiede, daß er in seltenen Fällen von der Oberfläche normaler Tonsillen und auch andersartig erkrankter Tonsillen Streptokokken züchten konnte, welche bei Tieren multiple Gelenkschwellungen und ein dem Gelenkrheumatismus ähnliches Krankheitsbild hervorriefen.

Andere Autoren konnten durch intravenöse Einspritzungen von Streptokokken ganz verschiedener Herkunft akute Gelenkschwellungen ohne Eiterung bei Tieren erzeugen. Betonen möchte ich außerdem, daß die Anwesenheit von Bakterien nur an den Tonsillen und nicht im Innern des Körpers der Patienten für die Pathogenese des akuten Gelenkrheumatismus absolut nichts beweist, denn nach unseren und anderen Untersuchungen werden auch auf gesunden Tonsillen alle möglichen Bakterien von hoher, mittlerer und geringer Virulenz angetroffen und darunter auch Streptokokken, welche im Tierversuch eine dem Gelenkrheumatismus ähnliche Erkrankung hervorrufen.

Ferner geht es unserer Meinung nach nicht an, in allen Fällen die Tonsillen für die Eingangspforte der Bakterien zu halten, obwohl ihnen und dem Nasen-Rachenraum überhaupt eine große Bedeutung in dieser Beziehung nicht abgesprochen werden kann.

Über die **Häufigkeit der Angina** im Beginn oder bei Ausbruch des akuten Gelenkrheumatismus sind viele Beobachtungen in der Literatur niedergelegt. Nach Angaben Singers war Trousseau der erste, der auf das Vorkommen der Angina beim akuten Gelenkrheumatismus aufmerksam gemacht hat, und Lagranère und Piponnier stellten die Angina als dem Gelenkrheumatismus vorausgehend dar. Fowler meint, daß der Gelenkrheumatismus mit der Halsaffektion beginne, und daß das Entstehen des Leidens verhindert werden könne, wenn man die Halserkrankungen im Keime ersticke. Er konnte in 80% beide Erkrankungen zusammen bei denselben Patienten finden. Stewart und Beck halten die Angina als eine dem Gelenkrheumatismus vorausgehende Krankheit. Ersterer glaubt, daß in 70—80% dies der Fall sei. Auch Fiedler meint, daß die Mandeln und die Rachenschleimhaut eine Eingangspforte für den Erreger abgeben. Singer hat eine Angina, welche vor und während des Gelenkrheumatismus auftrat, unter seinen 66 Fällen 28mal gesehen. Bloch, welcher für die Ursache des Gelenkrheumatismus Mikroben von verschiedener Art annimmt, ist der Ansicht, daß die Angina in vielen Fällen die Rolle einer Eingangspforte spielt. Ebenso vertritt er die Meinung, daß es keine nur dem Gelenkrheumatismus eigentümliche Art von Angina gibt, sondern daß jede Mandelerkrankung zur Entstehung der Krankheit führen kann.

Bäumler spricht auch von der Angina als einer Eingangspforte. Roß mißt ebenfalls der Erkrankung der Mandeln eine große Bedeutung für die Entstehung des Gelenkrheumatismus bei. Er vergleicht die Angina mit einem Primäraffekt bei Syphilis. Interessant sind noch seine Ausführungen, nach welchen in den Fällen, bei welchen keine Mandelerkrankung voranging, das den Gelenkrheumatismus hervorrufende Gift, ohne nachweisbare Veränderungen der Tonsillen zu schaffen, durch dieselben gehen soll.

Garrod schätzt die Häufigkeit einer vorausgegangenen Angina auf 80% und Rieß und Grödel auf 5%. Pribram konnte unter 677 Fällen nur 8mal eine vorausgegangene Angina konstatieren, Schurig (1901) und Quinke (6) vertreten die Meinuung, daß die Angina und der Gelenkrheumatismus zusammenhängen. Minßen konstatiert die Mandelerkrankung 25mal unter 190 Fällen von Gelenkrheumatismus, von denen 10mal die Angina vor dem Ausbruch der Krankheit, 6mal in gleicher Zeit mit der Krankheit und 9mal während derselben auftrat.

Harraß berichtet, daß in 26% seiner Rheumatismusfälle eine Mandelerkrankung von den Patienten angegeben wurde. Auch nach den Ausführungen Kochs ist die Angina als eine Eingangspforte zu betrachten. Ebenso ist nach der Meinung Menzers der akute Gelenkrheumatismus durch eine Angina bedingt, und er betrachtet den Rheumatismus „als die Folge einer Angina, welche nicht auf eine lokale Rachenerkrankung beschränkt bleibt, sondern durch eine vom Rachen aus nach Überwindung der lokalen Schutzvorrichtungen, des lymphatischen Rachenringes, erfolgte Allgemeininfektion des Blutes zum Austrag kommt".

Lasègue teilt auch Fälle von Gelenkrheumatismus mit, bei welchem eine Angina vorausgegangen war. Seifert (1886) beobachtete in einigen „Hausepidemien von Angina lacunaris" zugleich mit der Angina auftretende rheumatische Erscheinungen. Auch Mantle hat einige von ihm beobachtete Epidemien von Angina, bei welchen Gelenkaffektionen auftraten, beschrieben. Robinson (1890) ist ebenfalls der Ansicht, daß die Angina dem Gelenkrheumatismus vorausgeht. Sehr interessant ist auch ein von Coßland (1892) publizierter Fall, bei welchem ein 4 mal an Angina erkrankter Patient ebenso 4 mal daran anschließend an Gelenkrheumatismus erkrankte. Buß (1895) spricht der Rachenschleimhaut und besonders den Mandeln eine wichtige Rolle als Eingangspforte bei einer großen Zahl der Fälle von Gelenkrheumatismus zu. Päßler betont in neuerer Zeit bei der Ätiologie der rheumatischen Arthritis neben der großen Häufigkeit der Tonsillitis auch Erkrankungen der Zähne (Caries, Periostitis, Alveolarpyorrhöe usw.).

Unter 1450 Rheumatismuskranken unserer Beobachtung, welche auf meine Veranlassung Alschwang zusammengestellt hat, fanden sich 54 mal Halsentzündungen, 59 mal Mandelentzündungen, 54 mal Halsschmerzen, und außerdem gaben 10 Kranke an, öfters an Halsentzündungen und 18 öfters an Mandelentzündungen gelitten zu haben. 2 mal wurden Operationen vor dem Ausbruch der Krankheit an den Mandeln ausgeführt, in 2 weiteren Fällen bestand eine Mandeleiterung. Objektiv fanden wir bei unseren 1450 Patienten:

Tonsillen (eine oder beide)	vergrößert und gerötet	88 mal
„ „ „ „	nur gerötet	58 „
„ „ „ „	nur vergrößert	133 „
Pfröpfe in den Tonsillen		23 „
Tonsillen zerklüftet		23 „
Tonsillenbeläge		9 „
Angina catarrhalis		6 „
„ follicularis		1 „
„ lacunaris		1 „
„ chronica simplex		1 „

Aus dem ganzen über die Angina oben Gesagten läßt sich mit größter Wahrscheinlichkeit annehmen, daß sie sicherlich wie bei anderen Erkrankungen (Nephritis) so auch in vielen Fällen von akutem Gelenkrheumatismus die Eingangspforte des Giftes oder Erregers abgeben kann, doch wird man gut tun, wenn man außer der Angina auch ncoh andersartige Affektionen des Rachens und weiterer Organe als Eingangspforten in Betracht zieht.

Von objektiven Befunden können wir bei unseren 1450 Kranken in dieser Beziehung folgendes hier anfügen:

Unter den Fällen waren:

Rachen gerötet	126 mal
„ „ und geschwollen	8 „
Hintere Rachenwand gerötet	37 „
Gaumen gerötet	24 „
„ „ und geschwollen	5 „
Gaumenbögen gerötet	40 „
„ „ und geschwollen	4 „
Uvula gerötet	16 „
„ „ und geschwollen	2 „
Halsorgane gerötet und geschwollen	2 „
„ „	12 „
Pharyngitis	6 „
Konjunktivitis	3 „
Konjunktiven nur gerötet	6 „
Laryngitis acuta	1 „
Bronchitis	4 „
Bronchopneumonie	1 „
Rhinitis acuta	1 „

Von den Kranken selbst wurde noch folgendes anamnestisch angegeben:

Nasenbluten (öfters)	18 mal
Schnupfen	8 „
Husten	15 „
Heiserkeit	2 „
Furunkel	3 „
Ohrbeschwerden	3 „
Schluckbeschwerden	10 „
Magen- und Darmstörungen	21 „
Trockenheit im Halse	2 „ usw.

Weiterhin möchte ich noch hervorheben, daß ein Patient 3 Wochen nach einer Nasenoperation an Gelenkrheumatismus erkrankte; und über die Möglichkeit, daß hier und in ähnlichen Fällen die Nasenoperation den Erregern den Weg in den menschlichen Organismus erleichtern kann, gibt Senator folgendes an: „Die lädierte Nasenschleimhaut kann gelegentlich die Eingangspforte für das Virus des Gelenkrheumatismus bilden; freilich scheint es dazu besonderer Gelegenheitsursachen zu bedürfen, welche die natürliche Schutzkraft der Nase herabsetzen, wie Operationen, Erkältungen usw.".

Interessant sind auch die bakteriologischen Untersuchungen Wincklers, welcher im Innern von enukleierten Gaumentonsillen pathogene Keime nachwies, darunter besonders Streptokokken. Systematisch durchgeführte Beobachtungen hatten Päßler zu der Überzeugung gebracht, daß die chronische Tonsillitis nur sehr selten als eine rein lokale Erkrankung besteht, und mit Gürich ist Päßler der Ansicht, daß die meisten Fälle von echter rheumatischer Polyarthritis auf das Bestehen einer chronischen Tonsillitis zurückzuführen sind, Eine derartige Tonsillitis ist häufig nicht sofort durch Inspektion erkennbar. da bei der engen Ausführungsöffnung der Balgdrüsen das Sekret öfter in den Gruben stagniert, wodurch es zu Pfröpfen in der Tiefe des Gewebes kommen kann.

Nun hat man neuerdings die Beobachtung gemacht, daß nach parenteraler Einverleibung von Bakterienproteinen oder überhaupt von körperfremdem Eiweiß Temperatursteigerung und eine fieberhafte Erkrankung die Folge ist. Außerdem hat Chvostek schon vor langer Zeit die Erkrankung der Gelenke beim akuten Gelenkrheumatismus nicht auf eine Einwirkung von lebenden Bakterien, sondern von toxischen Substanzen zurückgeführt. Und da man außerdem beobachtet hatte, daß der Körper nach Tuberkulin-, nach Diphtherieserum- und überhaupt nach Eiweißinjektionen gegenüber dem Gifte und dem injizierten Eiweiß spezifisch überempfindlich (sensibilisiert) ward, und das nach Diphtherieseruminjektionen entstehende klinische Bild der Serumkrankheit klinisch ähnliche Erscheinungen an den Gelenken aufwies wie der akute Gelenkrheumatismus, so lag es nahe, das Zustandekommen des ganzen Krankheitsbildes des Gelenkrheumatismus als eine derartige anaphylaktische Reaktion des Organismus gegenüber eingedrungener Bakterienproteinen aufzufassen.

Weintraud stellt sich demnach die Entstehung der Krankheitserscheinungen des akuten Gelenkrheumatismus folgendermaßen vor: In einem mehr oder weniger langen Inkubationsstadium dringen parenteral Bakterienproteine oder spezifisch abgebautes Körpereiweiß, das unter dem Einfluß der Bakterien entsteht, ein. Durch dieses Eindringen entsteht eine Sensibilisierung des Organismus, die ihn zu allergischer Reaktion befähigt. Es kommt dabei auch zu einer Lokalreaktion, indem die Affinität dieser Bakterienproteine zu den Gelenken (Arthrotropie) zu lokaler Sensibilisierung führen kann. Die Krankheitserscheinungen treten zutage durch die Wiederholung des Eindringens der Bakterienproteine in den Organismus, die als Antigen angesehen werden.

Von der Menge dieses Antigens und von dem Grad und der Lokalisierung seines Wirkungsgebietes hängt die Gestaltung der Krankheitserscheinungen ab: es entstehen je nachdem: Fieber, Gelenkschwellungen, Endokarditis, die als Erscheinungen der Anaphylaxiereaktion anzusehen sind.

Diese spezifische Reaktionskrankheit klingt in vielen Fällen von selbst innerhalb 5—8 Tagen ab. Wenn aber weitere Bakterienproteine, die durch Zugrundegehen der Bakterien entstanden sind, auf den sensibilisierenden Organismus einwirken, so entsteht neues Fieber und neue Gelenke werden befallen. Die Erscheinungen dauern fort, solange der Organismus keine Schutzkräfte bildet, welche die als Antigen wirkenden Bakterienprodukte unschädlich machen könnten. Das Fehlen dieser Schutzkräfte gibt sich kund, einmal durch den manchmal vorkommenden hyperpyretischen Verlauf des akuten Gelenkrheumatismus und unter anderen Umständen — bei Neurotropie des Antigens — in der Chorea. Die Sensibilisierung kann so stark und der Organismus kann gegen sie so wehrlos sein, daß unter Umständen die Widerstandskraft des Organismus gegen die Einwanderung von Bakterien herabgesetzt ist, und es kann sekundär zu einer Allgemeininfektion kommen; dabei brauchen die einwandernden Bakterien mit denjenigen, deren Leibessubstanz bei der Sensibilisierung als Antigen gewirkt hat, nicht identisch zu sein (Streptococcus viridans, Endocarditis lenta).

Bei der Pathogenese des akuten Gelenkrheumatismus ist also nicht auf die „Spezifizität der Bakterien und nicht auf eine einheitliche Giftwirkung zurückgegriffen, vielmehr ist das Bild der eigentlichen Krankheit, der fieber haft verlaufenden Gelenkschwellungen, mit dem Modus der Giftbildung erklärt, der in seiner Art etwas Spezifisches haben mag und dadurch die Einheitlichkeit im Krankheitsbilde des unkomplizierten akuten Gelenkrheumatismus."

Weintraud weist auf die bereits erwähnte Theroie von Chvostek hin, welcher toxische Substanzen für die Entstehung des akuten Gelenkrheumatismus anschuldigt. Dieselbe soll mit seiner Theorie insofern übereinstimmen, als auch sie keine infektiöse Ursache für den akuten Gelenkrheumatismus annimmt und die toxischen Substanzen, auf welche Chvostek als Ursache des Gelenkrheumatismus hinweist, bei der Anaphylaxiereaktion als Antigen anzusprechen sind.

Eine weitere Stütze für die Weintraudsche Auffassung soll die Tatsache sein, daß, wie oben erwähnt, das Fieber als Anaphylaxiereaktion auftreten kann und daß weiterhin Friedberger in der jüngsten Zeit durch Injektion von Pferdeserum in die Gelenke von vorinjizierten (sensibilisierten) Kaninchen Gelenkschwellungen erzeugt hat, während bei nicht mit Pferdeserum vorbehandelten Kaninchen die Injektionen des Serums in die Gelenke wirkungslos blieb.

Schließlich findet Weintraud Beziehungen zwischen dem akuten Gelenkrheumatismus und der Serumkrankheit, da manche Symptome aus dem klinischen Bilde des akuten Gelenkrheumatismus auch in dem der Serumkrankheit sich wiederfinden, wie ja auch bereits Chvostek darauf aufmerksam gemacht hat, daß nach Injektion von Diphtherieheilserum wiederholt das Auftreten von Gelenkschwellungen beobachtet worden ist.

Der Beweis dafür, daß der akute Gelenkrheumatismus eine Anaphylaxiereaktion darstellt, wäre erbracht, wenn man das ganze Krankheitsbild und nicht einzelne Symptome des akuten Gelenkrheumatismus im Tierversuche als Anaphylaxiereaktion erzeugen könnte.

Es geht nämlich nicht an, das Fieber aus dem Krankheitsbilde des axuten Gelenkrheumatismus ohne die gleichzeitig vorhandenen Gelenkschwellungen als Symptome herauszugreifen und es gesondert zu behandeln und im Tierversuch zu erzeugen, da ja bei dem akuten Gelenkrheumatismus das Fieber meist Hand in Hand mit den Gelenkschwellungen einhergeht und bei Steigerung der Temperatur die Gelenkschwellungen zunehmen und bei Abfall derselben abnehmen.

Was nun die Beziehungen des akuten Gelenkrheumatismus zur Serumkrankheit anlangt, so möchte ich hier folgendes anführen: Wenn der akute Gelenkrheumatismus eine Anaphylaxiereaktion ist und die Anaphylaxie beim Menschen in Form der Serumkrankheit auftritt, so muß die Serumkrankheit das Bild des akuten Gelenkrheumatismus geben. Aber dem ist absolut nicht so. Bekanntlich charakterisiert sich die Serumkrankheit *in erster Linie durch Exantheme*, dann durch Fieber, Drüsenschwellungen, Ödeme, Gliederschmerzen und *nur ganz selten durch Gelenkschwellungen*.

Bei einer Durchsicht von 2122 Krankengeschichten der Diphtheriefälle der Leipziger medizinischen Klinik, bei welchen die Seruminjektion gemacht wurde, hat sich als *das meist vorkommende Symptom* der Serumkrankheit *das Exanthem* gefunden. Die folgende Tabelle gibt Aufschluß über die Häufigkeit des Vorkommens der Serumkrankheit überhaupt, über die beobachteten Exantheme, Temperatursteigerungen, Temperatursteigerung mit Exanthemen zusammen und Gelenkerscheinungen. Drüsenschwellungen waren fast in allen Fällen vorhanden.

Von den Patienten hatten:

im Jahre	keine Serumkrankheit	Serumkrankheit	nur Exantheme	nur Fieber	Fieber und Exantheme	Gelenkerscheinungen: Gelenkschmerzen und -schwellungen
1894	56	12	5	5	2	—
1895	93	16	8	3	5	—
1896	120	22	13	5	4	—
1897	72	8	3	3	2	—
1898	95	4	2	—	—	2
1899	64	2	1	1	—	—
1900	40	2	—	2	—	—
1901	65	1	—	—	1	—
1902	72	1	—	1	—	—
1903	68	1	—	—	1	—
1904	95	7	1	4	1	1
1905	63	3	1	1	—	1
1906	85	3	1	—	1	1
1907	86	3	1	2	—	—
1908	86	3	—	2	—	1
1909	132	5	1	1	3	—
1910	157	7	—	5	—	2
1911	182	13	3	4	4	2
1912	120	3	2	1	—	—
1913	148	6	2	1	2	1
Summa:	2000	122	44	41	26	11

Aus der Tabelle ergibt sich, daß unter 2122 mit Serum behandelten Diphtheriefällen nur 122 die Serumkrankheit zeigten, also nur etwa 5,75%. Eine angeborene oder erworbene Überempfindlichkeit beim Menschen gegen fremdartiges Serum kommt demnach ziemlich selten vor. Ferner ist aus der Tabelle zu ersehen, daß unter den erwähnten 122 Fällen von Serumkrankheit 70 Fälle, also etwa 57%, als Symptome nur Exantheme oder Exantheme mit Fieber aufgewiesen haben. Diejenigen Fälle, bei welchen die Serumkrankheit sich nur in Fieber geäußert hat, beziffern sich auf 33,3% und nur 9,2% bleiben für die Fälle übrig, bei denen Gelenkerscheinungen beobachtet waren.

Man sieht hieraus, wie selten Gelenkerscheinungen bei der Serumkrankheit vorkommen. Von den beobachteten 11 Fällen mit Gelenkerscheinungen zeigten nur 5 Fälle, d. i. 4,8% wirkliche Gelenkschwellungen mit Schmerzen, während bei den anderen 6 keine Schwellungen und nur Schmerzen vorhanden waren.

Demnach dürfte es auch auf Grund der klinischen Beobachtung wenig wahrscheinlich sein, daß das ganze Krankheitsbild des akuten Gelenkrheumatismus durch anaphylaktische Vorgänge hervorgerufen werde. Dabei möchte ich aber wieder nicht in Abrede stellen, daß verschiedene Symptome im Bild des akuten Gelenkrheumatismus durch anaphylaktische Vorgänge entstehen können. Aber solche anaphylaktischen Prozesse werden nicht allein bei dem Zustandekommen des akuten Gelenkrheumatismus, sondern bei allen möglichen Infektionskrankheiten in gleicher Weise eine Rolle spielen, so daß demnach dem akuten Gelenkrheumatismus absolut keine Sonderstellung hier zuzuweisen wäre. Meiner Meinung nach soll immer bei der Diskussion derartiger Fragen nicht vergessen werden, daß allein mit den Worten „Anaphylaxie und Antianaphylaxie" absolut nichts ausgesagt ist, wenn nicht zu gleicher Zeit Beweise hierfür vorgebracht werden; und die letzteren ist man bis jetzt meines Erachtens völlig schuldig geblieben.

Vorkommen und Häufigkeit.

Der akute Gelenkrheumatismus kommt überall vor, die Erreger müssen demnach überall verbreitet sein. Der geographischen Verbreitung nach gehört er vorzugsweise den gemäßigten Zonen an (Hirsch). Das Auftreten der Krankheit, das in den einzelnen Jahren bald mehr, bald weniger häufig ist, macht gewisse den Jahreszeiten entsprechende Schwankungen durch, derart daß die größte Anzahl der Fälle meist in die kalten und wechselnden Jahreszeiten fallen.

Singer will die meisten Krankheitsfälle im Frühjahr, dann die nächst häufigen im Herbst und die mehr vereinzelten Fälle in der Zwischenzeit sehen. Senator sagt, daß die Angaben der meisten Autoren darauf hinausgehen, daß die häufigsten Erkrankungen in die Zeit von Oktober bis Mai fallen, und die Monate Juli, August und September sehr wenige aufweisen.

Lebert gibt diese Frage betreffend folgende Tabelle:

Monate	Zahl		Prozente
Januar	21	=	9,5
Februar	19	=	8,7
März	20	=	9,2
April	30	=	13,3
Mai	20	=	9,2
Juni	21	=	9,3
Juli	15	=	6,9
August	12	=	5,6
September	17	=	7,7
Oktober	13	=	5,9
November	17	=	7,8
Dezember	15	=	6,9
	15	=	100%

Edlefsen stellt eine Statistik von 845 Krankheitsfällen auf, in welcher das Maximum der Erkrankungen in den Monat Januar, das Minimum in den Monat Februar fällt. Die in den Jahren 1900—1905 in der Leipziger medizinischen Klinik beobachteten 1651 Fälle von akutem Gelenkrheumatismus verteilen sich auf die verschiedenen Monate folgendermaßen:

Jahr	Monate											
	1.	2.	3.	4.	5.	6.	7.	8.	9.	10.	11.	12.
1900	19	18	20	28	19	25	21	5	15	9	26	20
1901	31	26	40	33	25	32	31	15	23	30	19	31
1902	44	22	34	22	23	29	26	17	14	28	29	30
1903	43	42	30	40	48	46	24	17	21	14	27	30
1904	27	23	29	30	34	36	25	25	26	29	41	43
Summa:	164	131	153	153	149	168	127	80	102	122	144	158
Prozent:	9,9	7,9	9,2	9,2	9,0	10,1	7,7	4,8	6,2	7,4	8,7	9,5

Aus der Tabelle geht hervor, daß die größte Anzahl der Erkrankungen auf den Monat Juni (168) fällt, während der Monat Januar (164) erst an zweiter Stelle steht. Der Unterschied ist zwar kein erheblicher, aber doch zeigt die ganze Tabelle, daß in den heißen Monaten die Erkrankung auch häufig vorkommen kann. Für die übrigbleibenden Monate ergeben sich in absteigender Reihe folgende Zahlen: Dezember (158), März und April (153), Mai (149), November (144), Februar (131), Juli (127), Oktober (122), September (102) und August (80).

Auf das Quartal verteilen sich die Krankheitsfälle folgendermaßen: Auf das 1. Vierteljahr kommen 448 Erkrankungen, d. h. 27,3% der Gesamtzahl der Rheumatismuskranken:

auf das 2. Quartal 470, d. h. 28,9%;
„ „ 3. „ 309, d. h. 19,5%;
„ „ 4. „ 424, d. h. 25,3%.

Aus dieser Zusammenstellung geht hervor, daß das Maximum der Erkrankungen in der Leipziger Klinik für die 5 Jahre ins 2. Quartal, während das Minimum ins 3. fällt.

Unsere Krankheitsfälle verteilen sich auf die einzelnen Monate der Jahre 1906—1908 wie folgt:

Monat	1906	1907	1908	1906—1908	Prozent
Januar	21	33	45	99	10,9
Februar	23	26	43	92	10,1
März	22	15	37	74	8,2
April	15	21	33	69	7,6
Mai	28	41	44	113	12,5
Juni	22	29	41	92	10,1
Juli	15	23	13	51	5,6
August	18	14	18	50	5,5
September	12	11	16	39	4,3
Oktober	20	17	21	58	6,4
November	20	23	39	82	9,0
Dezember	28	30	30	88	9,7
Summa:	244	283	380	907	100%

Es weisen also nach dieser Zusammenstellung der Monat Mai die höchste Zahl der Erkrankungen auf, hohe Ziffern ebenfalls der Januar, Februar und Juni, während im Juli, August und September die geringste Morbidität vorhanden ist.

Nicht viel anders, aber doch etwas gleichmäßiger verteilen sich die Patienten in den folgenden 4 Jahren auf die einzelnen Monate.

Monat	1909	1910	1911	1912	1910—1912	Prozent
Januar	29	41	34	50	154	10,62
Februar	41	35	31	43	150	10,35
März	42	33	24	27	126	8,70
April	35	33	29	22	119	8,21
Mai	45	38	32	30	145	10,00
Juni	30	31	31	24	116	8,00
Juli	39	23	29	22	113	7.78
August	31	15	30	15	91	6,27
September	28	14	29	23	94	6,50
Oktober	21	19	42	22	104	7,17
November	32	26	47	15	120	8,27
Dezember	29	29	49	11	118	8,13
Summa:	402	337	407	304	1450	100%

Die größte Zahl der Erkrankungen fällt also, wie aus obiger Tabelle hervorgeht, auf die Monate Januar, Februar und Mai. Da aber auf die anderen Monate auch eine sehr bedeutende Zahl von Erkrankungen kommt, so haben die Jahreszeiten in diesen Jahren keinen allzu großen Einfluß auf die Morbidität gehabt.

Der akute Gelenkrheumatismus ist im Vergleich zu anderen Erkrankungen in Leipzig recht häufig. Das Verhältnis der Zahl der Rheumatismuskranken zu der Gesamtzahl der inneren Kranken, die in die medizinische Klinik innerhalb 5 Jahren eingeliefert wurden, zeigt folgende Tabelle:

Jahr	Gesamtzahl der inneren Kranken	der Rheumatismuskranken	%
1900	4 516	225	5
1901	4 690	336	7,2
1902	4 407	313	7,1
1903	5 117	387	7,6
1904	5 494	390	7,1
Summa	24 224	1651	6,8

Wie aus dieser Tabelle ersichtlich, weisen die letzten 4 Jahre eine fast konstante Prozentzahl der Rheumatismuskranken auf, während die des Jahres 1900 durch eine erhebliche Abnahme um ca. 2% auffällt.

Unter den prädisponierenden Ursachen spielen nach verschiedenen Autoren die häufigen Temperaturschwankungen und die Änderung des Luftdruckes eine große Rolle. Auch die Bodenverhältnisse werden von manchen für das Auftreten der Erkrankung angeschuldigt, so meint Edlefsen, daß das Vorkommen mehrerer Fälle von Rheumatismen in demselben Hause durch die relative Trockenheit des Bodens bedingt sein muß, während relative Nässe des Bodens die Entwicklung der Krankheit hindern soll. Für den Einfluß der Bodenverhältnisse auf die Erkrankung sprechen nach Ansicht mancher Autoren die Statistiken, welche eine relative Zunahme der Krankheitsfälle in den Jahren 1867 bis 1888 in der Stadt München (Nössel) konstatiert haben, da durch die damaligen Kanalisierungsarbeiten der Grundwasserstand erniedrigt wurde (Real-Enzyklop. der gesamten Heilkunde Bd. XI).

Es ist auch vielfach betont worden (z. B. von Lebert, Varrentrapp), daß die Krankheit unter Umständen in Form kleiner örtlich begrenzter Epidemien gelegentlich auftritt, welche in einzelnen Ortschaften den Charakter von Straßen- bzw. Hausepidemien angenommen haben. Ferner hat

z. B. Seelbach gesehen, daß drei gleichzeitige Erkrankungen in demselben Haus auftraten und Monnier, daß bei einer Steigerung der Anzahl der Rheumatismuskranken die Mehrzahl derselben aus ganz bestimmten Wohnungen stammte.

Was das Geschlecht anbetrifft, so sind die Unterschiede in der Zahl der Erkrankungen nach Angaben von Rieß und Senator nicht bedeutend. Lebert fand 119 Kranke männlichen und 111 weiblichen Geschlechts, und Senator selbst konnte unter seinen 56 Kranken 27 männlichen und 29 weiblichen Geschlechts verzeichnen, außerdem sah er unter einer anderen Gruppe von 1370 Patienten 678 Männer und 692 Weiber.

Von 1450 unserer Kranken waren 786 männlichen und 664 weiblichen Geschlechts, und unter 1651 der Jahre 1900—1904 befanden sich 801 Männer und 850 Frauen:

Jahr	Gesamtzahl	Mann	%	Weib	%
1900	225	122	54,4	103	45,6
1901	336	180	53,5	156	46,5
1902	313	163	52,0	150	48,0
1903	387	121	31,2	266	68,8
1904	390	215	55,1	175	44,9
Summa	1651	801	48,5	850	51,5

Bemerkenswert ist nur das Jahr 1903, in welchem die Frauen viel häufiger als die Männer vom Gelenkrheumatismus befallen wurden. In den übrigen Jahren war die Zahl der männlichen Kranken etwas größer als die der Frauen. Ebenso verhielt es sich bei den 911 Krankheitsfällen der Jahre 1906—1909, unter welchen 481 männlichen und 430 weiblichen Geschlechts waren. Wir können also sagen, daß das Geschlecht keinen bemerkenswerten Einfluß auf die individuelle Disposition zur Erkrankung ausübt, und wenn wirklich die Zahl der männlich Erkrankten vielleicht eine etwas größere sein sollte, so kann dies vielleicht daher rühren, daß im Erwerbsleben im allgemeinen mehr Männer stehen, welche in höherem Maße Erkältungsschädlichkeiten ausgesetzt sind als Frauen.

Wenn wir weiter auf das Alter in welchem die Menschen von akutem Gelenkrheumatismus befallen werden, eingehen, so sehen wir z. B., daß nach den Angaben von Rieß der akute Gelenkrheumatismus am häufigsten zwischen dem 15. und 30. Lebensjahr, weniger häufig zwischen dem 5. und 15. auftreten soll. Bäumler gibt die häufigste Zahl der zum ersten Male bei einem Individuum auftretenden Erkrankungen für das Alter vom 15. bis 25. Jahre an; nach seiner Ansicht kommt der Gelenkrheumatismus bei ganz kleinen Kindern seltener vor. Senator legt die größte Zahl der erstmaligen Erkrankungen des akuten Gelenkrheumatismus zwischen die Pubertät und das 30. Lebensjahr, die nächstfolgende zwischen das 30. und 50.; im höheren Alter kommt die Erkrankung nach ihm selten vor. Bis zum 5. Lebensjahre aber tritt der Gelenkrheumatismus fast nie auf, dafür wird er aber nach ihm vom 5. Lebensjahre ab immer häufiger. Rauchfuß sah unter seinen 1500 Säuglingen nur 2 mal Gelenkrheumatismus. Auch Lebert gibt an, daß die häufigste Zahl der Erkrankungen in das Alter von 16—25 Jahren fällt, und zwar sogar 55% der Erkrankungen. 30% der Fälle kommt nach ihm auf das Alter vom 26.—40. Jahre, $^1/_{12}$ der ganzen Zahl der Erkrankungen auf das spätere Alter und 5% auf den Lebensabschnitt vor der Pubertät.

Unter 1450 Kranken fanden wir, daß die größte Zahl der Erkrankungen ungefähr in das Alter vom 15.—30. Lebensjahre fällt, wie aus folgender Tabelle hervorgeht.

Alter	Fälle	Alter	Fälle	Alter	Fälle	Alter	Fälle	Alter	Fälle
9	3	21	86	33	21	45	7	57	3
10	2	22	65	34	20	46	7	58	1
11	1	23	73	35	17	47	4	60	1
12	4	24	67	36	18	48	7	61	1
13	2	25	38	37	14	49	11	63	1
14	15	26	41	38	19	50	12	64	3
15	37	27	31	39	15	51	8	65	2
16	77	28	38	40	10	52	6	67	2
17	87	29	34	41	11	53	8	68	3
18	141	30	31	42	6	54	7	76	1
19	126	31	22	43	12	55	2	?	4
20	128	32	16	44	14	56	4		

Die größte Zahl unserer 1450 Fälle, nämlich 1100, fällt in das Alter vom 15. bis 30. Lebensjahre, wenn wir das 15. und das 30. Jahr mitrechnen. Die Zahl der Erkrankungen vom 9.—15. Jahre beträgt 27 und der ganze Rest betrifft die Fälle nach dem 30. Jahre. Dabei ist die Verminderung und das seltene Auftreten des Gelenkrheumatismus nach dem 50. Jahre ganz besonders bemerkenswert.

Auch unter unseren Patienten der Jahre 1900—1905 finden sich ähnliche Verhältnisse. Es erkrankten in diesem Zeitraum in einem Lebensalter

	bis zum	10. Jahre	4	d. h.	0,2%
vom	11. „ „	20. „	670	„ „	40,6%
„	21. „ „	30. „	649	„ „	39,3%
„	31. „ „	40. „	175	„ „	10,6%
„	41. „ „	50. „	96	„ „	5,8%
„	52. „ „	49 „	49	„ „	3,0%
„	61. „ „	70. „	8	„ „	0,5%

Hieraus ersehen wir, daß die größte Zahl der Erkrankungen in dem Alter von 11—20 Jahren auftritt; nachher folgt erst das Alter von 21—30 Jahren, und das spätere Alter wird noch weniger vom akuten Gelenkrheumatismus ergriffen.

In den Jahren 1906—1908 erkrankten von unseren 911 Patienten 356 im Alter von 15—20 Jahren = 39,07% und 359 im Alter von 21—30 Jahren = 39,41%, mithin 715 oder 78,49% aller Erkrankten im Alter von 15—30 Jahren. Im Alter von 31—40 Jahren erkrankten 122, im Alter von 41—50 Jahren 41, im Alter über 50 Jahre 15, darunter je 1 im Alter von 60 und 63 Jahren.

Man sieht daraus wieder deutlich, daß die Erkrankungen an akuter rheumatischer Arthritis vom 30. Lebensjahre ab rasch abnehmen und ihren Tiefstand in einem Alter von über 60 Jahren hinaus erreichen. Die Zahl der erkrankten Kinder bis zum 15. Lebensjahre ist ähnlich wie die bei den vorhin mitgeteilten Tabellen, eine verschwindend kleine im Verhältnis zur Gesamtsumme der Erkrankungen, denn sie beträgt hier nur 18. Es kommt dies zum großen Teil daher, daß die Mehrzahl der kranken Kinder in Leipzig dem Kinderkrankenhaus und nicht der medizinischen Klinik zugeschickt werden.

Betrachten wir, ob Beziehungen des akuten Gelenkrheumatismus zu den verschiedenen Beschäftigungen der Menschen vorliegen, so zeigt sich, daß die Krankheit in den arbeitenden Klassen am häufigsten ist. Es kann dies damit zusammenhängen, daß viele Arbeiter infolge ihrer Tätigkeit den in Betracht kommenden die Krankheit auslösenden Faktoren mehr ausgesetzt sind als andere Menschen, auf welche infolge ihres Berufes die „Rheumatismusschädlichkeiten" (Erkältung usw.) weniger oder nur in sehr geringem Maße einzuwirken

Gelegenheit haben. Fiedler fand, daß besonders Schmiede, Bäcker, Knechte und Dienstmädchen von der Krankheit befallen werden und nach anderen Autoren werden vorzugsweise solche von der Krankheit befallen, welche bei anstrengender Muskelarbeit vor stärkeren und plötzlichen Abkühlungen weniger geschützt sind.

Was nun das hereditäre Vorkommen des akuten Gelenkrheumatismus anlangt, so ist zu betonen, daß viele Autoren eine hereditäre Disposition annehmen. Fuller gibt z. B. an, daß in 71 Fällen seiner 246 Kranken die Erkrankung bei einem von den Eltern vorhanden war. Syers konnte in 33,4% seiner Fälle die Krankheit bei den Verwandten der Patienten feststellen, und in 20% haben seine Kranken direkt den akuten Gelenkrheumatismus als heimisch bei ihren Verwandten angegeben. Cheadle behauptet, daß ein Kind aus einer an Gelenkrheumatismus leidenden Familie fünfmal eher an Polyarthritis als ein Kind aus einer gesunden Familie erkranken kann.

Über die Angaben Goodharts in betreff dieser Frage berichtet Pribram folgendes: Unter 44 Fällen von akutem Gelenkrheumatismus fand Goodhart evidente Erblichkeit in 18 Fällen (Eltern, Geschwister oder mehrere Verwandte), mögliche Erblichkeit in 7 Fällen (nur einer der näheren oder mehrere entfernte Verwandte), 4 Fälle bezeichnet er als zweifelhaft, 9 ohne bezügliche Momente und in 6 Fällen fehlte die Anamnese. Stoll fand in 5,3% seiner Fälle eine Erkrankung von Familienmitgliedern. In den Schlußfolgerungen seiner Arbeit schreibt Pribram der erblichen Belastung eine Bedeutung zu und meint, daß dieselbe in $^1/_4$ der Erkrankungen in Betracht zu kommen scheint.

Bauer hält die konstitutionelle oder angeborene Disposition für eine wahrscheinlich obligate Bedingung bei der Entstehung des Gelenkrheumatismus. Wiesel bezeichnet die Gelenke, serösen Häute für hypoplastisch oder minderwertig in ihrer Anlage und sagt: „Der akute Gelenkrheumatismus ist der Ausdruck einer Infektion in kongenital minderwertigen und infolgedessen krankheitsbereiten Geweben; die besondere Konstitution des Kranken ist es, die die eigenartige Lokalisation und das klinische Bild des akuten Gelenkrheumatismus bedingt.“ Es spielen nach ihm hereditäre und konstitutionelle Verhältnisse bei der Pathogenese und Ätiologie eine wesentliche Rolle, und es werden vor allem hypoplastische Individuen befallen.

Wie sehr aber die Meinungen über eine hereditäre Veranlagung bei dem akuten Gelenkrheumatismus auseinandergehen, beweisen z. B. die Ansichten Schmidts und Stillers, von welchen der erstere glaubt, er entwickle sich auf dem Boden einer asthenischen Konstitution, während der letztere ihn gerade zu den Krankheiten zählt, für die eine asthenische Konstitution nicht maßgebend ist.

Überhaupt ist mit Schlagwörtern wie „arthritische Diathese“ u. a. nicht viel gesagt. Es ist klar, daß nur die Anlage der Krankheit übertragen werden kann, dann muß noch eine exogene Schädlichkeit kommen und dann erst bricht die Krankheit aus. Was nun die Merkmale dieser Anlage sind oder worauf sie beruhen, läßt sich meines Erachtens bis jetzt nicht sagen.

Unter unseren 1450 Fällen konnten wir nur 76 mal sicher eine Heredität (d. h. in 5,24%) feststellen, in 66 Fällen war einer von den Angehörigen, in den 10 anderen mehrere an Rheumatismus erkrankt. Von letzteren 10 Fällen fanden wir in einem Falle Mutter und 2 Brüder, in einem anderen 2 Geschwister, dann Schwestern und Eltern, im 4. Falle Mutter und einige Geschwister, im 5. Vater, Mutter und eines der Geschwister, im 6. Vater und Bruder, im 7. Vater, Bruder und 2 Onkel, im 8. Vater und Sohn, im 9. Eltern und endlich im 10. Falle 3 Brüder an Gelenkrheumatismus erkrankt.

Bei den Patienten der Jahrgänge 1906—1908 wurde von uns nur in 34 Fällen oder 3,73 % der Gesamtsumme eine Heredität festgestellt. Unter drei der zuletzt genannten Fälle litten beide Eltern an Gelenkrheumatismus, in den übrigen 31 Fällen der Vater oder die Mutter allein. In anderen 15 Fällen waren auch Geschwister erkrankt, und zwar siebenmal eine Schwester und achtmal ein Bruder.

Aus der Literatur wären hier noch die Fälle von Schäfer und Pocock zu erwähnen, wo sich der Rheumatismus bei Neugeborenen fand, deren Mütter an Rheumatismus litten.

Nach unseren Erfahrungen ist demnach nicht zu leugnen, daß bei verschiedenen Familien eine gewisse Krankheitsbereitschaft zu dem akuten Gelenkrheumatismus vorliegt; im allgemeinen ist dies jedoch nicht häufig.

Die Beobachtung, daß eine erhöhte Prädisposition nach einem Anfall von akutem Gelenkrheumatismus, eine Neigung zu Rezidiven auch ohne jede Komplikation bei den Kranken zurückbleibt, finden wir auch in unseren Fällen bestätigt. Unter 911 Patienten fanden sich nicht weniger als 308 (33,48 %), welche schon früher Rheumatismus gehabt hatten, die Mehrzahl davon nur 1 mal, 70 Kranke mehrmals, und zwar davon 50, die 2 mal, 16, die 3 mal, 3 die 6—7 mal und 2, die noch öfter Anfälle von Polyarthritis acuta durchgemacht hatten. Von unseren 1651 Patienten der Jahrgänge 1900—1905 hatten 503 Rezidive (30,46 %), von denen 38 von der Krankheit 3 mal, 9 4 mal, 10 5 mal, 9 6 mal und 2 7 mal von der Erkrankung befallen waren.

Als prädisponierende Ursachen des akuten Gelenkrheumatismus wurden in früherer Zeit noch eine Anzahl von akuten Erkrankungen angeführt, in deren Rekonvaleszenz der akute Gelenkrheumatismus sich leichter als bei gesunden Patienten entwickeln sollte. Hierzu gehören vor allem der Tripper, die Skarlatina und Dysenterie. Später wurden auch Fälle von anderen Infektionskrankheiten, z. B. Typhus, Rekurrens, Erysipel und Diphtherie mit nachfolgender, dem akuten Gelenkrheumatismus gleichender Gelenkaffektion mitgeteilt. Auch Pyämie, Septikämie, Influenza, Pneumonie und Meningitis cerebrospinalis epidemica gehören hierher. Diese Gelenkaffektionen werden aber heute als „Rheumatoide“ bezeichnet und werden unten besonders behandelt.

Auch ein Trauma wird von den Patienten manchmal als die Ursache des akuten Gelenkrheumatismus angegeben; eine große Rolle bei der Entstehung des akuten Gelenkrheumatismus scheint dasselbe jedoch nicht zu spielen, ja es wurde früher ein Kausalnexus zwischen Trauma und akutem Gelenkrheumatismus verschiedentlich überhaupt ganz in Abrede gestellt. Doch sind in den letzten Jahren — meist gelegentlich einer Begutachtung — viele Fälle von akutem Gelenkrheumatismus veröffentlicht worden, die sich bald nach einem Unfall eingestellt haben, so daß heute an dem Vorkommen eines traumatischen Gelenkrheumatismus nicht mehr gezweifelt werden kann. Außerdem ist auch bei dieser Krankheit analog den Erfahrungen bei anderen Infektionskrankheiten die Vermutung berechtigt, daß sich die Erreger, oder die schädliche Noxe in einem frisch verletzten Gelenke leichter festsetzen können.

Kissinger, welcher den Standpunkt vertritt, daß der akute Gelenkrheumatismus eine Pyämie ist, mißt den Traumen eine wichtige Bedeutung bei der Entstehung des akuten Gelenkrheumatismus bei. Nach ihm ist es deswegen auch sehr gut begreiflich, daß gerade bei den arbeitenden Schichten der Bevölkerung die Krankheit so häufig auftritt. Wenn die Patienten schon ein oder einige Male an Gelenkrheumatismus erkrankt waren, so kann nach seiner Meinung ein Trauma von neuem ein Rezidiv der Krankheit auslösen. Letztere Ansicht finden wir in der Arbeit Bernsteins ebenfalls vertreten.

Wann können wir nun annehmen, daß ein Unfall (es kommen hier vor allem Distorsionen und Kontusionen eines Gelenkes in Frage) die auslösende Ursache für den Beginn eines Gelenkrheumatismus ist? An die Spitze dieser Erörterungen seien drei von Kühne aufgestellte Forderungen angeführt.

1. Das vom Unfall betroffene Gelenk muß zuerst erkranken;
2. es darf kein allzu großer Zeitraum zwischen Unfall und dem Auftreten der Erkrankung vorhanden sein;
3. in dem betroffenen Gelenk müssen in der Zeit zwischen dem Unfall und dem Auftreten des akuten Gelenkrheumatismus Beschwerden bestanden haben.

Die erste Forderung versteht sich von selbst. Wenn ein anderes als das verletzte Gelenk oder gleichzeitig und in gleicher Weise außerdem noch weitere Gelenke erkranken, so ist ein Zusammenhang kaum anzunehmen.

Von größter Bedeutung ist die zweite Forderung. Nach den heute herrschenden Ansichten kann ein Trauma für den Ausbruch des Gelenkrheumatismus nur dann verantwortlich gemacht werden, wenn noch frische Veränderungen infolge der Verletzung vorhanden sind. Will man den Gelenkrheumatismus mit dem Unfall in Zusammenhang bringen, so ist es im allgemeinen unmöglich eine bestimmte Frist zwischen dem Unfall und dem Beginn der Erkrankung festzusetzen, da nach Art und Schwere des Traumas die dadurch gesetzten Veränderungen bald längere, bald kürzere Zeit persistieren. Da aber diese meist nach Verlauf weniger Wochen verschwunden sind, so darf der Zeitraum nicht zu weit gezogen werden, muß jedenfalls im Einzelfalle nach den Begleitumständen bemessen werden. Auch hier gilt im allgemeinen die Regel, daß ein Zusammenhang um so wahrscheinlicher ist, je kürzer Unfall und Beginn der Krankheit aufeinander folgen.

Die dritte Forderung, daß nämlich das betroffene Gelenk nicht bereits wieder gesund gewesen sein darf, deckt sich zum Teil mit der vorhergehenden. Es muß also, falls die Erkrankung erst einige Zeit nach dem Unfall auftritt, ein Bindeglied, bestehend in subjektiven bzw. objektiven Veränderungen im Gelenke, vorhanden sein, natürlich auch nur in einem der zweiten Forderung entsprechenden Zeitraum, insofern man nicht etwa oft jahrelang — z. B. nach einer Kontusion — zuweilen auftretende Beschwerden als ein solches Bindeglied ansieht.

Ich habe durch Uter die in der Leipziger medizinischen Klinik beobachteten Fälle von akutem Gelenkrheumatismus nach Trauma — es waren 23 Fälle — veröffentlichen lassen, bei welchen z. T. mit Sicherheit, z. T. mit großer Wahrscheinlichkeit ein Zusammenhang des Gelenkrheumatismus mit dem Unfall bestand. Von einer Wiedergabe der Krankengeschichten der Patienten will ich absehen und nur eine kurze Übersicht hier geben:

Die Krankheit entwickelte sich in diesen 23 Fällen kürzere Zeit nach einer traumatischen Veränderung eines Gelenkes, und zwar trat sie bei sämtlichen Patienten zuerst in dem geschädigten Gelenk auf. Allein auf dieses Gelenk beschränkte sich die Erkrankung in 6 Fällen, doch handelte es sich auch hier, nach dem Fieber und der Wirkung der Salizylpräparate zu urteilen, um den echten akuten Gelenkrheumatismus.

Der Zeitraum, der zwischen Unfall und Beginn der Erkrankung lag, ließ sich genauer nur bei 9 Fällen feststellen. Bei diesen waren die durch das Trauma bedingten Beschwerden zunächst nur gering, dann trat aber eine akute Verschlimmerung meist mit Beteiligung anderer Gelenke ein. Es handelte sich bei vier Fällen um einen Zeitraum von 1 Tag, bei einem um $1^1/_2$ Tag, bei zwei um 3 Tage und bei zwei um 8 Tage. Bei den übrigen 14 Fällen war nicht genau zu erkennen, wann eigentlich der infektiöse Prozeß begann. Aber immer war das Krankheitsbild eines akuten Gelenkrheumatismus kürzere Zeit nach dem Unfall vorhanden. Erwähnt sei noch, daß von den 23 Patienten 7 bereits vor Jahren an Gelenkrheumatismus gelitten hatten, daß also bei diesen eine Disposition für die Erkrankung vorlag.

Nun kann es noch einen anderen Zusammenhang zwischen einem Unfall und dem akuten Gelenkrheumatismus geben. Ein Trauma kann nämlich, wenn es chronische Veränderungen in einem Gelenk hinterläßt, noch nach längerer Zeit eine Disposition für eine Ablagerung von Keimen etc. in einem solchen Gelenk schaffen, so daß es bei einem später auftretenden Rheumatismus zuerst und vielleicht erheblicher erkrankt als die übrigen Gelenke. Bei solchen Fällen kann aber nur mit einiger Wahrscheinlichkeit angenommen werden, daß das Trauma das auslösende Moment für die Krankheit war. Einige solche Fälle sollen hier kurz als Beispiele angeführt werden.

1. Ein 42jähriger Arbeiter hatte sich vor 5 Jahren eine Quetschung der linken Hand zugezogen. 8 Tage vor der Krankenhausaufnahme erkrankte er mit Schwellung und Schmerzen im linken Handgelenk, nachdem er sich vorher erkältet hatte. Bald darauf wurden auch die übrigen großen Gelenke ergriffen.

2. Ein 24jähriger Koch hatte sich im Jahre 1902 einen Erguß im linken Knie durch einen Sturz zugezogen. Im November 1909 bekam er plötzlich wieder Schmerzen im linken Knie, später auch im rechten. Bei der Aufnahme waren fast alle großen Gelenke schmerzhaft.

3. Ein 22jähriger Kernmacher fiel im Januar 1896 beim Turnen vom Reck auf die rechte Hand und verstauchte sich diese. Es stellte sich eine Beschränkung sämtlicher Bewegungen in diesem Gelenk ein. 8 Wochen später, nachdem er viel in feuchtem Lehm gearbeitet hatte, begannen im rechten Handgelenk rheumatische Schmerzen, die sich über alle anderen Gelenke ausbreiteten (nach 6 Wochen Heilung). Ende März 1897 bekam er einen neuen Anfall von Gelenkrheumatismus, der wieder im rechten Handgelenk anfing.

Bei derartigen Kranken kann also das Trauma ein Gelenk für die Erkrankung nur besonders aufnahmefähig gemacht haben; im übrigen hat es weder den Anfang noch den weiteren Verlauf der Krankheit beeinflußt.

Bei den folgenden drei Fällen erkrankten die Patienten, nachdem sie vor längerer Zeit eine Gelenkverletzung erlitten hatten und bereits wieder beschwerdefrei gewesen waren, ausschließlich an rheumatischen Veränderungen in diesem Gelenk. Bei solchen Kranken scheint der traumatische Einfluß eine größere Rolle zu spielen, vielleicht wäre ohne denselben der Gelenkrheumatismus überhaupt nicht in Erscheinung getreten. Jedenfalls ist es auffällig, daß die Erkrankung (Gonorrhöe war in keinem Fall nachgewiesen) sich allein in einem früher geschädigten Gelenk festsetzte; kann auch hier das Trauma nicht als auslösende Ursache gelten, so kann in praktischer Hinsicht ein engerer Zusammenhang zwischen Unfall und Erkrankung durch die infolge des Traumas geschaffene Disposition nicht von der Hand gewiesen werden.

Alex. G., 44jähriger Zimmermann. Diagnose: Arthritis rheumatica.

Am 3. XII. 1909 schlug ihm ein Balken gegen das rechte Knie und die linke Brustseite. Damals war das rechte Knie geschwollen. Im Juni 1911 bekam er wieder plötzlich Schmerzen und Schwellung im rechten Kniegelenk. Aufnahme am 15. VI.

Befund: Rechtes Kniegelenk geschwollen und schmerzhaft. Temperatur 37,8. Auch im weiteren Verlauf keine Veränderung an anderen Gelenken. Am 28. VI. geheilt entlassen.

Hugo H., 18jähriger Schmied. Diagnose: Rheumatismus acutus humeri sinistri.

Im Sommer 1893 wurde der Patient von einem Pferde an den linken Oberarm geschlagen; er konnte damals den Arm nur unter stärksten Schmerzen bewegen. Nach einiger Zeit trat Besserung ein, so daß er wieder arbeiten konnte. Seit Anfang Juni 1894 hat er wieder Schmerzen im linken Arm und Schultergelenk. Aufnahme am 14. VI.

Befund: Der Patient klagt über Schmerzen im linken Schultergelenk, objektiv ist nichts Besonderes nachzuweisen. Temperatur 37,5. Behandlung: Solutio natrii salicylici. Am 2. Tage waren die Beschwerden schon wesentlich geringer. Temperatur normal.

Wilhelme R., 46jährige Arbeiterin. Diagnose: Polyarthritis rheumatica.

Im April 1892 fiel sie auf den rechten Arm, wobei der Oberarm „angebrochen" wurde. Die Heilung ging schnell vonstatten, die Kranke konnte später wieder schwere Arbeit verrichten. Am 30. I. 1893 bekam sie wieder plötzlich Schmerzen im rechten Arm. Aufnahme am 1. II. Befund: Im rechten Arm, besonders im Schultergelenk und Ellenbogengelenk, äußerst heftige Schmerzen, übrige Gelenke normal. Temperatur 38,2. 13. II. Die Schmerzen haben unter Salizylbehandlung sofort nachgelassen. Bewegungen lassen sich beschwerdefrei ausführen.

Ferner will ich noch eine Beobachtung mitteilen, die dadurch von praktischer Bedeutung ist, daß in einem früher verletzten Gelenk sich ein später einsetzender Gelenkrheumatismus besonders lange und hartnäckig hält und so zu einer längeren Erwerbsunfähigkeit führte.

Anna J., 17 jähriges Dienstmädchen. Diagnose: Polyarthritis rheumatica.

Im August 1910 kugelte die Patientin sich den rechten Arm im Schultergelenk aus. Der Arm wurde in Narkose reponiert. Das Mädchen konnte nach 5 Wochen wieder arbeiten, die Beschwerden waren aber nie ganz verschwunden. Anfang April 1911 erkrankte sie mit Schmerzen in verschiedenen Gelenken. Aufnahme am 13. IV.

Befund: Mittelgroßes, gut genährtes Mädchen. Rachen gerötet, Tonsillen geschwollen. Beide Schulter-, das rechte Ellenbogen-, beide Kniegelenke geschwollen und schmerzhaft. Temperatur 38,8. 24. IV. Schwellungen sind zurückgegangen, nur noch Schmerzen im rechten Schultergelenk. 8. V. Die Patientin kann den rechten Arm schlecht bewegen. Die Konturen des rechten Schultergelenkes deutlich ausgeprägt, es besteht keine Schwellung. Gutachten: Es bestehen gegenwärtig noch Schmerzen im rechten Schultergelenk, die wohl als Folgeerscheinung von dem am 5. IX. 1910 erlittenen Unfall anzusprechen sind. 1. VI. immer noch Schmerzen im rechten Schultergelenk. 19. VI. keine Krepitation mehr im rechten Schultergelenk nachweisbar, nur noch minimale Bewegungsbeschränkung. 20. VI. Geheilt entlassen.

Johannes M., 63 jähriger Kutscher. Diagnose: Polyarthritis rheumatica.

Anfang Oktober 1902 fiel er 3 m hinab und verspürte seitdem Schmerzen in der linken Schulter. Am 30. VI. 1903 kam er mit geschwollenen und schmerzhaften Kniegelenken ins Krankenhaus. Außerdem war das linke Schultergelenk geschwollen und schmerzhaft. Nach Aspiringebrauch gingen die Knieveränderungen zurück, hingegen im linken Arm noch starke Schmerzen bei Bewegungen, die erst allmählich durch passive Bewegungen sich besserten.

Es sei noch erwähnt, daß zuweilen längere Zeit einwirkende Schädigungen, wie sie meist durch den Beruf bedingt sind, die Lokalisation eines Gelenkrheumatismus betsimmen können. So ist bekannt, daß Leute, die viel knien müssen, in den Kniegelenken erkranken, Leute, die viel stehen und gehen, in den Fußgelenken. Unter Umständen kann es nicht von der Hand gewiesen werden, daß die Erkrankung durch eine solche Schädigung direkt zum Entstehen gebracht wird.

Hedwig H., 17 jähriges Dienstmädchen. Diagnose: Polyarthritis rheumatica.

Die Patientin erkrankte mit Schmerzen in den Kniegelenken. Sie mußte viel auf den Knien liegen, an denen sich auch „blaue Knoten" gebildet hatten. Aufnahme am 26. X. Befund: An der Innenseite der Kniegegend beiderseits findet sich eine fünfmarkstückgroße, beim Befühlen schmerzhafte Stelle, die infiltriert erscheint. Beide Beine werden flektiert gehalten, in den Kniekehlen Schmerzen. Temperatur 38,6. Nach Salizyl alsbald Heilung.

Karl, G., 18 jähriger Klempner. Diagnose: Polyarthritis rheumatica.

Der Patient kam wegen Schmerzen in den Kniegelenken ins Krankenhaus. Er hatte in der letzten Zeit bei Dacharbeiten viel knien müssen. Aufnahme 17. IX.

Befund: Linkes Kniegelenk geschwollen, passive und aktive Bewegungen in beiden Kniegelenken Schmerzhaft. Temperatur 37,8.

Krankheitsbild.

Der akute Gelenkrheumatismus beginnt entweder plötzlich aus voller Gesundheit heraus unter Frösteln und mehr oder weniger hohem Fieber mit Schwellung, Rötung, Schmerzhaftigkeit und Steifigkeit von Gelenken. Eine Eigentümlichkeit des Gelenkrheumatismus ist es, daß sich in der Regel die Gelenkaffektion über mehrere Gelenke erstreckt, aber nicht derartig, daß alle Gelenke zu gleicher Zeit befallen werden, sondern in der Weise, daß, nachdem die Krankheit in einem oder mehreren Gelenken einige Zeit gedauert hat, sie auf andere Gelenke sofort übergreift, wodurch das Fortschreiten der Erkrankung etwas sprunghaftes an sich hat und, da die meist befallenen Gelenke rasch wieder abheilen können, die Gelenkerkankung einen flüchtigen Eindruck machen kann.

Oder aber, es entwickelt sich der akute Gelenkrheumatismus langsam und zeigt dann, wie die meisten Infektionskrankheiten, gewisse Prodromalerscheinungen. Dieselben können in Symptomen mehr allgemeiner Natur bestehen. Die Patienten fühlen sich unwohl und unbehaglich, haben wandernde Schmerzen in Muskeln und Gelenken, ohne daß die Krankheit sich in bestimmten Gelenken festsetzt, sie klagen über Kopfschmerzen, Mattigkeit, Frösteln, Appetitlosigkeit, Leibschmerzen und zeigen dabei verschiedentlich geringe Temperatursteigerung, bis sich dann, mitunter erst nach mehreren Tagen das Bild der akuten rheumatischen Gelenkaffektion deutlich entwickelt. In seltenen Fällen werden schwere Allgemeinerscheinungen mit deliriösen Zuständen, typhösen Symptomen, Durchfällen und Milzschwellung beobachtet, worauf einige Tage später erst die Gelenkschwellungen auftreten (Wagner).

Unter den Prodromalerscheinungen lokaler Natur nimmt die erste und wichtigste Stelle die Angina ein. Über die Häufigkeit derselben ist bereits oben das Nähere mitgeteilt. Hier sei nur nochmals darauf hingewiesen, daß die Angaben hierüber in der Literatur sehr schwanken (zwischen 1,7 und 80%). Meist ist die Angina eine katarrhalische und leichter Natur, es besteht alsdann diffuse Rötung, Schwellung und katarrhalischer Belag der Schleimhaut der Tonsillen, des weichen Gaumens und des Rachens; aber auch follikuläre und eitrige, resp. parenchymatöse Anginen sind beobachtet worden. Die Angina kann akut oder chronischer Natur sein, besonders im letzteren Falle kann sie die Veranlassung zu häufigen Rezidiven der Gelenkerkrankung abgeben. Manchmal treten die Gelenkbeschwerden sofort oder einige Stunden nach dem Beginne der Halsbeschwerden auf, in anderen Fällen kann das Intervall zwischen Angina und Auftreten der Gelenkbeschwerden Tage und Wochen betragen, und man wird auch im letzteren Falle nicht fehlgehen, wenn man den Gelenkrheumatismus mit der Angina in direkte Beziehung bringt.

Die Beschwerden, welche durch die Angina bedingt sind, sind öfter so gering, daß sie von den Patienten nur auf eingehendes Befragen angegeben werden, oder sie sind gar nicht beachtet worden; aber eine genaue Inspektion des Rachens und Palpation von Halsdrüsen etc. deckt doch öfter eine entzündliche Affektion der Mandeln etc. auf.

In seltenen Fällen verläuft die Angina unter schweren Erscheinungen, dann werden aber gewöhnlich noch andere Komplikationen wie Abszedierungen, Otitis, hohes Fieber u. a. beobachtet. Der dabei in Erscheinung getretene Gelenkrheumatismus kann leichter Natur sein, umgekehrt kann eine leichte Angina einen schweren Gelenkrheumatismus im Gefolge haben, so daß also über die Schwere eines folgenden Gelenkrheumatismus der leichte oder schwere Verlauf der vorausgegangenen Angina nichts auszusagen vermag.

Wie oben schon erwähnt, haben wir in seltenen Fällen als Vorläufer des akuten Gelenkrheumatismus eine Laryngitis, Otitis, Rhinitis, Magen-Darmstörungen, Konjunktivitis, Furunkeln, Zellgewebsentzündungen, Bronchitis usw. beobachtet. Auch Gesichtsrose, Blinddarmentzündungen usw. sind in der Literatur als Vorgänger des akuten Gelenkrheumatismus verzeichnet.

Die fieberhaften Gelenkaffektionen, wie sie im Verlaufe verschiedener Infektionskrankheiten, besonders bei Gonorrhöe, Scharlach und der Serumkrankheit, oder in der Rekonvaleszenz dieser Krankheiten, auftreten, werden weiter unten abgehandelt.

In erster Linie spielt sich beim akuten Gelenkrheumatismus, wie dies ja auch schon im Namen liegt, der Krankheitsprozeß in den Gelenken ab. Unter Auftreten einer Temperaturerhöhung oder unter Zunahme einer vielleicht schon vorher bestehenden Temperatursteigerung treten in einem oder mehreren Gelenken Schmerzen auf, die meist bei Bewegungen heftig zunehmen. Bisweilen kann man bei passiven Bewegungen in den erkrankten Gelenken ein eigentümliches Knarren verspüren. In der Mehrzahl der Fälle tritt alsbald eine Schwellung und Rötung der betreffenden Gelenkgegenden hinzu, die Hauttemperatur erfährt eine Erhöhung, bisweilen auch schwillt das Unterhautzellgewebe ödematös an (periartikuläres Ödem). An größeren Gelenken ist öfter eine entzündliche Vermehrung der Synovialflüssigkeit durch Fluktuation nachweisbar, seltener ist dies der Fall an kleineren Gelenken, z. B. den Fingergelenken. Jedoch kommen auch Fälle von akutem Gelenkrheumatismus vor, bei denen eine Schwellung oder Rötung der befallenen Gelenkgegenden einige Zeit oder dauernd vollständig fehlen können.

Die Erkrankung bleibt meist nicht nur, wie bereits oben erwähnt, auf diejenigen Gelenke beschränkt, die zuerst befallen waren, vielmehr ist für die akute Polyarthritis charakteristisch, daß sie in ganz unregelmäßiger Weise von einem Gelenk zum andern springt, wobei an verschiedenen Tagen verschiedene Gelenke von der Erkrankung ergriffen werden können, während die Erkrankung des erstbefallenen Gelenkes entweder fortdauert oder schnell verschwindet. Nach Beobachtungen verschiedener Autoren scheint es, als ob im allgemeinen zuerst diejenigen Gelenke erkranken, welche der größten Anstrengung oder gewissen dauernden, besonders thermischen Schädlichkeiten ausgesetzt sind. So sieht man, daß der Prozentsatz der rechtsseitigen Gelenkerkrankungen gewöhnlich höher ist als der der linksseitigen.

Im allgemeinen werden größere Gelenke, darunter wiederum besonders die Gelenke der Beine, häufiger befallen als kleine Gelenke; ferner fast immer gleichzeitig mehrere Gelenke; nur in wenigen Fällen ein einziges Gelenk. So fand Pribram bei einer Sichtung von 423 Fällen von akutem Gelenkrheumatismus der Prager Klinik als ersterkrankte Gelenke:

Kniegelenk:	131 mal	=	30,2%
Sprunggelenk:	82 mal	=	18,6%
Fußgelenk:	55 mal	=	12,6%
Handgelenk:	56 mal	=	12,9%
Schultergelenk:	36 mal	=	8,3%.

Die anderen Gelenke wiesen als Sitz von Ersterkrankungen 3,2 bis 0,5% der Gesamtzahl der Fälle auf.

Eine Sichtung von 572 Fällen von akutem Gelenkrheumatismus aus der Eichhorstschen Klinik ergab für die Häufigkeit der Erkrankung der einzelnen Gelenke überhaupt:

Fußgelenke:	27,8%
Kniegelenke:	17,9%
Handgelenke:	9,6%
Hüftgelenke:	4,1%

der übrigen Gelenke: 3,7—0,8%.

Verhältnismäßig selten werden kleine Gelenke, z. B. die Finger- und Zehengelenke, noch seltener die Kiefergelenke, befallen. Auch die Gelenke am Kehlkopf, am inneren und Mittelohr können nach Bäumler Sitz der Erkrankung werden.

Unter 225 Fällen sah ich eine gleichzeitige Beteiligung der unteren und oberen Extremitäten bei 153 Patienten, bei 65 waren nur die unteren, bei 7 nur die oberen befallen. Was die einzelnen Gelenke betrifft, so ward das Knie- und Fußgelenk am häufigsten ergriffen, seltener das Schulter- und Hüftgelenk. Meist waren mehrere Gelenke zu gleicher Zeit von der Erkrankung betroffen, in wenigen Fällen, etwa 5% nur ein einziges Gelenk.

Nach unseren Krankengeschichten der Jahre 1906/1908 wurden von Gelenken befallen:

Fußgelenk:	542 mal
Kniegelenk:	493 mal
Handgelenk:	247 mal
Schultergelenk:	187 mal
Ellbogengelenk:	123 mal
Hüftgelenk:	73 mal
Fingergelenke:	53 mal
Zehengelenke:	26 mal
Wirbelsäulengelenke:	13 mal
Sternoklavikulargelenk:	2 mal
Kiefergelenk:	1 mal.

Aus der Zusammenstellung ergibt sich, daß am häufigsten die großen Gelenke der Beine erkrankten mit Ausnahme der Hüftgelenke. Eine Erkrankung des Fußgelenkes und des Kniegelenkes fand sich in reichlich mehr als der Hälfte der Fälle. Dann folgen, was die Häufigkeit des Befallenseins anlangt, die Hand-, Schulter- und Ellbogengelenke. Am wenigsten waren, wie ja auch alle Statistiken feststellen, die kleineren Gelenke, Finger- und Zehengelenke erkrankt. Wirbelsäulengelenke wurden im ganzen nur 13 mal erkrankt befunden; meist betraf die Erkrankung die Nackenwirbelsäule, demnächst die Lenden- und Kreuzbeingegend, zuletzt die Brustwirbelsäule.

Die Kranken liegen meist regungslos, die Gelenke befinden sich in mäßiger Flexionsstellung, da hierbei die Gelenkhöhlen relativ am geräumigsten erscheinen, bzw. bei einer bestimmten Menge des Exsudates die Gelenkkapseln relativ am wenigsten gespannt und deshalb weniger schmerzhaft sind. Der Schmerz ist das konstanteste klinische Symptom des akuten Gelenkrheumatismus und ist meist so heftig, daß die Patienten die kleinste Bewegung in den Gelenken vermeiden. Auch löst jede Berührung starke Schmerzen aus. Zu den qualvollsten Entzündungen gehören die der Wirbelsäule, weil sie den Kranken zu absoluter Unbeweglichkeit zwingen.

In pathologisch-anatomischer Beziehung bietet sich uns für den akuten Gelenkrheumatismus in den allerdings nur sehr selten zur Sektion gelangenden Fällen folgendes Bild: Die Synovialis der befallenen Gelenke ist verdickt, getrübt und injiziert, bisweilen mit Hämorrhagien durchsetzt, ihre Innenfläche mit serös-fibrinösem Beschlag bedeckt. Der die Gelenkhöhle füllende Erguß ist dünnflüssiger als die normale Synovia, gelblich oder rötlich, trübe, enthält Fibrinflocken und außer degenerierten Synovialzellen stets ein gewisses Quantum von roten und weißen Blutkörperchen; die Trübung macht das Exsudat bisweilen eiterähnlich. Das die Synovialis umgebende Bindegewebe ist meist ebenfalls serös (eitrig) infiltriert, bisweilen mit kleinen Blutungen durchsetzt; ebenso das benachbarte subkutane und intramuskuläre Gewebe, oft auch die nahe gelegenen Sehenscheiden und Schleimbeutel. Die Gelenkenden der Knochen und ihr Periost sind injiziert.

Haim fand bei der Untersuchung einer Reihe von Fällen mit Röntgenstrahlen schon frühzeitig im akuten Stadium eine diffuse Aufhellung der Knochenschatten und eine etwas undeutliche Struktur und Konturzeichnung der spongiösen Gelenkenden. Diese Veränderungen, die als der Ausdruck einer Hyperämie, Schwellung und akuter Erweichung, also einer Ostitis der Epiphysen, aufzufassen sind, müssen auf ein schon in den ersten Tagen der Krankheit stattfindendes Übergreifen des entzündlichen Prozesses auf die Knochenenden zurückgeführt werden. Nach Ablauf des akuten Prozesses sind die Veränderungen zum größten Teile zurückgegangen, die knöchernen Gelenkenden wieder gut konturiert und nur noch wenig aufgehellt; dagegen findet sich innen eine scharfe, grobmaschige und spärliche Strukturzeichnung, welche als ein gewisser Grad von Atrophie gedeutet wird. An den Knorpeln finden sich Wucherungen der Knorpelzellen und -kapseln, Schichtung der Substanz und zirkumskripte oberflächliche Ulzerationen; tiefere Gelenkzerstörungen mit Knorpelnekrosen werden bei der reinen rheumatischen Polyarthritis selten beobachtet.

Ausgesprochene Gelenkvereiterungen sind auch beim akuten Gelenkrheumatismus aber nur sehr selten beobachtet worden, jedoch dürfte es sich hier um sekundäre Infektionen oder um Verwechslungen mit Pyämie gehandelt haben. In Ausnahmefällen soll dabei auch der entzündliche Prozeß die Umgebung der Gelenke ergriffen haben, so daß periartikuläre Abszesse entstanden sind. Besteht der Prozeß in einzelnen Gelenken lange Zeit hindurch, so entsteht allmählich das pathologisch-anatomische Bild des chronischen Gelenkrheumatismus.

Eine besondere Berücksichtigung bei der Besprechung der klinischen Erscheinungen des akuten Gelenkrheumatismus verdient das Verhalten der erhöhten Temperatur, welche als Begleiterscheinung der Krankheit auftreten oder ihr als Initialsymptom vorausgehen kann. Es zeigt sich hier, daß das Fieber im Verlaufe des akuten Gelenkrheumatismus einen unregelmäßig remittierenden oder intermittierenden Charakter hat. In einer großen Zahl der Fälle zeigt sich ein irreguläres Verhalten der Körpertemperatur, welche meist für einige Tage steigt, sobald neue Gelenke von der Entzündung befallen werden, um dann eine Zeitlang konstant zu bleiben und wieder einer längeren oder kürzeren Periode der Remission Platz zu machen. Diese Erscheinung kann jedoch beim Übergang der Affektion in die subakute Form fehlen.

Die Patienten können auch eine Erhöhung der Temperatur ohne nachweisbare Symptome von Gelenkschwellungen zeigen.

Kahler unterscheidet ein Prodromalfieber, welches dem Auftreten der Gelenksymptome vorausgeht, und eine Temperatursteigerung, welche dem Ausbruch der Gelenkerkrankung entspricht. Das initiale Fieber kann manchmal bis zu 7 Tagen und noch länger dem Gelenkprozeß vorausgehen, und das Bild wird dann durch den Nachweis eines Milztumors oder einer Enteritis dem Abdominaltyphus ähnlich (Wagner). In solchen Fällen kann die Differentialdiagnose zwischen Abdominaltyphus und Gelenkrheumatismus so lange sehr schwer zu stellen sein, bis endlich die Gelenksymptome in den Vordergrund treten.

In der Regel ist das Fieber nicht sehr hoch, überschreitet nur selten 39,5° C. Meist ist namentlich zu Beginn der Erkrankung die Höhe der Temperatur ab hängig von der Intensität der Gelenkaffektion; man sieht aber auch öfter, wie erwähnt, keinen Parallelismus in dieser Beziehung. Natürlich haben im Ver lauf der Erkrankung die Komplikationen den größten Einfluß auf die Gestaltung der Temperaturkurve. Aber auch hyperpyretische Temperaturen sind beobachtet worden, eine genaue Würdigung dieser Verlaufsform findet sich unten bei Besprechung der Komplikationen.

Ein Schüttelfrost mit sehr raschem Temperaturanstieg ist sehr selten. Meistens handelt es sich dann um Komplikationen, septische Prozesse etc. Toxische Allgemeinsymptome, starke Benommenheit, Fieberdelierien etc. erreichen in der Regel keinen besonderen hohen Grad.

Ganz besonders ist zu betonen, daß die Temperaturkurve heutigentags durch die Salizylmedikation beeinflußt ist, so daß man eine reine Kurve kaum noch zu Gesicht bekommt. Manche ältere Autoren, z. B. Friedländer, welche die Salizylpräparate noch nicht anwandten, glaubten, daß die Erkrankung, die Gelenkaffektionen und das Fieber einen bestimmten zyklischen Verlauf nähmen und daß die Gelenke symmetrisch und in bestimmter Reihenfolge befallen werden. Friedländer unterscheidet kürzere Verlaufsformen, welche nur ca. 7 Tage, längere, welche ca. 13 Tage dauern. Außerdem sollen diese Verlaufsformen sich wiederholen, so daß aus einem „monoleptischen" ein „polypeptischer" Verlauf dann resultiert.

Der Puls zeigt gewöhnlich bei dem unkomplizierten akuten Gelenkrheumatismus im Vergleich zu den übrigen Infektionskrankheiten keine Besonderheiten. Er ist entsprechend der Temperatur erhöht, regelmäßig, voll, manchmal — aber lange nicht so häufig als beim Unterleibstyphus — dikrot. Die genaue Beobachtung des Pulses ist insofern auch von der größten Wichtigkeit, als sie uns öfter Herzkomplikationen, welche im Beginne oft keine besonderen sonstigen klinischen Symptome aufweisen, sehr frühe anzeigt. Auch in der Rekonvaleszenz, woselbst die Pulsfrequenz zugleich mit der Temperatur heruntergeht, zeigt ein Nichtsinken des Pulses entweder eine Herzkomplikation oder ein kommendes Rezidiv an.

In gar nicht so seltenen Fällen beobachtet man einen im Vergleich zum Fieber frequenten, hüpfenden Puls, ohne daß eine besondere Beteiligung des Herzens erkennbar ist. Dieser sog. Erregungspuls ist hüpfend (celer), zeigt eine mäßige Spannung und ist vielleicht auf eine gesteigerte Reizbarkeit des Herzmuskels zurückzuführen. Sehr selten findet sich eine deutliche Verlangsamung der Pulsfrequenz.

Besonders charakteristisch für den akuten Gelenkrheumatismus ist eine bisweilen sehr starke Schweißabsonderung, die mehrere Tage lang anhalten, die ganze Zeit oder auch nur die Nacht über zu bestimmten Stunden andauern kann und durch Medikamente nicht bedingt ist. Der Schweiß riecht meist säuerlich und weist auch öfter eine saure, manchmal aber auch eine neutrale Reaktion auf. Als Folge der reichlichen Schweißabsonderung stellt sich bald Trockenheit der Zunge und der Mundschleimhaut, verbunden mit starkem Durstgefühl ein. Mitunter zeigt sich als weitere Folge des Schwitzens ein Miliaria-Ausschlag am Körper, bei fettleibigen Personen auch Ekzeme, Dermatitiden, Intertrigo usw.

Niere.

Urin: Wie bei jeder Infektionskrankheit, bei welcher es zu reichlicher Schweißabsonderung kommt und der Urin hierdurch dunkel gefärbt, hochgestellt und spärlich ist, so ist dies in ausgesprochenem Maße auch bei dem Gelenkrheumatismus der Fall. Die dunkle Farbe ist durch eine Vermehrung der gewöhnlichen Harnfarbstoffe und Urobilin, das hohe spezifische Gewicht (meist über 1020) infolge der verminderten Wasserausscheidung durch die Nieren bedingt. Beim Stehen scheidet sich im Urin ein reichliches, gelblich-rötliches Sediment von harnsauren Salzen und Harnsäurekristallen aus, ohne daß die absolute Harnsäuremenge vermehrt sein muß. Beim Nachlassen des Fiebers schlagen das Verhalten und die Eigenschaften des Urins oft sehr plötzlich ins Gegenteil um, es wird dann ein reichlicher und blasser Urin abgesondert. Die Diazoreaktion ist negativ, die Hämatoporphyrinreaktion öfter ebenfalls.

Albuminurie ist im Verlauf des akuten Gelenkrheumatismus häufiger beobachtet worden: in der Würzburger Klinik bei 210 Fällen in 7,2%; in der Freiburger in 16%; in der Göttinger Klinik in 9%. Man muß also sagen, daß bei diesen Fälle leichte renale Affektionen vorgelegen haben. Nun ist aber von dem Salizyl (s. auch Therapie S. 155) bekannt, daß es ebenfalls toxisch auf die Niere einwirkt. Abelin, See, Sieveking, Fürbringer, Schultze, Bartels, Leube, Quincke, Brouardel, Strümpell, Lüthge, Klieneberger und Oxenius u. a. sahen nach Salizyldarreichung im Urin Eiweiß, Zylinder, auch Erythrozyten und Epithelien etc., also eine Nierenschädigung auftreten, welche von sehr leichter aber auch schwererer Natur gelegentlich war, Tage bis Monate lang anhielt, jedoch auch unter dauerndem Salizylgebrauche ausheilte.

Nach unseren Erfahrungen besteht bei dem akuten Gelenkrheumatismus im Vergleich zu den übrigen Infektionskrankheiten eine leichte Nierenreizung in einem ziemlich hohen Prozentsatze der Erkrankungen. Wir sahen Albuminurie zusammen mit Zylindern (meist hyaliner Beschaffenheit) oder auch beides für sich allein im Urin auftreten. Sehr oft fanden wir, ebenso wie Lüthge, Zylindroide und Kalkoxalatkristalle. Einen deutlichen Zusammenhang zwischen der Dauer der Nierenreizung und der Anzahl der Salizyltage im Sinne Brugschs konnten wir meist nicht wahrnehmen, ebensowenig regelmäßig ein Ausheilen der Salizyl-„Nephritis" bei fortdauerndem Gebrauch des Mittels, wie es Klieneberger und Oxenius sahen.

Wir glauben, daß an dem Zustandekommen der leichten Nierenaffektion bei dem akuten Gelenkrheumatismus außer der Salizylwirkung noch die Krankheit (Toxine) selbst beteiligt ist, da wir Albuminurien und Zylindrurien auch ohne Salizylmedikation konstatieren konnten, und die Stärke dieser Erscheinungen von der Schwere der Krankheit gewöhnlich abhängig war. Jedenfalls sind sie prognostisch ganz ohne Bedeutung.

Auch hat Berardinone neuerdings noch einmal besonders betont, daß die Nierenreizungen bei dem akuten Gelenkrheumatismus wegen ihrer Flüchtigkeit und völligen Ausheilungstendenz nicht auf eine Stufe mit den Nephritiden bei anderen Infektionskrankheiten zu stellen sind, sondern als Erscheinung erklärt werden müssen, welche parallel den Gelenkaffektionen gehen und durch das Krankheitsvirus selbst hervorgerufen werden. Wir (Zeuch) haben bereits im Jahre 1904 eine ähnliche Anschauung ausgesprochen, indem wir den akuten Gelenkrheumatismus nicht zu den Krankheiten (Skarlatina) rechneten, welche eine Nephritis erzeugten, und es nicht für ausgeschlossen hielten, daß die „Toxin-Nephritis" des akuten Gelenkrheumatismus durch das Salizyl günstig beeinflußt wird, während wir die Salizylmedikation bei den übrigen Nephritiden ihrer nierenreizenden Wirkung wegen für kontraindiziert hielten (s. Therapie S. 155).

Blut.

Ob bei dem akuten Gelenkrheumatismus eine stärkere Zerstörung der roten Blutkörperchen durch das krankhafte Agens als bei anderen Infektionskrankheiten statthat, ist noch nicht sicher. Nach Korowiki soll das blasse Aussehen der Patienten während der Krankheit mit einem Angiospasmus der Hautgefäße zusammenhängen. Takeno dagegen (Klinik Heubner) fand bei seinen Untersuchungen eine Verminderung des Hämoglobins und zwar eine um so größere, je schwerer die Erkrankung. Auch Hayem fand, daß bei dem akuten Gelenkrheumatismus die roten Blutkörperchen in beträchtlichem Maße zerstört werden.

Hayem, Garrod, Takeno u. a. fanden eine mehr oder weniger beträchtliche Vermehrung der polynukleären Leukozyten, was von Korowiki bestritten wird. Auch die eosinophilen Blutkörperchen sollen nach Korowiki u. a. in mäßigem Grade vermehrt sein.

Nervensystem.

Krankhafte Erscheinungen von seiten des Zentralnervensystems sind in der Regel selten. Kopfschmerzen, leichte Benommenheit bei höherem Fieber, bei Schmerzen schlechter Schlaf sind meist nur die einzigen Erscheinungen. Nur bei sehr empfindlichen Patienten und Potatoren treten leichte Fieberdelirien auf, zu einem regelrechten Delirium tremens kommt es aber bei den letzteren meist nicht. Ohrensausen, Schwerhörigkeit sind auf Kosten der Salizyldarreichung zu setzen.

Schilddrüse.

Da die Beschwerden, welche von einer leichten, nicht eitrigen Thyreoiditis ausgehen, sehr gering sind, so werden solche nur bei stärkerer Entzündung der Drüse von den Patienten angegeben und beachtet. Es kann aber kein Zweifel bestehen, daß der akute Gelenkrheumatismus neben Scharlach, Pneumonie, Masern, Influenza, Typhus und Malaria zu einer leichten akuten, nicht eitrigen Thyreoiditis gar nicht so selten, wenn sorgfältig darauf geachtet wird, führt. Es sind 3 derartige Fälle von F. de Quervain (1904) zusammengestellt worden, worunter besonders ein Fall von rezidivierendem Gelenkrheumatismus interessant ist, bei welchem zugleich mit den Rezidiven die Erscheinungen einer Thyreoiditis mit Symptomen von Basedowscher Erkrankung auftraten. De Quervain hat noch 2 Fälle von Eulenburg, Mollière, Vulpian, Zouioritch, Charcot und Borlow (letzterer bei Erythema nodosum) mitgeteilt.

Interessant ist auch der Fall von Acchioté, bei dem infolge Röntgenbestrahlung der Schilddrüse eine Atrophie derselben und hierdurch abgesehen von Myxödem schmerzhafte Gelenkschwellungen eintraten, welche aber dann auf Schilddrüsenmedikation wieder verschwanden. Zlocisti, welcher während eines Gelenkrheumatismus eine 10 Tage dauernde Thyreoiditis unter dem klinischen Bild des Basedow mit Schilddrüsenschwellung, Exophthalmus, Tachykardie, Graefe, Möbius, Stellwag, neutrophilen Leukozyten beobachten konnte, hält den französischen Begriff der akuten rheumatischen Thyreoiditis für solche Fälle für berechtigt.

Vincent glaubt, daß in ungefähr zwei Drittel aller Fälle von akutem Gelenkrheumatismus Hyperthyreoidismus eintritt, welcher sich in leichter schmerzhafter Anschwellung der Schilddrüse, Zittern der Hände, Auftreten von akzidentellen Geräuschen am Herzen, Pulsationen am Halse, Schweißen etc. äußert. Meist gehen diese Erscheinungen zugleich mit dem Besserwerden, resp. der Heilung des Gelenkrheumatismus wieder zurück und verschwinden; sie können aber auch dauernde Folgezustände zurücklassen. v. Albertin glaubt, daß das Ausbleiben einer Schilddrüsenhyperplasie im Verlauf eines akuten Gelenkrheumatismus von schlechter prognostischer Vorbedeutung sei und die Krankheit dann tödlich ende oder in ein chronisches Stadium trete.

Sergent publizierte einen Fall von rezidivierender Thyreoiditis bei rezidivierendem Gelenkrheumatismus, woraus im Laufe der Zeit ein regelrechter Basedow sich entwickelte. S. Monriquand und Bouchut sind der Meinung, daß der akute Gelenkrheumatismus die häufigste Ursache der Basedowschen Krankheit sei. S. West beobachtete unter 38 Fällen von Basedowscher Krankheit 8, welche im Anschluß an den akuten Gelenkrheumatismus entstanden, während bei 2 weiteren Fällen nur Schmerzen und Schwellung der Gelenke vorhanden waren. Pribram dagegen konnte unter der großen Zahl der von im beobachteten Basedow-Kranken keinen einzigen finden, der eine Beziehung zum akuten Gelenkrheumatismus erkennen ließ und möchte die Beobachtungen Wests damit erklären, daß sie aus einem Lande stammen, in welchem wohl im Zusammenhange mit den klimatischen Verhältnissen der akute Gelenkrheumatismus viel häufiger ist als in unseren Gegenden.

Bei dem Material unserer Klinik (144 Fälle von Basedowscher Krankheit) fand sich 19 mal = 12% Rheumatismus in der Anamnese und zwar 15 mal =

$10^0/_0$ Gelenkrheumatismus. Wenn nun auch in all diesen Fällen unserer Meinung nach die Basedowsche Erkrankung durch den voraufgegangenen Gelenkrheumatismus und dessen unbekannten Krankheitserreger nicht entstanden ist, so kann aber doch kein Zweifel sein, daß die durch das Krankheitsgift des akuten Gelenkrheumatismus verursachte Thyreoiditis das Bindeglied zwischen akutem Gelenkrheumatismus und überhaupt den akuten Infektionskrankheiten und der Basedowschen Krankheit bilden kann.

Auge.

Recht selten sind rheumatische Erkrankungen des Auges; relativ am häufigsten sieht man noch Iritis und Episkleritis. Nach Knies sind große Schmerzhaftigkeit, das Auftreten eines gerinnenden Exsudates in der vorderen Augenkammer, bisweilen auftretende Blutungen in dieselbe, häufige Rezidive, günstige Beeinflussung durch antirheumatische Mittel für die rheumatische Iritis charakteristisch.

Krückmann hat im Jahre 1907 eingehend das Krankheitsbild der rheumatischen Iritis beschrieben. Nach ihm handelt es sich um eine Oberflächenerkrankung und die wesentlichsten Irisveränderungen spielen sich im und am vorderen Stromablatte, d. h. an der Irisvorderfläche ab. Selten besteht Fieber; ist welches da, so sind gewöhnlich zu gleicher Zeit irgendwelche anderweitige rheumatische Erkrankungen am Körper vorhanden. Ein Zusammenhang der Iritis mit dem Rheumatismus ist häufig schon klinisch erkennbar, insofern manche Patienten bei jedem Rezidiv der rheumatischen Gelenkerkrankungen stets ein Rezidiv ihrer Iritis zeigen. Aber auch ohne Gelenkerkrankungen können rheumatische Iritiden, Rezidive usw. auftreten, häufig ist dann eine Angina oder irgend eine rheumatische Schädlichkeit vorausgegangen.

Bei den akuten Fällen der rheumatischen Iritis ist nach Krückmann eine Gewebsschwellung der Iris nicht vorhanden, es besteht im Anfang nicht selten eine Konjunktivitis leichten Grades, ohne daß im Konjunktivalsekret ein bakterieller Befund erhoben werden kann. Es sind Injektionen von einzelnen radiär verlaufenden Irisgefäßen, ausgesprochene perikorneale Injektionen, Pupillenträgheit und Pupillenverengung und sehr bald lokalisierte und disseminierte Fibrinausscheidungen vorhanden, zu denen sich zarte Präzipitate, feinste Hornhauttrübungen gesellen können. Der Pupillenrand pflegt sich saumartig zu verkleben, gröbere Alterationen des Ziliarkörpers werden klinisch vermißt.

Die Prognose der rheumatischen Iritiden ist gut, sie heilen gewöhnlich selbst bei Gelenkrheumatismen, welche einen chronischen Verlauf nehmen und zu schweren Gelenkveränderungen, Versteifungen usw. führen, ohne größere Residuen zu hinterlassen und sonstige Komplikationen hervorzurufen bei frühzeitiger antirheumatischer und lokaler Behandlung ab. Allerdings besteht eine große Neigung zu Rezidiven. Eine eitrige Iritis, wie sie als rheumatische Form verschiedentlich (Thiry) beschrieben worden ist, ist sicher nicht rheumatischer, sondern pyämischer Natur.

Die rheumatische Natur der Iritis sofort im Anfang der Erkrankung zu erkennen, ist, besonders wenn Gelenkerscheinungen fehlen, manchmal schwer. Die im Verlaufe und in der Rekonvaleszenz von akuten Infektionskrankheiten vorkommenden Iritiden sind durch die Anamnese sofort sichergestellt. Klinisch können allerdings derartige Iritiden denen der rheumatischen Iritis sehr ähnlich sein.

Schwieriger ist die Diagnose schon gegenüber der gonorrhoischen Iritis manchmal zu stellen. Letztere nimmt ebenso wie die rheumatische fast niemals einen eitrigen Charakter an und bleibt wie die rheumatische Form zunächst völlig auf die Irisvorderfläche beschränkt. Im Beginn der gonorrhoischen Iritis kann ein manchmal hypopynähnliches Exsudat, welches bei der rheumatischen Form fast nicht vorhanden ist, die gonorrhoische Natur der Erkrankung kennzeichnen (Krückmann). Auch ist die Entzündung bei der gonorrhoischen Arthritis von Beginn an intensiver und akuter, eine Pupillenverengerung ist die Regel, während die rheumatische Form im Beginn mehr schleichend und mit einer Mydriasis zunächst verläuft. Ein gleichzeitig bestehender Ausfluß aus der Harnröhre wird die ätiologische Diagnose natürlich sofort sicherstellen.

Bei der gichtischen Iritis, welche der rheumatischen Form ebenfalls sehr ähnlich sein kann, steht häufig die konjunktivale und episklerale Hyperämie im Vergleich zu den geringfügigen Irisveränderungen in einem auffallenden Mißverhältnis (Krückmann); auch sieht man bei dieser Form Komplikationen von seiten des Ziliarkörpers, der Aderhaut, es treten glaukomähnliche Anfälle durch das Bestehen einer Iridozyklitis ein, so daß man auch von Gichtanfällen des Auges klinisch sprechen könnte.

Den genannten Iritiden, welche Krückmann als Oberflächeniritiden bezeichnet, stehen solche gegenüber, welche tuberkulöser und luetischer Natur sind und mehr die tieferen Schichten der Iris befallen und herdförmig auftreten. Meist schon durch die Anamnese und die Untersuchung des übrigen Körpers ist die Differentialdiagnose gegenüber der rheumatischen Form zu stellen, nur die tuberkulöse macht hier manchmal Schwierigkeiten.

Trotz der angegebenen Untersuchungsmerkmale der verschiedenen Iritiden, trotz genauer Untersuchung des ganzen Körpers, Erhebung der Anamnese bleiben noch Fälle übrig, bei welchen die Diagnose der rheumatischen Form im Anfang nicht mit absoluter Sicherheit gestellt werden kann. Reagieren solche Kranke auf die antirheumatischen Mittel, so dürfte wohl die Ätiologie sicher sein und manche Forscher (Wessely) glauben, daß bei derartigen Fällen vielleicht durch eine von den meisten Patienten anamnestisch angegebenen Erkältung irgendwelche im Körper latent vorhandene Krankheitserreger mobil gemacht und zu Metastasen in den Gelenken und auch in der Iris führen würden. Eine solche Auffassung wird durch die klinische Beobachtung einer Iritis bei anderen Infektionskrankheiten und auch durch experimentelle Untersuchungen mit wenig virulenten Bakterien usw. nahegelegt.

Außer der Iritis werden in der Literatur noch besonders Skleritis, Episkleritis, Entzündung der Tenonschen Kapsel und Konjunktivitis als in direktem Zusammenhang mit dem akuten Gelenkrheumatismus angeführt (s. Pribram). Sie unterscheiden sich klinisch in nichts von den gleichen Erkrankungen anderer Ätiologie, nur werden sie durch die antirheumatischen Mittel sehr gut beeinflußt, verlaufen meist flüchtiger und sind benigner usw.

Auch eine rheumatische Neuritis optica ist ganz selten in der Literatur zu finden. Über die Ätiologie der Neuritis ist das Nähere auf S. 119 gesagt, dasselbe dürfte auch bei der Neuritis optica Geltung besitzen. Eine sogenannte Keratitis parenchymatosa „rheumatica" dürfte meines Erachtens meist luetischer Natur gewesen sein.

Bei plötzlichen Erblindungen, wie ich sie relativ sehr selten bei dem akuten Gelenkrheumatismus gesehen habe, war stets der Ausgangspunkt eine Endokarditis und Embolie der Arteria retinae. Meist handelt es sich aber bei solchen Fällen um eine Endocarditis ulcerosa und es müssen solche Komplikationen unter die septischen Erkrankungen eingereiht werden.

Sexualorgane.

Einen Einfluß des akuten Gelenkrheumatismus auf die männlichen Sexualorgane habe ich nie gesehen. Die von den Franzosen als Rhumatisme genital bezeichnete Krankheit, bei welcher meist Gelenkerkrankungen auf eine Genitalaffektion gefolgt sind, sind in der Mehrzahl der Fälle sicher gonorrhoischer Natur. Bei Frauen sistiert verschiedentlich die Periode — bei schweren anämischen Patienten sogar längere Zeit. Auch Uterusatrophien (Eisenhart) sowohl primärer als sekundärer Natur, letztere infolge primärer Erkrankung der Ovarien, sind beschrieben worden. In seltenen Fällen habe ich starke Mennorrhagien und auch Metrorrhagien besonders bei Purpura und Erythema nodosum beobachtet, ohne daß es aber zu weiteren Komplikationen gekommen wäre.

Einen besonderen Einfluß des akuten Gelenkrheumatismus auf die Geburt und das Wochenbett habe ich ebenfalls nicht erkennen können, während v. Noorden fand, daß Schwangerschaft und Puerperium den Verlauf des akuten Gelenkrheumatismus manchmal ungünstig beeinflußte. Früh- oder Fehlgeburten kommen bei dem unkomplizierten Gelenkrheumatismus in keiner höheren Prozentzahl als anderweitig meiner Erfahrung nach vor.

Lymphdrüsen.

Auf eine Schwellung und Beteiligung der Lymphdrüsen im Verlauf des akuten Gelenkrheumatismus wird, worauf schon Pribram aufmerksam gemacht hat, wegen der starken Gelenkbeschwerden nicht besonders geachtet. Sie kommt besonders am Halse, häufiger noch ehe die Gelenkbeschwerden zutage treten, gar nicht so selten vor. Erhebliche Lymphdrüsentumoren habe ich in unkomplizierten Fällen nicht gesehen.

Komplikationen.

Sehr häufig, man kann wohl sagen in der Mehrzahl der Fälle von akutem Gelenkrheumatismus stellen sich im Verlaufe der Erkrankung die verschiedensten Komplikationen ein. Während sich nach den bisherigen Ausführungen die Krankheit nur in den Gelenken unter Auftreten von Fieber abspielt, kann sich in einer Reihe von Fällen die rheumatische Noxe auch andersartig lokalisieren und zu einer Entzündung dieser Teile und Gewebe führen. Es würden demnach solche Entzündungsprozesse ätiologisch denjenigen der Gelenke gleichzustellen sein.

Da nun aber diese Krankheitsprozesse die Eigentümlichkeit haben, nicht so rasch wie die Gelenkaffektionen zu verschwinden und häufig zu dauernden Schädigungen und Veränderungen des Gewebes und Organe führen, so ändert sich völlig das Krankheitsbild, insofern die ursprünglichen Gelenkerkrankungen unter Umständen völlig verschwinden kann und nun die Komplikationen allein noch vorhanden sind.

Herz.

Am häufigsten treten Komplikationen von seiten des Herzens auf, weshalb auch Wells im Anfang des vorigen Jahrhunderts die Bezeichnung „Rheumatismus des Herzens“ prägte. Und zwar handelt es sich dabei um Erkrankungen des Endokards, des Myokards und des Herzbeutels. A. Schmidt fand in Göttingen bei 138 Fällen von akutem Gelenkrheumatismus 97 mal eine Herzerkrankung, Dulberg bei 210 Fällen 127 mal, Pribram bei 677 Fällen der Prager Klinik 231 mal. Gefürchtet sind die Herzkomplikationen, weil sie verhältnismäßig oft Schädigungen des Herzens hervorrufen, die für die Patienten dauernd bleiben.

Bouillaud versuchte schon durch genaue auskultatorische Untersuchungen des Herzens beim akuten Gelenkrheumatismus die Beziehungen zwischen diesem und den Herzaffektionen festzustellen. So fand er unter 74 schweren Fällen 64 mal Herzkomplikationen. Diese Zahl muß wohl als eine zu hohe angesehen werden, weil Bouillaud bei seinen Untersuchungen jedes erscheinende systolische Geräusch in der Herzgegend als einen Herzfehler deutet. Bouillaud hat demnach hier auch die akzidentellen Geräusche (febrile, anämische) mitgerechnet, welche beim akuten Gelenkrheumatismus am Herzen auftreten und rasch vorübergehen können, ohne daß ein Klappenfehler vorhanden ist.

Endokarditis.

Zuerst sei hier die Häufigkeit des Vorkommens von Endokarditis, das Verhältnis bei unseren Gelenkrheumatismuskranken in den Jahren 1900—1905 verzeichnet:

Jahr	Rheumatismus-kranke	Endokarditis	%
1900	225	86	38,2
1901	356	72	21,4
1902	313	84	26,8
1903	387	115	29,7
1904	390	155	39,7
Summe:	1651	512	31,2

Unter weiteren 911 Rheumatismuskranken (1905—1908) wurde von uns 318 mal = 34,79% eine komplizierende Herzaffektion beobachtet. Diese Zahl entspricht fast genau der Zahl, die Pribram in der Prager Klinik fand. Unter 677 Rheumatismuserkrankungen fand Pribram nämlich 231 = 34,27% mit Herzerkrankungen komplizierte, während in Göttingen bei einem Krankenmaterial von 138 Patienten 73 mal, d. h. etwas mehr als 50% der Fälle Herzkomplikationen beobachtet wurden.

Vielleicht ist auch unsere Zahl von 31,2% und 34,79% noch etwas zu hoch, da wir die Möglichkeit nicht ausschließen können, daß einzelne der betreffenden Patienten bereits mehr oder minder lange Zeit vorher eine Herzaffektion leichten Grades hatten, die bis dahin nicht konstatiert, sondern erst nach dem Befallenwerden durch den akuten Gelenkrheumatismus zur Beobachtung kam, bzw. diagnostiziert wurde.

Singer glaubt, daß die Prozentzahl der Erkrankungen des Herzens bei dem Gelenkrheumatismus eine weit höhere ist, als allgemein angenommen wird. Er fand eine Beteiligung des Herzens bei dem Gelenkrheumatismus in 72% der Fälle und meint, daß auch diese Zahl eine zu niedrige sein muß, weil manche Endokarditiden symptomlos verlaufen und der Diagnose sich leicht entziehen können.

Hueter nimmt an, da die Endokarditis schon vor dem Beginne der Gelenkentzündung vorhanden gewesen sein kann, wenn sie auch später erst erkannt wird, und daß sie ebenso in Fällen, welche scheinbar ganz ohne Endokarditis verlaufen, bestehe, ohne ihr Dasein zu verraten. Nach seiner Anschauung wird in jedem einzelnen Falle von Gelenkrheumatismus eine Endokarditis auch primär entstehen können, während die Gelenkerscheinungen dann erst sekundär sich hinzugesellen.

In der Tat kommt beim akuten Gelenkrheumatismus eine primäre Endokarditis, also eine solche vor den Gelenkerscheinungen, vor. Trousseau hat schon im Jahre 1864 3 Fälle beobachtet, in welchen die Endokarditis bereits vor dem Beginne der Gelenkentzündung in Erscheinung getreten war.

Es ist als eine sichere Tatsache zu betrachten, daß schließlich in jedem Falle von akutem Gelenkrheumatismus eine akute Endokarditis auftreten kann. Ihre Entstehung ist unabhängig von der Schwere der Gelenkaffektion, da eine Endokarditis auch in den schwersten Fällen des akuten Gelenkrheumatismus ausbleiben kann.

Der Zeitpunkt des Auftretens der Herzaffektion im klinischen Krankheitsbilde ist ganz verschieden. Mitunter machen sich die Erscheinungen der Herzstörung gleich zu Beginn der Erkrankung bemerkbar, oft aber erst in einem späteren Stadium; nach Ablauf von mehreren Wochen ist ihr Auftreten selten. Am häufigsten beginnt die Endokarditis in der ersten Woche, wobei vielfach bei dem Kranken anfangs gar keine subjektiven Beschwerden bestehen, während bei der Untersuchung bereits Klappengeräusche am Herzen hörbar sind.

Es gibt auch Fälle, wo trotz bereits bestehender Endokarditis keinerlei deutliche Geräusche gefunden werden. Oft bemerkt der Patient dann aber Herzklopfen, Atembeklemmungen und Schmerzen in der Herzgegend. Mitunter weist auch ein plötzliches Ansteigen der Temperatur, vielleicht ohne weitere Gelenkbeteiligung, ebenso eine Steigerung der Pulsfrequenz, Kleinerwerden des Pulses, unregelmäßige Herzaktion, Vergrößerung der Herzdämpfung usw. auf entzündliche Vorgänge am Endokard hin.

In sehr seltenen Fällen wird der Eintritt des Exitus letalis im akuten Stadium der Endokarditis beobachtet. Unter den vorhin zitierten 2562 Rheumatismuskranken ist dies nur 4mal vorgekommen. Zwei von diesen starben an Herzschwäche, einer an Lobärpneumonie und einer an Lungeninfarkten. Auszugsweise lasse ich hier die Krankengeschichte des letzten Falles folgen:

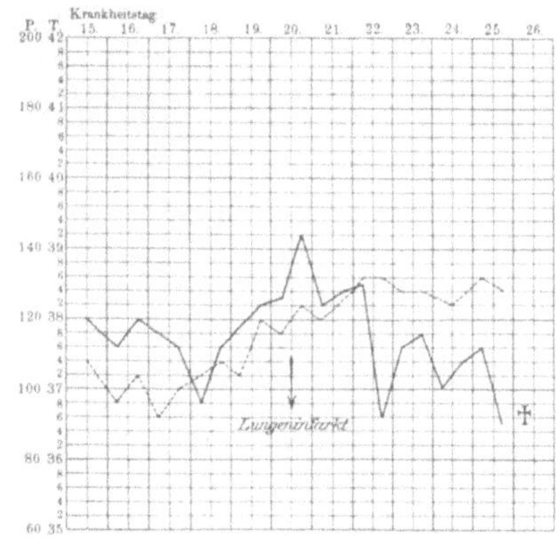

Abb. 1. Polyarthritis rheumatica, kompliziert mit Endocarditis mitralis, Lungeninfarkt. Exitus letalis.

Es handelte sich um einen 30jährigen Dr. Max M., welcher mit der Diagnose Polyarthritis rheumatica am 6. I. ins Krankenhaus aufgenommen wurde.

Seit 14 Tagen klagt der Patient über Gelenkschwellungen, Herzklopfen und Atemnot. Status praesens: korpulenter, kurzatmiger, leicht schwitzender Patient.

Herzdämpfung nach beiden Seiten verbreitert. Systolisches Geräusch an der Herzbasis. Puls klein.

Über beiden Lungen sind Rasselgeräusche besonders unten hörbar (Hypostase).

Der Patient ist in den Händen und Beinen unbeweglich: sämtliche Gelenke sind geschwollen und schmerzhaft. (Ordination: Antipyrin, Digitalis.)

Nach 3 Tagen: Wegen beträchtlicher Atemnot und Unruhe Kampfer und Morphium.

Nach weiteren 2 Tagen steigt die Temperatur unter Auftreten von reichlichem Blut im Sputum, zu gleicher Zeit erscheint rechts hinten unten auf der Brust klingendes Rasseln und pleuritisches Reiben.

Drei Tage später: andauerndes Blutspucken, starke Atemnot. Pulsus minimus. Exitus.

Die folgende Tabelle zeigt das Verhältnis der einfachen und kombinierten Klappenfehler zu der Gesamtzahl der aufgetretenen Endokarditiden bei unseren Patienten für die Jahre 1900—1905.

Jahr	Gesamtzahl der Endokarditiden	Endokarditis et Ins. valv. mitralis	%	Stenosis valv. mitralis	%	Ins. + Stenosis valv. mitralis	%	Ins. valv. mitralis et Aortae	%	Ins. valv. mitralis + Ins. et Stenosis valv. Aortae	%	Endokartitis et Ins. valv. Aortae	%
1900	86	72	83,7	1	1,2	5	5,8	5	5,8	1	1,2	2	2,3
1901	72	67	93,0	—	—	3	4,2	1	1,4	—	—	1	1,4
1902	84	72	85,6	—	—	4	4,8	5	6,0	—	—	3	3.6
1903	115	102	88,7	—	—	4	3,5	7	6,1	—	—	2	1,7
1904	155	137	88,4	—	—	15	9,7	—	—	—	—	3	1,9
Summe:	512	440	85,9	1	0,2	31	6,1	18	3,5	1	0,2	11	2,1

Bei den vorhin erwähnten 318 Fällen verteilen sich die einzelnen Herzfehler in folgender Weise:

Mitralinsuffizienz	242 mal
Mitralinsuffizienz und Stenose	15 mal
Aorteninsuffizienz	9 mal
Mitral- und Aorteninsuffizienz	21 mal
Mitralinsuffizienz und Stenose mit Aorteninsuffizienz	4 mal
Mitral-, Aorten- und Trikuspidalinsuffizienz	1 mal
Perikarditis (meist komb. mit Endokarditis)	26 mal.

Wie aus diesen Tabellen hervorgeht, ist die häufigste Lokalisation der Endokarditis die Mitralklappe und der häufigste Herzfehler die Mitralinsuffizienz. Sie macht sich in einem blasenden systolischen Geräusch an der Herzspitze bemerkbar, bei dem man freilich zunächst, wenn es leise und weich ist, oft im Zweifel sein kann, ob es akzidentell oder durch organische Veränderungen bedingt ist.

Für eine entzündliche Endokarditis werden zuerst die subjektiven Erscheinungen, ferner der Fieberanstieg und Veränderungen des Pulses (Tachykardie, Irregularität etc.) sprechen. Absolut beweisend ist dann eine Verbreiterung des Herzens nach links, später auch rechts, eine Verstärkung des zweiten Pulmonaltones, fühlbare Herzpalpitationen, verstärkter hebender und verbreiterter Spitzenstoß, lautes, rauhes Geräusch etc. Oft beobachtet man allerdings die genannten Erscheinungen erst in der Rekonvaleszenz, wenn der Patient aufzustehen und sich wieder zu bewegen beginnt.

Zu beachten ist dabei, daß eine Verbreiterung des Herzstoßes und eine scheinbar vergrößerte absolute Herzdämpfung nicht unbedingt stets durch eine Vergrößerung des Herzens hervorgerufen ist, sondern auch eine Folge einer ebenfalls bei anderen fieberhaften Krankheiten vorkommenden Retraktion der vorderen Lungenränder sein kann.

Nicht immer kommt es jedoch zur Ausbildung einer Mitralinsuffizienz; die Endokarditis kann, wie schon beobachtet worden, zur Ausheilung kommen. Es kann aber auch sein, daß eine anscheinend geheilte Endokarditis erst in späterer Zeit subjektive Erscheinungen macht, wobei dann erst bei der Untersuchung ein chronischer Klappenfehler vielfach nachgewiesen wird.

Außer der Insuffizienz kann es auch schon allein durch Verdickung, dann aber ganz besonders durch Verwachsung und narbige Schrumpfung an der Klappe zu einer Stenose der Mitralis kommen. Ist eine Stenose vorhanden, so wird sie in der Mehrzahl der Fälle mit einer Insuffizienz kombiniert sein und, da die Schrumpfungsprozesse erst allmählich während des Verlaufs der Endokarditis eintreten, so wird die Stenose sehr häufig erst später klinisch in Erscheinung treten. Charakterisiert ist sie durch eine Vergrößerung des Herzens nach rechts und links oben, durch einen paukenden 1. Ton an der Herzspitze, diastolisches Geräusch daselbst und akzentuierten 2. Pulmonalton.

Der Verlauf der Endokarditis gestaltet sich sehr wechselnd. Bei zweckmäßigem Verhalten des Patienten wird die Dilatation in einiger Zeit geringer; die Verbreiterung des Herzens nach links und rechts kann bei bloßer Mitralendokarditis und besonders bei der Mitralstenose oft sehr gering sein. Die Geräusche mit einer Akzentuation des zweiten Pulmonaltones bleiben aber dauernd bestehen, das diastolische Geräusch bei der Mitralstenose ist allerdings sehr oft nicht deutlich zu hören.

Infolge der Klappenaffektion kommt es zu einer Hypertrophie des linken Vorhofs, der rechten Kammer und bei der Mitralinsuffizienz auch der linken Kammer mit nachfolgender Dilatation der letzteren und des linken Vorhofs. Die Dilatation kann durch frühzeitig begonnene körperliche Bewegung und durch Rezidive des Gelenkrheumatismus sehr früh schon beträchtlich zunehmen.

Erscheinungen von Herzschwäche im kleinen wie im großen Kreislaufe stellen sich ein. In den erweiterten Herzabschnitten entstehen dann mitunter Thromben, welche losgerissen, fortgeschwemmt und tödliche Embolien im Gehirn und in den Lungen zu verursachen vermögen. Aber auch die endokarditischen Auflagerungen allein können hierzu Veranlassung geben und namentlich bei der Mitralstenose tritt klinisch manchmal zuerst die Embolie und später erst der Herzfehler in Erscheinung.

Zum Glück gehören im akuten Stadium der Endokarditis solche Embolien zu den seltensten Erscheinungen; erst im fortgeschrittenen Stadium, bei starker Schädigung auch des Herzmuskels treten embolische Prozesse von seiten der sogenannten marantischen Thromben auf.

Etwas günstiger ist der Krankheitsverlauf der Aortenendikarditis. Ich habe im akuten Stadium der Krankheit nur eine relativ geringe Anzahl schwerer Fälle in der Klinik beobachtet. Die Patienten mit einer Aorteninsuffizienz unterscheiden sich meist sofort schon von den an Mitralfehlern leidenden Kranken, daß sie nicht die deutliche zyanotische Färbung der Haut wie die schweren Mitralfehlerkranken, sondern eine normale oder oft eine blasse Farbe mit roten Wangen aufweisen, neben welcher die Zyanose nur schwer erkennbar ist.

Die Aorteninsuffizienz macht sich durch das Auftreten eines langgezogenen blasenden, mehr hellen und gießenden diastolischen Geräusches, welches im Gegensatz zu dem systolischen Geräusch der Mitralinsuffizienz im Stehen besser als im Liegen hörbar ist, bemerkbar. Der Ort, an welchem das Geräusch am leichtesten gehört wird, liegt gewöhnlich über dem Sternum in der Höhe des 3. Rippenknorpels oder etwas unterhalb dieses Punktes.

Am meisten charakteristisch für die Aorteninsuffizienz ist der Pulsus celer, das rasche Abfallen der Pulswelle, dem ein rasches Steigen derselben folgt. Bedingt wird das Abfallen des Pulses durch das Zurückfließen des Blutes aus der

Aorta in die linke Kammer während der Diastole, das schnelle Ansteigen durch das rasche Einfließen des Blutes in die Aorta in der folgenden Systole. Neben dem Pulsus celer besteht auch gewöhnlich ein Pulsus magnus, da das Plus am Blut, welches bei jeder Diastole in den linken erweiterten und hypertrophischen Ventrikel aus der Aorta zurückströmt, während der nächsten Systole immer wieder in die Aorta hereingeworfen wird.

Auch stenokardische Anfälle sind bei Fällen von Aorteninsuffizienz vereinzelt beobachtet worden. Wiesel hat bei einem derartigen Patienten anatomisch neben einer frischen Endokarditis der Aortenklappen endokarditische verruköse Exkreszenzen an den Ostien beider Koronararterien, wodurch das Lumen dieser Gefäße stenotisch wurde, gefunden. Wiesel glaubt, daß man zweifellos derartige akute Endarteriitiden der Koronararterien für das Zustandekommen solcher stenokarditischen Anfälle verantwortlich machen kann.

Eine Aortenstenose, entstanden durch eine verruköse Endokarditis nach Gelenkrheumatismus, gehört zu den größten Seltenheiten; meist entwickelt sie sich auf arteriosklerotischer oder luetischer Basis. Sie ist sofort durch ein lautes systolisches Geräusch an der Herzbasis, das sich weit nach oben nach den Karotiden zu fortpflanzt, durch die Hypertrophie des linken Ventrikels, den hebenden Spitzenstoß, den Pulsus tardus usw. erkennbar. Die Prognose des Herzfehlers ist viel schlechter als bei der Aorteninsuffizienz und Mitralinsuffizienz, besser aber als bei der Mitralstenose.

Pathologisch-anatomisch handelt es sich bei der im Verlaufe des akuten Gelenkrheumatismus auftretenden Endokarditis um die sogenannte verruköse Form. Man findet graurötliche Auflagerungen, die auf den Klappen, namentlich auf den freien Schließungsrändern sitzen und hierdurch in leichten Fällen nur einen feinen Saum warzenähnlicher Exkreszenzen, bei stärkerer Ausbildung blumenkohlähnliche Erhebungen darstellen.

Ihre Bildung beginnt nach den Untersuchungen von Königer mit einer zirkumskripten Nekrose des Endothels. Dazu gesellen sich weitere Veränderungen. Das Epithel beginnt zu wuchern. Auch das Bindegewebe kann sich mehr oder weniger an der Nekrobiose beteiligen. Es kommt in seinen Maschen zu einer homogenen Ausscheidung, welche eine strukturlose Masse darstellt und dadurch zustande kommt, daß aus dem Gewebsaft der Klappen eine gerinnende Flüssigkeit ausgeschieden wird, die mit dem nekrotischen Material verschmilzt. Auch eine leukozytäre Infiltration in der Umgebung der nekrotischen Partien stellt sich ein. Bei der Zunahme der homogenen Masse an Umfang, d. h. bei der Erhöhung ihrer Oberfläche, lagern sich Blutplättchen und Fibrin aus dem vorbeiströmenden Blut auf diese veränderten Stellen der endokarditischen Oberfläche ab und verschmelzen mit dem nekrotischen Material, wobei jedoch die Hauptmasse der Erhebung von den Thromben gebildet wird, welche leicht sich loslösen und dann zu Embolien Veranlassung geben können.

Im weiteren Verlaufe beginnt das Nachbargewebe zu wuchern. Neue thrombotische Massen lagern sich nieder, und so resultiert aus der anfangs äußerst flachen Vorwölbung oder Auflagerung eine Verdickung der Klappe mit festen Exkreszenzen, welche von der Haftstelle der Thromben aus immer größere Abschnitte der Klappen ergreifen können. In das neugebildete Klappengewebe wachsen reichliche Gefäße hinein, so daß das Endokard alsdann ganz undurchsichtig wird. Die mit endokarditischen Effloreszenzen bedeckten Klappenflächen können miteinander verkleben und durch Einwachsen von Bindegewebe wird die Verklebung fest und unlöslich. Weiterhin kommt es sehr bald zu Schrumpfungsprozessen an dem neugebildeten Bindegewebe, was Stenosen an den Ostien im Gefolge haben kann.

An den alten, verdickten Klappen spielen sich bei Rezidiven des akuten Gelenkrheumatismus mit Vorliebe wieder frische Prozesse ab. Auf den schwieligen Verdickungen kommt es zur Nekrose, zur mäßigen Entwicklung eines homogenisierten Gewebes und dadurch zur Entstehung von neuen Effloreszenzen usw.

Von der septischen Endokarditis unterscheidet sich die rheumatische nach Königer anatomisch durch die geringere Ausprägung des nekrotischen Charakters, durch das gänzliche Fehlen hyaliner Nekrosen und durch die gesetzmäßige, frühzeitig eintretende Homogenisierung des ganzen nekrotischen Gewebes, vor allem aber durch die weniger ausgebreiteten und tiefgreifenden Nekrosen.

Charakteristisch für die rheumatische Endokarditis ist die Multiplizität der Herde, die sich, wie aus der mikroskopischen Untersuchung ersichtlich ist, über das ganze Endokard, nicht etwa nur auf die Schließungslinien erstrecken. An den Schließungsrändern der Klappen führt der Prozeß nur deshalb häufiger zur Ausbildung von Effloreszenzen, weil hier offenbar die Reibung der Klappen ihre Entstehung begünstigt.

Von anderen verrukösen Formen der Endokarditis unterscheidet sich die rheumatische Endokarditis durch die Nekrose des subendothelialen Gewebes, während sie bei den übrigen gutartigen Endokarditiden fehlen kann. Königer sagt, daß sich die rheumatische Endokarditis durch die histologischen Eigenschaften ziemlich scharf von den übrigen Endokarditisformen abgrenzen läßt. Es muß jedoch zugegeben werden, daß die Differenzen gegenüber der Endocarditis simplex wohl nur gradueller Natur sind; man kann also die Endocarditis rheumatica als eine besonders schwere Form der Endocarditis simplex bezeichnen.

Die Auffassung, daß der akute Gelenkrheumatismus eine allgemeine Infektionskrankheit mit unbekanntem Erreger ist, macht uns den Zusammenhang der Gelenkaffektion mit der Endokarditis verständlicher. Sie beide würden danach durch die im Blute zierkulierenden, uns nicht bekannten Mikroorganismen, welche sowohl die Gelenkerkrankungen, als auch die Veränderungen am Endokard hervorrufen, verursacht werden.

Allerdings haben zahlreiche Forscher am Endokard, wie oben bereits mitgeteilt, Mikroorganismen gefunden. Leube meint, daß die gewöhnliche rheumatische Endokarditis die Folge einer sekundären Infektion sei. Durch die chemische Giftwirkung des rheumatischen Virus soll das Endokard zur Aufnahme von sekundären Mikroorganismen disponiert werden. Da nun aber bei der rheumatischen Endokarditis dieselben Mikroorganismen gefunden worden sind, wie bei der septisch-pyämischen und die Fälle von rheumatischer Endokarditis gewöhnlich nicht in eine Sepsis übergehen, so hat Leube die Hypothese aufgestellt, daß der rheumatische Giftstoff zwar das Haften der Bakterien erleichtere, zugleich aber auch die Eigenschaft besäße, die reaktive Entzündung gegen die in das Endokard eingewanderten Bakterien zu befördern.

Unserer Meinung jedoch ist es der ganzen Sachlage nach viel wahrscheinlicher, daß das Virus des akuten Gelenkrheumatismus sowohl der Erreger der Gelenkaffektion wie auch der Endokarditis ist.

Myokarditis.

Auch der Herzmuskel wird im Verlaufe des akuten Gelenkrheumatismus in Mitleidenschaft gezogen. Dies gibt sich dadurch kund, daß eine Irregularität, ein Kleinerwerden des Pulses mit und ohne Herzgeräusche neben einer Vergrößerung der Herzdämpfung auftritt.

Selten allerdings wird das Myokard allein befallen, sondern es ist in der Mehrzahl der Fälle daneben eine Endokarditis vorhanden, weshalb Krehl und Romberg von einer Pankarditis sprechen.

Aber auch ohne diese Komplikationen haben wir in manchen Fällen das Auftreten einer Myokarditis schon früh nach dem Ausbruch der Gelenkerkrankung beobachtet. Der Krankheitsverlauf der isolierten rheumatischen Myokarditiden ist immer ein günstiger, selten entsteht aus der akuten Entzündung eine chronische; sie nimmt nur dann einen schweren Verlauf, wenn sie mit anderen Herzerkrankungen kombiniert ist. In solchen Fällen aber stellt die Myokarditis den wesentlichsten Teil der Krankheit dar und trübt die Prognose wesentlich.

Auch die Herzdilatationen, wie sie von Lees und Poynton beim akuten Gelenkrheumatismus beschrieben worden sind, dürften durch eine Myokardschädigung infolge der rheumatischen Noxe zu erklären sein.

Nach Aschoff und Tawara bilden sich im Herzen von Rheumatikern Knötchen, welche für den Rheumatismus spezifisch sind. Diese Herde bestehen aus zusammengelagerten rundlichen und ovalen meist einkernigen, reichlich basophiles Protoplasma enthaltenden Zellen (lymphozytoiden Elementen); sie sitzen im subendokardialen Gewebe (im perivaskulären Bindegewebe und in den intramuskulären Septen) in der nächsten Nähe der Gefäße, wobei das Reizleitungssystem wahrscheinlich geschädigt wird. Sie finden sich nicht regelmäßig in allen Fällen von Glenkrheumatismus, kommen nur bei dem akuten Gelenkrheumatismus und bei keiner anderen Infektionskrankheit vor und sind für ihn charakteristisch, was auch von Nachuntersuchern (Brascht und Wächter, E. Fränkel) bestätigt worden ist. Außerdem finden sich besonders an der Atrio-ventrikulargrenze Infiltrationen, eine mäßige Periarteriitis sowie hyaline Thrombosen kleiner Arterien.

Auch das Reizleitungssystem ist nach Aschoff und Tawara entzündlich verändert. Und da auch geringfügige Myokardveränderungen eine Unregelmäßigkeit der Herzaktion und Herzschwäche erzeugen können, so ist wohl die letztere in solchen Fällen weniger durch die anatomische Veränderung des Myokards als durch die Veränderung des Reizleitungssystems hervorgerufen, so daß also nach Aschoff und Tawara die klinischen Symptome der Herzmuskelschwäche mehr auf Prozesse beruhen, welche außerhalb des eigentlichen Herzmuskels gelegen sind.

Seröse Häute.

Seitdem Pitcairn 1788 auf den Zusammenhang von akutem Gelenkrheumatismus und Perikarditis hingewiesen, und nach den grundlegenden Arbeiten von Bouillaud über die Beziehungen der rheumatischen Erkrankung der Gelenke und der Endo- und Perikarditis, hat man den Erkrankungen der serösen Häute, neben der Perikarditis, der Pleuritis und auch der Peritonitis und Meningitis als Komplikationen des akuten Gelenkrheumatismus vermehrte Aufmerksamkeit zugewandt. In den letzten Dezennien hat sich dann mehr und mehr die Auffassung Bahn gebrochen, daß die Erkrankungen der serösen Häute streng genommen eigentlich nicht als Komplikationen der Gelenkerkrankung, sondern als wesentlicher Bestandteil der rheumatischen Gesamterkrankung aufzufassen sind. Dieselbe Noxe, welche die Entzündung der Gelenke und des Endokards hervorruft, ist auch die Ursache der Serositis. In den meisten Exsudaten, welche von einer rheumatischen Erkrankung der Pleura und des Perikards herstammen, sind überhaupt keine Mikroorganismen gefunden worden, so von Kracht, Ehrlich, Fränkel, Aschoff, Fiedler, Mosler und anderen mehr,

Singer selber hat in früheren Jahren 7 Fälle von Pleurititis rheumat. untersucht, deren Exsudat serös, zellarm und bakterienfrei war. Später, auf dem Kongreß für innere Medizin 1901 berichtet er dann von einem Fall, bei welchem sich aus dem Exsudat des Peritoneums, der Pleura, des Perikards Streptokokken züchten ließen.

Andererseits sind die verschiedensten Mikroorganismen als pathognomonisch für die seröse Entzündung angesprochen worden. So züchtete A. Wilson post mortem einen kurzen Bazillus aus der Perikardialflüssigkeit; ebenso Achalme einen eigentümlichen, dem Milzbrandbazillus ähnlichen zarten Bazillus, der anaerob wuchs. Streptokokken sind gefunden worden von Singer im Exsudat und in den perikarditischen Auflagerungen, ferner von Sahli, Poynton, Paine. Letztere riefen dann mit ihren Kulturen beim Tier multiple Gelenkentzündungen hervor.

Im Pleuraexsudat ist von Achalme und anderen der schon oben erwähnte Bazillus gefunden, dann Streptokokken von Goldscheider, Gilbert und Lion; Staphylokokken haben Jakowski, Goldscheider züchten können.

Unter unseren eigenen Untersuchungen waren fast sämtliche negativ. Einmal wurden bei einem 12jährigen Mädchen im Perikardialexsudat Streptokokken gefunden. In einem anderen Fall wurden post mortem bei einem 16jährigen Patienten, bei dem eine Pneumonie hinzugetreten war, im Pleuraexsudat reichlich typische Pneumokokken, in den endokarditischen Auflagerungen Diplokokken, die teilweise Ähnlichkeit mit Pneumokokken hatten, teilweise aber viel kürzer waren, gefunden. Kulturen von steril entnommenem Herzblut ergaben massenhaft Kolonien von Diplokokken. Bei dem letzten Kranken handelt es sich aber sicherlich um eine Pneumokokkensepsis entweder primärer oder sekundärer Natur und im 1. Falle um eine Streptokokkensepsis.

Unserer Ansicht nach sind wie oben bereits erwähnt, die Entzündungen der serösen Häute durch dieselbe Krankheitsursache wie der akute Gelenkrheumatismus verursacht, zumal da wir unter anderem eine ganze Reihe von Fällen beobachten konnten, bei denen gleich im Anfang eine Perikarditis oder Pleuritis oder auch beides zu gleicher Zeit auftrat, und erst dann später die Gelenkaffektionen sich hinzugesellte.

Über die Häufigkeit der serösen Erkrankungen bei dem typischen akuten Gelenkrheumatismus gehen die Angaben in der Literatur außerordentlich auseinander.

Die Mitbeteiligung des Perikards wird von Williams in 70%, von Omerod in 38%, von Schrötter in 30%, ebenso Bamberger nach einer Literaturzusammenstellung, nach eigenen Erfahrungen in 14%, Lebert 20,7%, Mosler 10,7%, Zinn 10%, Harras in 7% der Fälle angenommen. Am nächsten kommen unseren Beobachtungen die Angaben von Pribram mit 5,2% und Eichhorst mit 3%.

Bezüglich der Pleuritis fand Mosler eine Beteiligung von 14,7%, Lebert von 10%, Pribram von 3,0%; die sonstigen Angaben aus der Literatur schwanken zwischen 1,98% und 6,51%.

Meningitis und Peritonitis sind nur von Lebert, Mosler, Singer einige wenige Fälle in der Literatur erwähnt.

Die so auffallenden Differenzen zwischen den Zahlen mögen sich, abgesehen von der Verschiedenheit des Materials und anderem daraus erklären, daß ein Teil der Autoren ihre Zahlen nach rein klinischen Erfahrungen zusammengestellt haben, während andere ihre Ergebnisse teilweise auf autoptische Befunde gründen. Durch eine genaue anatomische Untersuchung wird manche entzündliche Veränderung an den serösen Häuten festgestellt werden können, die klinisch nicht die geringste Erscheinung bot.

Sehr häufig findet sich Perikarditis und Pleuritis gemeinsam vor, worauf schon Durosiez hinweist, der die beiden Affektionen als „Perikardopleuritis" bezeichnet, während in neuerer Zeit mehrfach die Bezeichnung Polyserositis rheumatica acuta Anwendung findet.

Unter 3620 Kranken, welche an akutem Gelenkrheumatismus litten, haben wir in 140 Fällen Erkrankungen der serösen Häute beobachtet, was einem Prozentsatz von 3,9 entspricht; dabei war das Perikard 115 mal, das ist in 3,2% aller Gelenkrheumatismusfälle, die Pleura 88 mal, also zu 2,4% beteiligt. Daneben wurde einmal Meningitis und einmal Peritonitis intra vitam festgestellt, einmal fand sich eine Peritonitis serofibrinosa bei der Sektion. Diesen Angaben soll kein allzu großer Wert beigemessen werden, da, wie bereits betont, zweifellos geringfügige Erkrankungen dem klinischen Nachweis entgehen können.

Bei den gesamten 140 Fällen war 103 mal das Endokard befallen. Und zwar wurde die Endokarditis beobachtet:

44 mal mit Perikarditis und Pleuritis,
42 mal mit Perikarditis,
17 mal mit Pleuritis, ohne daß klinisch eine Perikarditis in Erscheinung getreten wäre.

20 mal erkrankten Perikard und Pleura gemeinsam ohne weitere Komplikation und 8 mal Herzbeutel und ebenso oft das Rippenfell allein neben den Gelenken.

Warum nun in dem einen Fall von akutem Gelenkrheumatismus die serösen Häute miterkranken und in so vielen anderen nicht ergriffen werden, ist nicht mit Sicherheit zu sagen. Wie schon oben erwähnt, mögen da örtliche, klimatische Verhältnisse, Rasse, Konstitution und Lebensweise des einzelnen mitspielen. Es ist von verschiedenen Beobachtern festgestellt worden, daß das Auftreten besonders auch der Perikarditis in einzelnen Zeitabschnitten großen Schwankungen unterworfen ist. So gibt Pribram eine Zusammenstellung von Lange-Kopenhagen an, nach welcher Schwankungen von 7,1%—23,2% in dem Auftreten von Pleuritis und Perikarditis innerhalb von 16 Jahren am selben Orte vorgekommen sind. Auch Taylor und Church machen ähnliche Angaben. Es ist dies auch weiterhin nicht auffallend, da Unterschiede in der Malignität des Auftretens bei anderen Infektionskrankheiten sowohl in einer wie in verschiedenen Epidemien vorkommen, ohne daß wir den Grund hierfür anzugeben wüßten.

Im allgemeinen scheint nach den Angaben der Literatur nach der Ansicht von Pribram, auch von Bäumler die Häufigkeit der Perikarditis in den letzten Dezennien zurückgegangen zu sein, was zum Teil vielleicht auf Kosten der Salizylbehandlung zu setzen ist. Im gewissen Gegensatz dazu stehen allerdings die Angaben von Mosler.

Von Bedeutung für das Auftreten der Serositis ist aber das Alter des Patienten. Wie schon der akute Gelenkrheumatismus mehr Leute in jüngeren Jahren befällt, so gilt dies in ganz besonderem Maße von der Erkrankung der serösen Häute. Huchard, Bouillaud sahen im kindlichen Alter ganz besonders das Perikard bei dem akuten Gelenkrheumatismus in Mitleidenschaft gezogen und ähnlich äußern sich hierüber Baginski und Lachmannski, welch letzterer in der Kinderklinik bei dem akuten Gelenkrheumatismus in 19,1% der Fälle eine Perikarditis fand. Fuller gibt nach Pribram die Beteiligung des Perikards der verschiedenen Altersklassen in einer Statistik, die gleichzeitig mit den Erfahrungen der Leipziger medizinischen Klinik hier angeführt sei:

Alter	Fuller %	Leipziger med. Klinik Zahl der Fälle	%
unter 10 Jahren	—	1	0,71
10—15 „	36,36	14	10,00
16—20 „	18,29	49	35,00
21—25 „	9,78	29	20,71
26—30 „	6,31	21	15,00
31—35 „	5,00	11	7,58
36—40 „	3,57	5	3,51
41—50 „	6,66	4	2,85
über 50 Jahre		6	4,28

Die Werte sind nicht direkt zu vergleichen, da in der Leipziger medizinischen Klinik wegen der außerdem noch in Leipzig vorhandenen Kinderklinik verhältnismäßig wenig Kinder in der Klinik Aufnahme finden; doch geht auch aus unseren Beobachtungen hervor, daß die Mehrzahl der Erkrankungen unter dem 20. Lebensjahre liegt, also dem Kindes- und Jünglingsalter angehört. Daß auch das Greisenalter, wie von englischen Schriftstellern behauptet wird, besonders zu Perikarditis neige, scheint im allgemeinen nicht zuzutreffen. Bei unseren 2 über 60 Jahre alten Patienten handelte es sich um Patienten, die seit vielen Jahren an Rezidiven der Polyarthritis und auch der Serositis litten.

Das Geschlecht hat, nach den meisten Angaben in der Literatur, ebenfalls keinen besonderen Einfluß. Bei unseren Fällen stehen dagegen die Männer mit 96 Erkrankungen gegenüber den 44 Frauen erheblich schlechter da. Das Verhältnis ändert sich auch nicht, wenn man die Zahlen der wegen akutem Gelenkrheumatismus aufgenommenen Männer und Frauen vergleicht. In der Zeit, aus der die Fälle von Serositis stammen, wurden wegen Gelenkrheumatismus 2176 Männer und 1690 Frauen im Krankenhaus aufgenommen. Es wurde danach Serositis bei 4,4% der Männer und bei 2,1% der Frauen beobachtet. Sinnhuber ist unter anderem ebenfalls der Ansicht, daß das männliche Geschlecht häufiger als das weibliche befallen werde, indem er sich auch auf Durosiez beruft, der für Perikarditis ein Verhältnis von 11 : 2 fand.

Die Beteiligung der serösen Häute ist von der Schwere der Gelenkerkrankung ganz unabhängig. Es wurden Fälle beobachtet, wo bei den schwersten Gelenkerscheinungen die serösen Häute frei bleiben; andererseits können ganz leichte, vorübergehende Gelenkerscheinungen zu Erkrankungen der serösen Häute führen, welche dann die allerschwersten Krankheitserscheinungen unter Umständen wieder verursachen.

Eine Krankengeschichte sei hier auszugsweise angeführt, die dies illustrieren soll.

Patient O. A., 17jähriger Zimmermann; aufgenommen in die Klinik am 20. IX.

Die Familienanamnese o. B. Patient selber hat mehrere Male Gelenkrheumatismus gehabt, oft Mandelentzündung, einmal „Drüsen“ aus der Nase genommen. Seit 3 Tagen fühlt sich Patient krank: zuerst Kribbeln in den Beinen, dann Schmerzen und Schwellung der Gelenke.

Status: Mittelgroß, leidlich genährt und muskelkräftig. Haut und Gesichtsfarbe blaß. Temperatur s. Abb. 2.

Auf den Lungen vereinzelte giemende und schnurrende Geräusche.

Herz: Spitzenstoß im 4. I. C. R. innerhalb der Mamillarlinie. Relative Dämpfung: links bis in die M. L., rechts ½ Querfinger vom rechten Sternalrand reichend.

Aktion regulär beschleunigt; systolisches Geräusch an der Spitze, akzentuierter II. Pulmonalton, perikarditisches Reiben in der Gegend des unteren Sternalrandes.

Abdomen: Bauchdecken etwas gespannt, keine abnorme Resistenzen, keine gesteigerte Druckempfindlichkeit.

Extremitäten: Unten frei beweglich; obere Extremitäten in den Gelenken angeschwollen und druckempfindlich. Reflexe o. B.

Am 22. Krankheitstag keine Gelenkschwellungen noch Schmerzen mehr. Temperatur seit dem 5. Krankheitstag normal. Erscheinungen einer leichten Mitralininsuffizienz noch vorhanden, perikarditisches Reiben verschwunden. Patient liegt noch ruhig im Bett.

32. Krankheitstag: Plötzlicher Temperaturanstieg auf 39,4.

34. Krankheitstag: Patient hat beim Atemholen Stechen in den Seiten. In den Gelenken keine Schmerzen und keine Schwellungen; Extremitäten in allen Gelenken frei beweglich.

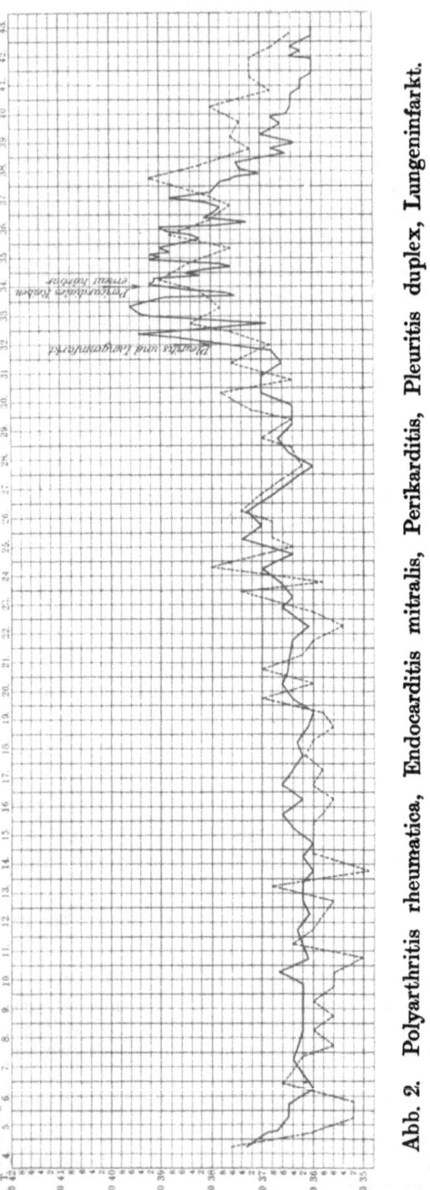

Abb. 2. Polyarthritis rheumatica, Endocarditis mitralis, Perikarditis, Pleuritis duplex, Lungeninfarkt.

Pulmones: Rechts hinten gegenüber links deutliche Verkürzung des Schalles. Über beiden Unterlappen leises Bronchialatmen (Kompressionsatmen) mit vereinzelten etwas klingenden Rasselgeräuschen.

Herz: Perikardiales Reiben wieder zu hören, daneben vergrößerte Herzdämpfung nach beiden Seiten. Nach rechts bis zwei Querfinger vom rechten Sternalrand, nach links über die Mamillarlinie hinaus. Dreieckige Form der Herzdämpfung. Traubesche Raum links ausgefüllt.

Systolisches Geräusch an der Spitze, akzentuierter II. Pulmonalton. Etwas blutiger, schaumiger Auswurf beim Husten.

39. Krankheitstag: Temperatur 36,8. Patient fühlt sich bedeutend wohler, kein Blut im Auswurf mehr.

Pulmones: Rechts hinten unten abgeschwächter Schall; links hinten unten minimale Schallverkürzung; rechts hinten unten verschärftes Atemgeräusch, keine Rasselgeräusche; links hinten unten abgeschwächtes Atemgeräusch, von unten bis zur Skapula klein- und mittelgroßblasige, z. T. klingende Rasselgeräusche.

Herz: Herzdämpfung unverändert. Es besteht noch perikardiales Reiben und ein systolisches Geräusch an der Spitze.

Weiterhin keine Temperatursteigerungen mehr; keine Gelenkserscheinungen. Lungen werden frei. Das perikardiale Exsudat geht allmählich zurück, kein Reiben mehr. Dauernd bleibt eine geringe Verbreiterung der Herzdämpfung nach links und rechts, blasendes systolisches Geräusch an der Spitze bestehen.

Nach 2 Monaten gebessert entlassen.

Es ist von einzelnen, besonders englischen Autoren (Archibald Garrod) behauptet worden, daß, wenn auch in jugendlichem Alter bei jedem Falle von Gelenkrheumatismus eine Perikarditis oder Pleuritis hinzutreten könne, so doch die späteren Lebensalter eine schwerere Erkrankung der Gelenke dabei voraussetzen. Auf Grund unserer Erfahrung können wir jedoch diese Anschauung nicht bestätigen, da auch bei älteren Individuen ähnliche Verhältnisse wie bei dem oben angeführten Kranken öfter von uns beobachtet wurden. Nach dem 20. Lebensjahr nimmt die Beteiligung der serösen Häute wie oben angeführt, ab; mit der Schwere der Gelenkaffektion hat die Häufigkeit der Polyserositis jedoch nichts zu tun. Auch haben wir eine Beteiligung des Perikards und der Pleura entweder mit der Gelenkaffektion zusammen, oder sogar vor ihr in allen Lebensaltern der Patienten bemerkt.

Zu welchem Zeitpunkt im Verlauf des akuten Gelenkrheumatismus erkranken nun die serösen Häute?

Gull, Sutton, Pribram fanden den häufigsten Anfangstermin in der ersten Woche der Polyarthritis. Nach Sinnhuber zeigen sich die ersten Erscheinungen der Perikarditis durchschnittlich 3—14 Tage nach Ausbruch des Gelenkrheumatismus. Lebert verlegt den Höhepunkt in die 2. Woche des Beginns der Endoperikarditis und bemerkt dazu „nach abgelaufenen 21 Tagen ist man vor dieser Komplikation in der Regel geschützt, ein für die Praxis wichtiger Satz". Mosler gibt für die Polyserositis rheumatica acuta 1—3 Wochen nach der Polyarthritis als Beginn an.

Wir fanden bei unserem Materiale für die Entzündungen der serösen Häute folgende Anfangsdaten:

41 mal die 1. Woche, davon 7 mal vor dem 4. Tage, 5 mal war der Beginn am 1. Tage, 43 mal die 2. Woche, 25 mal die 3. Woche, 17 mal später, 1 mal 8 Wochen später, 12 mal war ein Anfangstermin nicht zu bestimmen.

Wenn nun auch nach den allgemeinen Beobachtungen verhältnismäßig selten eine Perikarditis und Pleuritis nach der dritten Woche auftreten, so ist man doch auf Grund unserer Erfahrung in keinem Zeitabschnitt vor einer rheumatischen Erkrankung der serösen Häute sicher. Auch sieht man, wie schon bemerkt, daß öfter seröse Entzündungen ohne Gelenkaffektionen auftreten, die nach dem ganzen Krankheitsbild als auf der rheumatischen Noxe beruhend aufgefaßt werden müssen. So ist von uns gar nicht so selten anamnestisch festgestellt und auch direkt beobachtet worden, daß Rheumatiker das eine Mal unter Gelenkerscheinungen erkrankten, im nächsten Jahr eine Herzbeutelentzündung nach Angina hatten, und dann bei einer späteren Attacke wieder Synovialis und Serosa ergriffen wurden.

Ein derartiger Fall sei kurz erwähnt.

E. O., ein 27jähriger Tischler, hatte 15 Wochen unter einem Gelenkrheumatismus und seinen Folgeerscheinungen leiden gehabt, ohne daß Herzerscheinungen beobachtet wurden. Kurz darauf, am 26. IV. erkrankte Patient mit Halsschmerzen und Atemnot. Unter Verschlimmerung dieser Symptome traten einige Tage später stechende Schmerzen in der Herzgegend und am Rücken auf. Als der Zustand sich verschlimmerte, suchte Patient am 4. V. das Krankenhaus auf. Hier wurden außer einer mäßigen Rötung und Schwellung der Rachenorgane eine Pericarditis exsudativa und eine Pleuritis exsudativa duplex, aber keinerlei Gelenkerscheinungen festgestellt.

4. V. Objektiv fand sich eine Verbreiterung der relativen Herzdämpfung nach links um $^1/_2$ Querfinger außerhalb der Mammillarlinie, nach rechts um 3 Querfinger außerhalb des rechten Sternalrandes. Überall weiches perikarditisches Reiben, das die Töne verdeckt; über den Lungen beiderseits hinten unten, 2 Querfinger oberhalb der Skapulaspitze beginnend, absolute Dämpfung, Kompressionsatmen, aufgehobener Stimmfremitus. Über den übrigen Teilen sonorer Lungenschall und Vesikuläratmen.

Puls mäßig gefüllt und gespannt, regulär, 110.

Temperatur 38,2; Atmung beschleunigt.

10. V. Herzdämpfung um ca. Plessimeterbreite zurückgegangen. Perikarditisches Reiben weniger deutlich. Temperatur 37,0, Puls 98, Atmung normal.

14. V. Dämpfung fast normal. Kein Reiben hörbar. Temperatur und Puls normal.

20. V. Leichte Temperatursteigerung; Cor: Status idem. Über den Lungen links Dämpfung bis Angulus scapulae; rechts keine Dämpfung mehr.

22. V. Patient klagt über Atemnot. Temperatur 37,6. Puls 110 labil, Atemfrequenz normal, mäßige Zunahme der Herzdämpfung besonders nach links. Leber überragt zwei Querfinger den Rippenbogen in der Mamillarlinie.

24. V. Temperatur unter 37; Puls labil — 110. Patient fühlt sich vollkommen wohl. Keine Temperatursteigerungen im weiteren Verlauf.

10. VII. Bei der Entlassung noch vergrößerte Herzdämpfung. Keine perikardialen oder endokardialen Geräusche. Puls labil. R. h. u. geringe Schwartenbildung der Pleura, sonst über den Lungen normaler Befund.

Patient ist dann voll arbeitsfähig gewesen bis April nächsten Jahres. Darauf wieder 4 Wochen Gelenkrheumatismus, bei dem der linke Fuß und die Gelenke des linken Armes befallen waren, ohne daß sich eine Beteiligung der serösen Häute bemerkbar gemacht hätte.

Öfter ist auch in der Literatur erwähnt, daß zuerst eine Perikarditis oder Pleuritis und dann erst später nach Verlauf einer Woche Gelenkerscheinungen auftraten. Hundt beobachtete einen Fall, in dem Endokarditis, Perikarditis und Pleuritis 8 Tage, Fiedler 6 Tage den Gelenkerscheinungen voranging; von Döbert wurde 7 Tage lang perikardiales Reiben gehört, bevor Gelenkerscheinungen bemerkt wurden. Auch Kob sah erst spät nach der Perikarderkrankung Gelenksymptome.

Unter unseren 140 Fällen von Polyserositis waren 10, bei denen die Entzündung der serösen Häute vor der Gelenkaffektion in Erscheinung trat, und zwar war 6mal die Pleura allein und 4mal das Perikard gemeinsam mit der Pleura ergriffen; nur zweimal haben wir objektiv zuerst die Erkrankung des Perikards resp. der Pleura allein vor den Gelenkerkrankungen feststellen können. In den übrigen Fällen bestand zur Zeit der Aufnahme im Krankenhaus bereits sowohl eine Affektion der serösen Häute als auch der Gelenke; aber die anamnestischen Angaben waren bei den 8 Fällen so bestimmt, daß wir mit Sicherheit auf die angegebene Folge der Erscheinungen schließen konnten.

Als ein Beispiel hierfür möchte ich einen 60 Jahre alten Steindrucker anführen, der angab, vor 34 Jahren einen heftigen Gelenkrheumatismus gehabt zu haben, an dem er 8 Wochen gelegen, eine Beteiligung und geringe Schwellung fast aller Gelenke gehabt habe. Jetzt, 14 Tage vor der Aufnahme in die Klinik wurde vom Arzt Rippenfellentzündung festgestellt, erst 8 Tage darauf stellten sich umherziehende Schmerzen in den Gelenken aller Extremitäten ein.

Bei der Aufnahme in der Klinik am 27. XI. besteht ein linksseitiger Pleuraerguß mit pleuritischem Reiben, Herz ist etwas nach rechts verdrängt, aber ohne pathologischen Befund. Linkes Schultergelenk stark schmerzhaft bei Bewegungen. Das rechte Fußgelenk ist schmerzhaft geschwollen und gerötet. Temperatur 37,8.

Der akute Gelenkrheumatismus zog sich sehr in die Länge, war durch öftere Rezidive bei geringen Temperaturschwankungen (Steigerung meist nur bis 38°) kompliziert. Das Pleuraexsudat war zunächst etwas gewachsen, dann spontan wieder zurückgegangen; als ein Stillstand der Resorption eintrat, wurden durch Punktion 1200 ccm entleert; bald darauf wurde Patient auf eigenen Wunsch mit einer geringen Dämpfung auf der Lunge rechts hinten unten entlassen.

Der Fall ist auch insofern bemerkenswert, als er zeigt, daß in jedem Lebensalter eine rheumatische Serositis auftreten kann, ohne daß es dabei zu besonders schweren Allgemeinerscheinungen und besonders hohem Fieber kommen muß.

Bei dem folgenden Fall handelt es sich um einen Patienten, welcher am 6. Tage Aufnahme im Krankenhaus fand, wobei mit Sicherheit nur eine Perikarditis ohne jegliche Beteiligung der Gelenke bestand. Erst am 10. Krankheitstage stellten sich Erscheinungen von seiten der Gelenke ein:

Die Familienanamnese des 21jährigen Waldarbeiters ist belanglos; als Kind Scharlach, Diphtherie, Gehirnerschütterung. Seit 11 Jahren will Patient lungenleidend sein. Vor 2 Jahren hat er schon wegen einer sich lange hinziehenden, öfter rezidivierenden Polyarthritis rheumatica acuta auf der inneren Abteilung gelegen, ohne daß damals Herz oder Pleura im geringsten in Mitleidenschaft gezogen waren; nur eine leichte Spitzenaffektion konnte festgestellt werden.

Jetzt erkrankte Patient plötzlich am 28. IV. abends mit stechenden Schmerzen in der Herzgegend, die am 2. V. mit starken Erstickungsanfällen wiederkehrten, so daß Patient am 4. V. das Krankenhaus aufsuchte.

Er hat alle 2—3 Stunden einen Anfall von Atemnot, Angst- und Beklemmungsgefühl und heftige Herzschmerzen.

4. V. Bei dem mittelgroßen, kräftigen, gut ernährten Patienten fand sich folgender Befund:

Thorax: Wird bei der Atmung sehr geschont; Atmung etwas frequent.

Lungen: Nirgends deutliche Schallverkürzung, über der linken Spitze vielleicht etwas verlängertes und verschärftes Atemgeräusch, keine Nebengeräusche. Überall reines Vesikuläratmen.

Herz: Dämpfung reicht nach rechts 4,5 cm, nach links 14,5 cm von der Mittellinie, ist also erheblich vergrößert. An der Basis ist ein reibendes, kratzendes perikardiales Geräusch zu hören. Herztöne anscheinend rein.

Puls: Mäßig gespannt und gefüllt, irregulär, inäqual, 124.

Gelenke: völlig frei. Temperatur: s. Abb. 3.

10. Krankheitstag. Herzdämpfung unverändert. Neben dem perikardialem Reiben an der Spitze ein leises systolisches Geräusch. **Rechtes Fußgelenk mäßig geschwollen** und druckempfindlich. Leichte Dämpfung über den untersten Teilen des linken Unterlappens. Atmung etwas frequenter, 32.

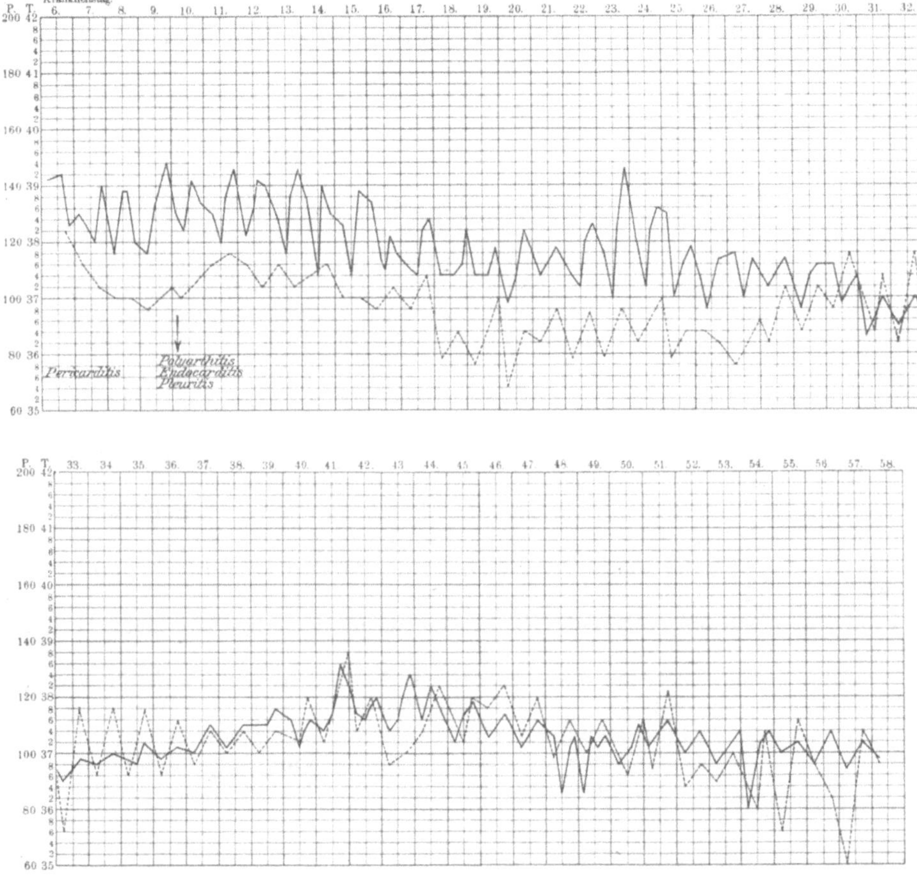

Abb. 3. Perikarditis, später Polyarthritis rheumatica, Endocarditis mitralis, Pleuritis.

15. Krankheitstag: **Schmerzhafte Schwellung und Rötung beider Handgelenke.** Über dem linken Unterlappen Dämpfung mit Bronchialatmen (Kompressionsatmen); vielleicht weil geringe Infiltration des linken Unterlappens. Im Sputum Friedländer-Bazillen und wenige Pneumokokken, kein Blut.

18. Krankheitstag: Allmähliche Besserung. Perikardiales Exsudat geht zurück.

27. Krankheitstag: Über der linken unteren Thoraxpartie derselbe Befund.

Herz: Systolisches Geräusch über Mitralis und Pulmonalis; Akzentuation des II. Pulmonaltones, kein perikardiales Reiben mehr. **Gelenke** frei.

48. Krankheitstag: Exsudat und Infiltration (?) des linken Unterlappens geht zurück.

58. Krankheitstag: Patient hat sich gut erholt; keine Gelenkbeschwerden, keine Atembeschwerden.

Herzgrenzen rechts: 1 Querfinger vom rechten Sternalrand, links: 1 Querfinger außerhalb der linken Mamillarlinie, nach oben: 3. Rippe. Im V. Interkostalraum in der Mamillarlinie schwache, aber deutliche Einziehung bei der Systole. Mäßig hebender Spitzenstoß an dieser Stelle, fühlbare Pulsation über dem rechten Ventrikel. Dumpfes systolisches Geräusch an der Spitze, über dem Sternum in der Höhe der 3. Rippe deutlich systolisches Geräusch. II. klappender Pulmonalton, oft leicht gespalten. Puls voll, gut gespannt, labil.

Über der linken Spitze leichte Schallverkürzung, etwas rauhes, verschärftes Atemgeräusch, keine Geräusche. Über dem unteren Teil des linken Unterlappens rauhes inspiratorisches Atemgeräusch.

Ganz geringes schleimiges, etwas eitriges Sputum.

Auf Wunsch nach weiteren 14 Tagen in häusliche Pflege entlassen.

Bei dem wievielten Anfall von akutem Gelenkrheumatismus findet nun die erstmalige Erkrankung der serösen Häute statt? Pribram stellte in 5% aller Fälle bei 5,2% von Perikarditis überhaupt eine Beteiligung der serösen Häute schon beim 1. Anfall fest. Von unseren 140 Patienten mit Polyserositis kamen 66 Fälle im 1. Anfall des Gelenkrheumatismus zur Beobachtung.

Von den 49 Patienten, die erst im 2. Anfalle im Krankenhaus Aufnahme fanden, gaben 21 an, daß schon bei der ersten Erkrankung das Herz, der Herzbeutel oder die Pleura beteiligt gewesen sein sollen. Inwieweit bei einer angeblichen Herzerkrankung der Herzbeutel ergriffen war, konnte natürlich bei diesen nicht mit Sicherheit festgestellt werden. Bei einigen wurden objektiv Zeichen einer schon älteren adhäsiven Perikarditis oder Pleuritis intra vitam festgestellt, bei anderen ergab die Sektion, daß schon vor der letzten Erkrankung eine Entzündung des Perikards oder der Pleura bestanden haben mußte. 28 Patienten wollten von einer Affektion der serösen Häute früher überhaupt nichts wissen. In 6 Fällen fanden diese Angaben eine Bestätigung durch vorhandene Krankengeschichten aus ihrem 1. Krankenhausaufenthalt.

Weitere 21 Fälle kamen erst bei ihrer 3. oder späteren rheumatischen Erkrankung im Krankenhaus zu unserer Beobachtung: hier konnte 9mal anamnestisch oder objektiv eine frühere Beteiligung der serösen Häute angenommen werden.

Fünf Fälle wurden wegen der Unbestimmtheit der Angaben nicht berücksichtigt.

Aus den Zahlen läßt sich ein prozentuales Verhältnis nicht aufstellen, doch ergibt sich, daß bei dem größten Teil der Patienten schon bei dem 1. Anfall von akutem Gelenkrheumatismus die Erkrankung der serösen Häute hinzugetreten war. Bei einem Teil der negativen Resultate kann man annehmen, daß die 1. Mitbeteiligung bei den öfter geringen subjektiven Beschwerden vom Patienten vergessen, oder daß sie auch bei den oft flüchtigen Erscheinungen vom Arzt besonders in einer nicht klinischen Behandlung übersehen worden ist. Es kommen aber auch sicher Fälle vor, wo bei sorgfältigster Beobachtung beim 1. Anfall keine Miterkrankung der serösen Häute hat festgestellt werden können, und wo sie später die Haupterkrankung bildeten.

Ferner geht aus den Beobachtungen hervor, daß, wenn bei dem 1. Anfall von Gelenkrheumatismus keine Serositis hat nachgewiesen werden können, sehr oft das Endokard beteiligt gewesen war und offenbar dadurch dann eine spätere Beteiligung des Perikards sehr begünstigt wurde. Ferner haben wir sowohl beobachtet, daß bei der 1. Erkrankung von Gelenkrheumatismus die serösen Häute frei bleiben, bei einem späteren Anfall erst erkranken, als auch daß, wo zuerst Pleura und Perikard mitergriffen waren, beide bei der nächsten Gelenkaffektion frei blieben.

Unter den Entzündungen der serösen Häute nimmt als Begleiterscheinung des akuten Gelenkrheumatismus die Perikarditis in jeder Beziehung den ersten Platz ein. Wie aus den oben angeführten Statistiken hervorgeht, ist sie die häufigste Komplikation unter ihnen, andererseits ist auch die rheumatische Noxe die häufigste Ursache für die Perikarditis. Nach Döbert, dem sich Zinn anschließt, ist die Perikarditis in 66% aller Herzbeutelentzündungen, nach unserer Statistik in ebenfalls ca. 66%, als eine rheumatische Affektion aufzufassen.

Sind die Gelenkerscheinungen von vornherein sehr schwer und ist dadurch das Allgemeinbefinden des Patienten schon sehr schlecht, so kommt dem Patienten eine Erkrankung des Herzbeutels und der Beginn der Herzbeutelentzündung subjektiv unter Umständen gar nicht recht zum Bewußtsein. In der Regel aber klagen die Patienten über Druckgefühl und stechende Schmerzen unter dem Sternum, die ev. nach dem Rücken oder in die Arme ausstrahlen. Es tritt Atemnot, verbunden mit Angstzuständen und Herzklopfen auf, so daß das klinische Bild eines stenokardischen Anfalls entsteht, wie wir es in ähnlicher Weise bei dem oben beschriebenen Fall beobachtet haben, bei welchem im Anfang der Erkrankung solche Anfälle aufgetreten waren, dann im Verlauf der Krankheit aber nicht mehr beobachtet wurden.

Die anfallsweise auftretende Dyspnoe, die wir bei den meisten Patienten mit Perikarditis in mehr oder weniger ausgesprochener Weise wahrgenommen haben, ist nun nicht immer durch ein großes Exsudat bedingt, sie kann auch bei einer Pericarditis sicca oder einem kleinen Perikardialexsudat vorkommen, wie dies bereits Schrötter und Pawinski angegeben haben. Die Atmung ist meist dauernd frequent, in einzelnen Fällen haben wir eine Steigerung von 50 bis 60 und mehr Atemzügen in der Minute gesehen.

Die einem stenokardischen Anfall ähnlichen Erscheinungen, die ohne ein größeres Exsudat auftreten, werden wohl zum Teil auf einer Reizung des Plexus cardiacus durch die Perikarditis beruhen (Pawinski). Die damit verbundene Atemnot wird zum Teil auf psychische Einflüsse infolge der Schmerz- und Beklemmungsgefühle des Patienten zurückzuführen sein, zum Teil kommt eine direkte Reizung der Nervi vagi (Schrötter) in Betracht. Auch eine Lähmung des Nervus recurrens, eines Astes des Nerv. vagus ist von Schrötter, Zinn Bäumler bei der Perikarditis beobachtet worden.

Aber auch Reizungen des nervösen Herzregulationsapparates und damit verbundene Störungen im Kreislauf können nach Pawinski und Erben zu Dyspnoe führen, wodurch wieder Arhythmien und Steigerungen der Pulsfrequenz entstehen können. Hält jedoch die Dyspnoe mit einem frequenten, irregulären Pulse länger an oder überdauert sogar noch die übrigen Erscheinungen der Perikarditis, so ist wohl in den meisten Fällen eine Schädigung des Myokards anzunehmen und dies als Ursache der Dyspnoe anzusprechen.

Vor allen Dingen ist die Steigerung des intraperikardialen Druckes als die Ursache der Dyspnoe anzuschuldigen, da hierdurch eine Kompression der Hohl-, Lungenvenen und der Vorhöfe und eine geringere diastolische Füllung der Herzkammern hervorgerufen wird. In den Venen kommt es zu Stauungen, in die Körperarterien und den Lungenkreislauf tritt eine geringere Blutmenge über, das Blut wird ausgesprochen venös (Cohnheim) und damit entsteht Lufthunger. Auch wird ein länger dauernder erhöhter intrathorakaler Druck die Durchblutung und die Ernährung des Herzmuskels beeinträchtigen und die darauf beruhenden Folgen zeitigen. Bei großen Exsudaten kommt für die Dyspnoe auch die Kompression der Lungen besonders die des linken Unterlappens in Betracht, die durch daneben bestehende pleuritische Exsudate noch vermehrt werden kann.

Im allgemeinen bietet der Puls bei der Perikarditis nichts besonders Charakteristisches. Es werden auch in unkomplizierten Fällen leichte Arhythmien, hin und wieder Dikrotie, Celerität beobachtet. Dagegen tritt fast regelmäßig eine erhöhte Frequenz auf, die auch Kob und Baginski besonders betonen. Einige Male wurde von uns eine plötzliche Pulsfrequenzsteigerung 1—2 Tage vor dem Auftreten der subjektiven Symptome und der Temperatursteigerung, welche die Entzündung begleitete, beobachtet. Die erhöhte Frequenz bei einer Labilität des Pulses überdauern meistenteils die übrigen Erscheinungen der Perikarditis recht lange Zeit.

In der großen Mehrzahl der Fälle treten Temperatursteigerungen auf. In der Regel bewegen sich diese zwischen 38—39°. Daß die Temperaturen bei der Pericarditis rheumatica besonders hoch sein sollen, wie englische Autoren beobachtet haben wollen, können wir nicht bestätigen; es sind wohl auch bei uns vereinzelte Fälle vorgekommen, bei denen bei Beginn der Perikarditis plötzliche Temperatursteigerungen bis 40° und höher eintraten, einige Male war jedoch gar keine Temperaturerhöhung vorhanden, und zwar nicht nur bei solchen Kranken, bei welchen der Gelenkprozeß in voller Blüte und die Temperatur daher hoch war, sondern auch bei solchen, bei welchen er schon im Abklingen begriffen war und die Temperaturen kaum über 37° betrugen. Einen gewissen Fiebertypus, wie ihn Kob bei der Perikarditis beobachtet haben will, konnten wir bei unseren Patienten nicht finden.

Das sicherste Zeichen einer Perikarditis ist das perikardiale Reiben. Es ist bis auf ganz wenige Ausnahmen in allen Fällen von uns beobachtet worden. Es ist mit ein Beweis dafür, daß die rheumatische Perikarditis fast ausschließlich eine fibrinöse resp. serofibrinöse ist. Pribram meint, daß es bei der rheumatischen Perikarditis meist zu einem größeren Erguß komme, während Mosler als den Typus für die rheumatische Erkrankung die Pericarditis sicca angibt. Auch Baginski sagt bei Besprechung des kindlichen Gelenkrheumatismus: „Weit in den Hintergrund tritt aber beim Rheumatismus die Erscheinung seröser Ergüsse in das Perikard, vielmehr ist beim Perikard vorherrschend die fibrinöse Form."

Unter unserem Krankenmateriale befanden sich 52 Patienten mit einer Pericarditis sicca und 63 mit einem nachweisbaren Exsudat. Das Exsudat nahm nur in verhältnismäßig wenigen Fällen eine besondere Größe an, so daß nur in 2 Fällen unter den 63 eine Entleerung durch die Punktion vorgenommen werden mußte. Schon Lebert hat die Erscheinungen der rheumatischen Perikarditis folgendermaßen gekennzeichnet: „Umfangreiche Ergüsse mit deutlich wahrnehmbaren Ledergeräuschen bilden die Ausnahme, der entzündliche Prozeß verhält sich ähnlich dem der Gelenke: Mäßige Flüssigkeitsmengen, die schon nach wenigen Tagen stark abnehmen können, ein leichtes Schaben und Knattern, über beide Herztöne verbreitet, nach der Basis hin am stärksten, sind verhältnismäßig häufiger als das typische Bild hochgradiger Perikarditis."

Die Zeichen der Ansammlung eines Exsudates sind nicht anders wie bei den Perikarditiden anderer Ätiologie (s. Curschmann). In einem großen Teil unserer Fälle trat das Exsudat ziemlich plötzlich auf und wuchs schnell, um dann ebenso schnell wieder zurückzugehen. Dadurch, daß die rheumatischen Erkrankungen sehr zu Rezidiven neigen und sich bei der ersten Erkrankung Verwachsungen bilden, kommen hin und wieder abnorm gelagerte Formen der Exsudate vor. Es kommt dann zunächst zu einer Ausfüllung des Herzleberwinkels, und später erst zu einer Ansammlung besonders im linken Herzbeutel, am linken oberen und unteren Herzrande. So haben wir einen Fall beobachtet, bei dem das Exsudat fast ausschließlich sich rechts vom Herzen ansammelte, ein anderer, wo die Ansammlung nach links oben stattfand, während der untere Rand und die Herzspitze frei waren.

Die Diagnose der rheumatischen Perikarditis kann mit Sicherheit nur aus den objektiv nachweisbaren Erscheinungen, dem Reibegeräusch und der Exsudatbildung gestellt werden. Wenn auch manchmal Zweifel auftauchen können hinsichtlich des Ursprungs des Geräusches — ob es sich um ein endokardiales, perikardiales oder extraperikardiales Geräusch handelt — so wird doch meist schon eine kürzere Beobachtung und die Berücksichtigung der anderen klinischen Erscheinungen in der Regel die Zweifel zerstören.

Selten wird man allein auf den perkutorischen Befund angewiesen sein, da ja, wie oben bemerkt nach unserer Erfahrung in den meisten Fällen perikardiale Geräusche vorhanden sind. Hier ist die Schwierigkeit aber auch nicht so groß, besonders wenn man die zunehmende, und zwar bei dem rheumatischen Exsudat oft schnell wachsende Dämpfungsfigur in ihrer charakteristischen Form genau verfolgt. Schwieriger wird die Diagnose, wenn die Form des Exsudates infolge alter Verwachsungen atypisch ist, oder wenn man eine durch einen gleichzeitig bestehenden Herzfehler hervorgerufene Herzdämpfungsvergrößerung vor sich hat. In diesen Fällen, welche wegen der gleichzeitig beim Gelenkrheumatismus bestehenden Endokarditis recht häufig sind, wird man auf die subjektiven Symptome, auf Puls und Temperatur besonderen Wert legen, auf letztere allerdings nur dann, wenn sie nicht durch bestehende oder rezidivierende Gelenkerscheinung zweideutig wird.

In den Fällen, wo keine Verwachsungen des Perikards vorhanden sind, geben eventuell die durch eine verschiedene Lagerung des Patienten bedingte Veränderung der Dämpfungsfigur Aufschluß, ob es sich um einen Erguß oder eine Dilatation des Herzens handelt. Auch die Röntgenuntersuchung ist hier zur Klarstellung der Sachlage stets heranzuziehen.

Aus den subjektiven Symptomen allein, Atemnot, Schmerz in der Herzgegend, auch mit Berücksichtigung von Puls und Temperatur ist man natürlich nicht berechtigt, eine Perikarditis zu diagnostizieren; aber sie müssen den Arzt stets auf die Möglichkeit des Bestehens einer solchen aufmerksam machen, auch wenn noch keine anderen objektiven Zeichen derselben vorhanden sind, da letztere erfahrungsgemäß sehr oft erst 1—2 Tage später auftreten.

Die Perikarditis wird, wie schon verschiedentlich erwähnt, durch die rheumatische Noxe hervorgerufen. Das zeitliche Zusammentreffen mit den charakteristischen Gelenkerscheinungen, die Häufigkeit, mit der dies Zusammentreffen stattfindet ($^2/_3$ unserer sämtlichen Perikarditiden litten zu gleicher Zeit an einer Polyarthritis rheumatica acuta, s. o.), der negative bakteriologische Befund im Perikardialexsudat etc. sprechen für eine derartige Auffassung. Aber selbst wenn die Perikarditis nicht direkt im Verlauf einer akuten Gelenkaffektion auftritt, sondern der Kranke nur öfter unter rheumatischen Attacken zu leiden hat, und für eine andere Ätiologie (Tuberkulose, akute Infektionskrankheiten, Nephritis, Tumoren etc.) nichts spricht, so kann man eine rheumatische Erkrankung annehmen.

Der Verlauf der rheumatischen Perikarditis ist sehr verschieden. In den meisten Fällen gehen die Erscheinungen bald wieder zurück. Die Temperatur fällt lytisch ab, die Atmung wird leichter. Das perikardiale Reiben dauert nach unseren Beobachtungen meist 3—4 Wochen, selten länger; weniger häufig ist es schon nach 8—14 Tagen verschwunden, einige Male ist es von uns nur 2—3 Tage beobachtet worden, ohne daß dabei sich ein Exsudat gebildet hätte.

Kleinere Exsudate gehen oft in wenigen Tagen zurück, selbst sehr große Exsudate werden in wenigen Wochen restlos resorbiert. Wir haben aber auch

Fälle gesehen, bei denen sich die Erscheinungen unter ständigen Rezidiven über Monate hinausgezogen haben.

Beeinflußt wird das Krankheitsbild durch die bei der rheumatischen Perikarditis so überaus häufigen Komplikationen von seiten des übrigen Herzens und der Lungen.

Die häufigste Begleiterscheinung ist die Beteiligung des Endokards. Wie schon oben erwähnt, waren bei unseren 115 Perikarditisfällen 86 mal klinische Zeichen der Erkrankung des Endokards zu erkennen. Auch andere Autoren äußern sich in ähnlichem Sinne, so Mosler, Pribram u. a.

Lachmannski fand bei seinem jugendlichen Krankheitsmaterial bei einer Perikarditis stets das Endokard beteiligt. In einem ganz besonders hohen Prozentsatz ist auch nach allgemeiner Annahme das Endokard bei den Jugendlichen beteiligt. Von unseren 29 Patienten, deren Endokard frei blieb, standen allerdings nur 6 unter dem 20. Lebensjahr. Diese außerordentlich geringe Verhältniszahl ist wohl dadurch zu erklären, daß ein Teil der jugendlichen Fälle nicht bei uns, sondern in der hiesigen Kinderklinik Aufnahme findet. Aber auch bei Jugendlichen kann das Endokard bei einer Herzbeutelentzündung frei bleiben, wie uns z. B. die Sektion eines elfjährigen Mädchens, bei welchem eine schwere Perikarditis und ein völlig intaktes Endokard gefunden wurde, bestätigte.

Klinisch in Erscheinung getreten ist die Endokarditis in den meisten unserer Fälle gleichzeitig mit der Perikarditis; aber auch vorher und in anderen Fällen erst nach Verschwinden der perikarditischen Erscheinungen ist sie festgestellt worden. Mehrmals wurde von uns eine Perikarditis zugleich mit einem Aufflackern des alten endokarditischen Prozesses gesehen, nachdem in früheren polyarthritischen Anfällen die Endokarditis ohne Herzbeutelentzündung von uns selbst in der Klinik beobachtet worden war.

Wenn nun auch die rheumatische Endoperikarditis außerordentlich häufig ist, so darf doch nicht aus jedem systolischen Geräusch auf eine Beteiligung des Endokards geschlossen werden. In 2 solchen Fällen, die zur Autopsie kamen, fand sich keine Beteiligung der Klappen, obwohl neben dem perikardialen Geräusch ein endokardiales systolisches Geräusch und eine Akzentuation des 2. Pulmonaltones konstatiert worden war. Vielleicht hat hier eine muskuläre oder relative Insuffizienz der Mitralis vorgelegen oder es hat sich um ein myogenes Geräusch gehandelt, da in dem einen Falle der Herzmuskel Degenerationserscheinungen zeigte und im anderen Falle des schon erwähnten 11 jährigen Mädchens bei vollständiger Synechie des Perikards eine starke Hypertrophie und Dilatation des ganzen Herzens bestand.

Stärkere Grade von Myokarditis sind von uns bei vorhandener Perikarditis verhältnismäßig selten beobachtet worden, und wo diese bestanden, sind sie wohl meist nicht durch eine Fortpflanzung vom Perikard, sondern durch eine direkte Schädigung durch das rheumatische Virus hervorgerufen. Auch die oft noch lange nach der Abheilung der Perikarditis fortbestehende gesteigerte Frequenz und Labilität des Pulses weisen auf eine gleichzeitige Erkrankung des Myokards hin. Mosler fand in allen seinen Fällen von Polyarthritis rheumatica eine Myokarditis, und es wäre noch hervorzuheben, daß das kindliche Alter wieder besonders ungünstig gestellt zu sein (Baginski) scheint.

Wie schon oben angeführt, ist eine Begleiterscheinung der allgemeinen rheumatischen Erkrankung die Pleuritis, die häufig mit der Parikarditis kombiniert gefunden wird. Unter unseren 115 Perikard- und 89 Pleuraerkrankungen bei Polyarthritis rheumatica acuta war 64 mal eine Pleuroperikarditis oder Polyserositis vertreten. Pleuritis ist dann noch 17 mal von uns mit einer

Endokarditis beobachtet worden, ohne daß sich klinisch eine Perikarditis nachweisen ließ; auch Pribram berichtet von einer ganzen Reihe von Fällen von Pleuritis rheumatica nach Herzaffektionen ohne Perikarditis. Ebenso läßt sich eine Pleuritis rheumatica hin und wieder allein ohne eine Erkrankung des Herzens nachweisen; doch ist es die Regel, daß sie mit der Perikarditis eng vergesellschaftet ist und zeitlich meistenteils gemeinsam mit ihr zur Beobachtung kommt. Während Mosler stets die Erkrankung der Pleura und des Perikards zu gleicher Zeit eintreten sah, fiel unter unseren Patienten der Beginn der Entzündungen verschiedentlich nicht genau zusammen, indem sowohl die Perikarditis der Pleuritis als umgekehrt die Pleuritis der Perikarditis 8—14 Tage vorausgegangen war.

Während die Entzündung des Herzbeutels sehr häufig eine trockene ist, entwickelt sich bei der Pleuritis fast stets ein nachweisbares Exsudat (Pribram, Mosler); auch wir fanden nur 12 mal eine Pleuritis sicca.

Das Exsudat ist öfter doppelseitig; bei uns war dies bei 41 Kranken der Fall, während 32 Kranke eine linke und bei 16 eine rechtsseitige Pleuritis bestand. Lange (Pribram) fand ein ähnliches Verhältnis: die Pleuritis trat 60 mal doppelseitig, 49 mal nur links und 15 mal rechts auf.

Zum Teil im Gegensatz zu der Perikarditis treten klinisch subjektive Symptome bei der Pleuritis früh in Erscheinung; die Patienten klagen über Stiche, Atemnot, es kommt zu leichten Puls- und Temperatursteigerungen.

Verhältnismäßig selten wird bei der exsudativen Pleuritis Reiben beobachtet. In der Regel wird die Pleuritis, abgesehen von den subjektiven Erscheinungen, durch ihre Exsudatbildung und dessen objektiven Nachweis früh sicher erkannt. Wie bei der Perikarditis wachsen auch hier die Exsudate schnell und können bald wieder zurückgehen; sie sind in der Regel nicht sehr massig, doch kommen auch sehr große, und zwar doppelseitige Exsudate vor, deren Prognose im Gegensatz zu den Exsudaten anderer Ätiologie gut ist.

Der Verlauf der Pleuritis rheumatica ist gewöhnlich kein schwerer. Sehr selten kommt es zu Verzögerungen der Resorption, stärkere Schwartenbildung ist ganz vereinzelt von uns beobachtet worden und nur geringe Verwachsungen bleiben zurück.

Verschiedentlich tritt unter anderem zu der Pericarditis rheumatica eine Pneumonie hinzu. Auch bei uns ist in 14 Fällen von Perikarditis, bei denen meist eine Pleuritis bestand, eine Pneumonie beobachtet worden. Es handelte sich in der Regel hier um lobuläre Pneumonien katarrhalischer Natur, deren Entstehung scheinbar durch die Kompression und die durch Zirkulationsstörungen und die dadurch bedingte herabgesetzte Durchblutung der Lungen begünstigt wurde. Eine spezifische rheumatische Infektion der Lungen möchte ich nicht annehmen, wie sie z. B. Singer anzunehmen scheint.

Als Beweis dafür, daß es auch zu einer akuten rheumatischen Meningitis resp. Meningomyelitis kommen kann, scheint mir folgender von uns beobachtete Fall zu sprechen:

Es handelt sich um eine 24jährige Kellnerin, A. M., die am 10. I. Aufnahme in der Klinik fand. Die Familienanamnese ohne Belang. Frühere Krankheiten: Masern, Influenza, Ikterus; im März vorigen Jahres Gelenkschmerzen und Gelenkschwellungen. Im April desselben Jahres Ausschlag an Armen und Beinen, der auf eine Schmierkur verschwand. Im August desselben Jahres wieder starke Schmerzen in den Gelenken.

Am 8. I. des folgenden Jahres heftige Schmerzen im rechten Fuß- und Handgelenk.
Am 10. I. Aufnahme im Krankenhaus, also am 3. Krankheitstage.

Status: Mittelgroß, kräftig gebaut, guter Ernährungszustand, frische Farben. Temperatur s. Abb. 4.

Pharynx: leicht gerötet, schleimiger Belag.

Lungen, Herz und Abdomen: ohne pathologischen Befund.

Puls: kräftig, voll, 100.

Extremitäten: Geringe diffuse Schwellung und große Schmerzhaftigkeit des rechten Ellenbogen- und Handgelenkes. Schmerzhaftigkeit der Fingergelenke der linken Hand.

Nervensystem: o. B., sehr wehleidige Patientin.

Genitalien: Uterus o. B. Parametrien frei. Fluor, in dem zahlreiche Bakterien, aber keine Gonokkoken nachweisbar sind.

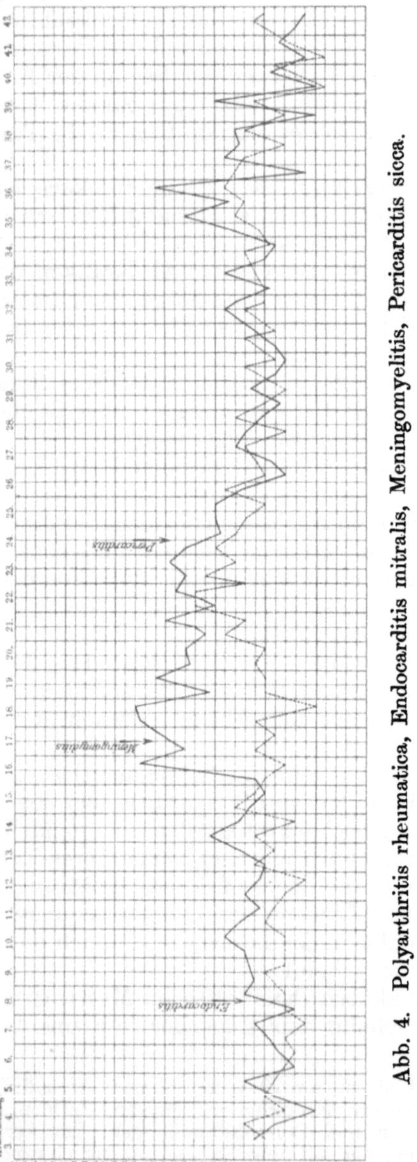

Abb. 4. Polyarthritis rheumatica, Endocarditis mitralis, Meningomyelitis, Pericarditis sicca.

8. Krankheitstag: Gelenkschwellungen nur wenig zurückgegangen. Allgemeinbefinden besser. Am Herz an der Spitze leises systolisches Geräusch, keine Dilatation. Aktion etwas frequent. Puls regulär und äqual, etwas weich, frequent. Temperatur siehe Kurve.

Am 25. Krankheitstage plötzlich hohe Temperatursteigerungen. Seit heute klagt Patientin über heftige Rückenschmerzen, die Fußgelenke sind wieder stärker geschwollen und gerötet, äußerst schmerzhaft. Am Rücken nichts Abnormes fühl- oder sichtbar. Wirbelsäule stark druckempfindlich, namentlich in der Nackengegend. Kein Opisthotonus. Pupillen reagieren prompt. Sensorium frei. Patientin kann die Beine kaum heben; fraglich ob nur aus Schmerz; augenscheinlich ist die grobe Kraft auch herabgesetzt. Nervenstämme nicht druckempfindlich. Patientin klagt über äußerst heftige, vom Rücken in die Beine herabziehende Schmerzen, so daß oft sie laut aufschreit. Reflexe: Patellarsehnenreflexe beiderseits stark gesteigert. Beiderseits deutlicher Fußklonus auslösbar. Achillessehnenreflexe beiderseits deutlich, Fußsohlenreflexe mäßig lebhaft. Babinski negativ. Die Sensibilitätsstörung ist wegen des wehleidigen Zustandes der Patientin nicht eindeutig. Bauchdeckenreflexe fehlen. Armsehnenreflexe nicht gesteigert. Hochgradiger Dermographismus; Rötung der Haut bereits bei mäßiger Berührung.

21. Krankheitstag: Krankheitsbild fast unverändert, aber deutlicher Opisthotonus. Die Sehnen- und Periostreflexe an den Armen seit gestern ebenfalls beträchtlich gesteigert.

24. Krankheitstag: Perikarditisches Reiben über Sternum und Herzbasis. Mäßige grobe Bronchitis. Temperatur fällt langsam auf Aspirinmedikation.

38. Krankheitstag: Perikarditis abgelaufen. Bedeutende Besserung des Allgemeinbefindens. Temperatur unter seltenen höheren Steigerungen wenig über 37,0. Schnelle subjektive und objektive Besserung unter fortdauernden Aspiringaben.

42. Krankheitstag: Patientin völlig beschwerdefrei. Systolisches Geräusch am Herzen, Herzaktion normal. Wird geheilt mit einer Mitralinsuffizienz und der Diagnose: Polyarthritis rheumatica acuta, Meningomyelitis acuta, Pericarditis sicca entlassen.

In diesem Fall von Polyarthritis rheumatica acuta, die von einer Perikarditis, die innerhalb von 14 Tagen abheilt, und einer Endokarditis begleitet ist, treten plötzlich unter erheblichen Temperatursteigerungen subjektive und objektive Zeichen einer spinalen und cerebralen Erkrankung auf: sehr heftige

Schmerzen im Rücken, die in die Beine ausstrahlen; neben Druckschmerzen der Wirbelsäule, leichte Parese der Beine, gesteigerte Reflexe, dabei keine Druckempfindlichkeit der Nervenstämme und nach einigen Tagen Opisthotonus. Wir werden nicht fehlgehen, wenn wir diese Erscheinungen auf die Einwirkung des rheumatischen Virus zurückführen. Der plötzliche Beginn und das verhältnismäßig schnelle Abklingen der Erscheinungen unter der Salizylbehandlung und die völlige Wiederherstellung sprechen dafür.

In der Literatur sind Fälle von rheumatischer Spinal- und Cerebralerkrankung selten verzeichnet und oft auch recht zweifelhaft.

Noch seltener ist eine Peritonitis rheumatica beobachtet worden. Pribram führt einige Fälle aus der Literatur an, die er zum Teil auch nicht gelten läßt. Singer erwähnt 3 Fälle von Peritonitis bei Polyarthritis, ebenso Mosler einen Fall, in dem durch die Autopsie neben anderen Erkrankungen der serösen Häute die Diagnose auf Peritonitis gestellt wurde.

Ein ähnlicher Fall ist auch von uns beobachtet worden.

Am 13. Juli fand die 15jährige Arbeiterin M. Sch. bei uns Aufnahme. Sie war angeblich von Jugend auf schwächlich und kränklich. Mit 10 Jahren hatte sie zum 1. Male Gelenkrheumatismus, mit 13 Jahren zum 2. Male. Mitte Juni 1907 erneuter, sehr schwerer Anfall von Gelenkrheumatismus. Sämtliche Gelenke der Arme und Beine sollen geschwollen gewesen sein. Am 7. Juli Schüttelfrost. In den nächsten Tagen trat ziemlich erhebliche Atemnot auf. Patientin hatte öfters starkes Herzklopfen, sowie Anfälle von heftigen Schmerzen in der Herzgegend, von starkem Beängstigungs- und Beklemmungsgefühl, sowie vermehrter Atemnot.

Bei der kleinen schwächlichen Patientin von sehr anämischem Aussehen und leicht zyanotischer Gesichtsfarbe bestand bei der Aufnahme starke Dyspnoe. Es fand sich eine doppelseitige Pleuritis exsudativa, ein perikarditischer Erguß mit Reiben und einem systolischen Geräusch. Temperatur 39,4. Puls ziemlich beschleunigt (126), von mittlerer Spannung, in mäßigem Grade irregulär und inäqual.

Der Leib war stark aufgetrieben. Fluktuation nicht nachweisbar. Ziemlich starke Knöchelödeme.

Am 16. VII. erfolgte unter zunehmender Herzschwäche bei einer Temperatur von 38,8 der Exitus.

Bei der Sektion fand sich neben den Erscheinungen am Herzen, Herzbeutel und an den Pleuren und den allgemeinen Stauungserscheinungen eine Peritonitis chronica fibrosa adhaesiva diffusa bei einer trüb-serösen Flüssigkeitsmenge von 600 ccm in der Bauchhöhle.

Die Patientin war also zum dritten Male an Gelenkrheumatismus mit Erscheinungen von seiten des Perikards und der Pleuren akut erkrankt. Da diese Krankheiten mit Sicherheit auch nach dem Sektionsbefund auf eine rheumatische Ursache zurückzuführen sind, so wird auch die Peritonitis derselben Ätiologie zuzurechnen sein, besonders da nichts für eine andere Ursache spricht und sich für Tuberkulose oder andere Infektionskrankheiten bei der Obduktion keine Anhaltspunkte gefunden haben.

Eine andere Beobachtung: Ein 22jähriger Markthelfer, O. R., fand am 7. IV. Aufnahme in der Klinik wegen Polyarthritis rheumatica acuta, Endokarditis, Myokarditis, Pleuritis duplex. Die Erscheinungen waren zuerst recht stürmisch, klangen dann unter Rezidiven ab und Patient war längere Zeit fieberfrei. Am 31. V. stieg plötzlich die Temperatur bis 39,2. Heftige Halsschmerzen. Angina. Am 8. VI. ging die Temperatur wieder zurück, schwankte vom 8. bis 11. VI. zwischen 36,1 und 37,4, um am 13. VI. wieder anzusteigen. Vom 13. VI. bis 24. VI. intermittierendes Fieber, das bis 40,3 anstieg. Am 19. VI. starker Durchfall, der bis zum 24. VI. anhielt. Starke Schmerzen im Leib. Dämpfung in den abhängigen Partien und Fluktuation zeigen einen Flüssigkeitserguß in der Bauchhöhle an. Auch Gelenkschmerzen und Gelenkschwellungen treten wieder auf, jedoch nur in den letzten Tagen der Fieberperiode. Vom 25. VI. lytischer Temperaturabfall. Am 10. VII. keine Erscheinungen von seiten des Abdomens. Pleuritisches Esxudat besteht noch. Am 13. VIII. pleuritische Erscheinungen geschwunden. Herzgeräusche bestehen fort. Wird bedeutend gebessert entlassen.

Die plötzliche Bildung eines Flüssigkeitsergusses im Abdomen während eines komplizierten Gelenkrheumatismus unter starker Fiebersteigerung und Gelenkerscheinungen, die subjektiven Beschwerden und das schnelle Verschwinden der Abdominalbeschwerden und des Exsudates im Abdomen sprechen bei unserem Patienten für eine Beteiligung des Peritoneums an der rheumatischen Erkrankung.

Die Entstehung der Peritonitis rheumatica wird verschieden erklärt. Rosenbach glaubt an eine direkte Fortpflanzung der Entzündung vom Perikard auf das Peritoneum, Heidemann u. a. meinen, daß sie direkt durch die rheumatische Noxe wie die Perikarditis auf dem Blutwege entstanden ist.

Trotz häufiger Komplikationen ist der Verlauf, wie oben schon erwähnt, und der Ausgang der rheumatischen Polyserositis meist ein günstiger. Von den 140 von uns beobachteten Fällen kamen 18 ad exitum, und zwar war bei allen Kranken eine Erkrankung des Perikards vorhanden, welche klinisch gegenüber den Erscheinungen von seiten der anderen serösen Häute im Vordergrunde stand.

Für den weniger günstigen Verlauf der Perikarditis kommt selten die Größe des Exsudates in Betracht. Ein Todesfall, der durch die Größe des rheumatischen Exsudates veranlaßt worden war, ist von uns überhaupt nicht beobachtet worden. Große Exsudate können wohl vorübergehend zu bedrohlicheren Erscheinungen führen, doch gehen sie meist spontan zurück. In unseren Fällen hat sich nur zweimal eine Punktion als notwendig erwiesen, während Baginski bei seiner großen Krankenzahl überhaupt keine Punktion nötig gehabt hat.

Die größte Flüssigkeitsmenge, die sich bei einer Sektion im Herzbeutel fand, betrug 300 ccm. Es ist aber bekannt, daß viel größere Exsudate noch nicht lebensgefährdend zu sein brauchen. Auch sprechen die klinischen Erscheinungen und der Obduktionsbefund gegen die Annahme, daß etwa der durch das Exsudat bedingte intraperikardiale Druck zu einem letalen Ausgang geführt hätte.

Für den ungünstigen Verlauf kommen oft weniger die Perikarditis als andere Momente in Betracht, die zum Teil in der Konstitution, im Alter, in Komplikationen, in den aus der fibrinösen Exsudation des Herzbeutels resultierenden Verwachsungen und in einer Allgemeinintoxikation des Organismus ihren Grund haben. Schwächliche, von Jugend auf kränkliche Patienten unterliegen natürlich der rheumatischen Erkrankung leichter als kräftige, vorher gesunde Individuen.

Unter unseren gestorbenen Patienten, bei denen sich keine oder wenigstens keine stärkeren Verwachsungen des Herzbeutels fanden, bestand bei einem jugendlichen schwächlichen Patienten eine schwere Lues. Ein anderer $16^1/_2$jähriger Jüngling hatte eine Mesenterialdrüsentuberkulose, und zu der Polyarthritis rheumatica acuta trat später eine doppelseitige typisch kruppöse Pneumonie. Bei einem 35jährigen Mann wurde autoptisch eine akute Glomerulonephritis als Todesursache verzeichnet. Bei einem 13jährigen Mädchen mit einer Perikarditis, die sicher auf rheumatischer Basis beruhte, fand sich bei der Obduktion nebenher eine Darmtuberkulose. Bei einem 21jährigen Mädchen, das unter häufig rezidivierenden Anginen zu leiden hatte, bestand ein altes Vitium mäßigen Grades mit einer frischen Perikarditis, und durch die Sektion wurde außerdem noch eine ausgesprochene Granularatrophie der Nieren festgestellt.

Ein 17jähriger Schreiber war drei Wochen krank, der Allgemeinzustand war schlecht, Sensorium etwas benommen, er kam zum Exitus unter den Erscheinungen eines Ileus infolge Paralyse des Darmes. Autoptisch war der Herzbefund kein besonders schwerer, ein Teil des Darmes war paralytisch ausgedehnt, es zeigte sich keine Peritonitis und keine Thrombosierung der Mesenterialarterie.

Ein 15jähriger Klempnerlehrling erkrankte zum 1. Male an Polyarthritis rheumatica. Die Erscheinungen von seiten der Gelenke waren nicht schwer und schwanden bald, es trat dann eine Perikarditis und Endokarditis auf, einige Zeit später trübte sich das Sensorium, es trat ein kataleptischer Zustand und nach kaum 8wöchentlichem Krankenlager der Tod ein. Bei der Autopsie fand sich, daß das Perikard dem Herzen in großer Ausdehnung durch ein weiches gallertiges Bindegewebe adhärent war. Dabei bestanden frische Entzündungserscheinungen auf der Mitralklappe. Die beiden Ventrikel waren mäßig hypertrophiert und dilatiert. Mäßige Stauungserscheinungen waren an den Nieren vorhanden.

Und wenn man die ungünstig verlaufenden Fälle betrachtet, fällt immer wieder auf, daß in der Hauptsache das jugendliche Alter ganz besonders beteiligt ist. Von unseren 18 Todesfällen waren 13 Patienten unter 20 Jahren, eine Patientin 21 Jahre, 4 über 30 Jahre.

Inwieweit die Heilung zu einer vollständigen Restitutio ad integrum führt, ist schwer zu sagen, da sogar vollständige Verwachsungen des Herzbeutels mit dem Herzen symptomlos verlaufen können. Unter Umbers 14 Fällen von Perikardobliteration, die zur Obduktion kamen, hatten nur 4, Wells unter 43 Fällen nur 3 klinische Symptome gezeigt. Von unseren 12 Fällen, bei denen die Sektion mehr oder weniger ausgebreitete Verwachsungen zeigte, waren in drei Fällen klinisch sichere Symptome von Herzbeutelverwachsung festgestellt worden (ausgebreitete systolische Einziehungen an der Herzspitze, in einem Fall auch im Epigastrium etc.). Bei den (103) Fällen, die geheilt oder gebessert das Krankenhaus verließen, hatten sich 10 mal Symptome nachweisen lassen, die für Verwachsungen sprachen.

Es führt also doch wohl eine große Anzahl von rheumatischen Perikarditiden zu Verwachsungen, welche nicht allgemein zu einer ungünstigen Prognose Veranlassung geben, sondern häufig ohne Störung für das Leben bestehen können.

Unter Umständen bilden sich die Verwachsungen sehr schnell. Romberg sah sie schon 14 Tage nach dem Auftreten der rheumatischen Perikarditis. Auch bei unseren Fällen wurden bei der Obduktion schon wenige Wochen nach Beginn der Herzbeutelentzündung sehr ausgedehnte fibröse Verwachsungen festgestellt. Meist jedoch wird sich eine vollständige Obliteration erst im Laufe mehrerer Anfälle ausbilden, und so hatten auch die meisten unserer Fälle, bei denen die Obduktion eine völlige Verwachsung ergab, schon 2—3 Anfälle in früherer Zeit überstanden.

Wenn der Herzbeutel infolge der gleichzeitigen Schädigung durch die rheumatische Noxe versagt oder schwere toxische Allgemeinerscheinungen auftreten, so kann es sehr bald zu bedrohlichen Erscheinungen kommen, die dann schnell zum Tode führen. In der Regel jedoch dehnt sich der Krankheitsverlauf, abgesehen von den Fällen, die überhaupt keine Beschwerden hinterlassen, über Jahre, besonders im höheren Alter, hinaus.

Unter unseren Patienten kamen ein Mann im Alter von 54 Jahren und eine Frau von 38 Jahren mit vollständiger Obliteration des Herzbeutels zur Sektion; die übrigen Patienten, die mit einer totalen Synechie zugrunde gingen, waren unter 20 Jahre alt. Der Beginn der Erkrankung lag mindestens 10 resp. 8 Jahre zurück.

Zunächst hatten die Patienten wenig Beschwerden von seiten des Herzens; dann stellten sich unter mehrmaligen Rezidiven der Polyarthritis rheumatica Erscheinungen zunehmender Herzinsuffizienz ein. Doch sind die beiden Patienten sicherlich nicht allein an ihrer Perikarditis zugrunde gegangen, da sich bei dem 54 Jahre alten Mann außer der vollständigen Perikardialverwachsung eine alte Mitralinsuffizienz neben frischer Endokarditis, Arteriosklerose, Schrumpfniere und außerdem bedeutende narbige Zerstörungen der Nierensubstanz (ausgedehnte alte Infarkte) fanden. Bei der Frau bestand außer der Concretio pericardii eine Endokarditis mit schwerer Insuffizienz der Mitral- und vor allem der Trikuspidalklappen.

Es kann im Verlauf der Pericarditis adhaesiva zu einem Krankheitsbild kommen, das Pick als perikarditische Leberzirrhose beschreibt. Ob diese, wie er annimmt, infolge der durch die Perikardverwachsung hervorgerufenen Zirkulationsstörungen entsteht oder auf einer Entzündung des Peritoneums beruht, soll hier nicht weiter erörtert werden.

Daß die Prognose bei dem jugendlichen Alter durch die Perikardialverwachsungen ganz besonders schlecht ist, geht, abgesehen von den unserigen, auch aus den Beobachtungen von Baginski, Kob hervor. Den 2 oben erwähnten Todesfällen stehen 7 von jugendlichen Patienten mit völliger Verwachsung der Perikardblätter gegenüber. Der Verlauf ist hier in der Regel ein stürmischer und schnellerer als im höheren Alter; wenn die Patientin auch nicht dem ersten Anfall erliegen, so kommen sie doch selten über das Alter der Pubertät hinaus.

Allerdings spielt hier sicher die Mitbeteiligung des Endokards wie des Myokards für den Ausgang eine große Rolle: „indes ist die mehr oder weniger ausgedehnte Verwachsung des Herzbeutels mit dem Herzen eines der wichtigsten Glieder in der Malignität der Gesamterkrankung“ (Baginski).

Arterien.

Wie bei anderen Infektionskrankheiten eine akute Arteriitis und besonders Mesarteriitis zustandekommen kann, so werden auch bei dem akuten Gelenkrheumatismus entzündliche Prozesse an den Arterien beobachtet. Das Auftreten von Hautblutungen wird auf eine derartige Arteriitis bezogen, es wurden entzündliche Knötchen in der Gefäßwand und entzündliche Vorgänge um die Gefäße gefunden. Auch bleibende Schädigungen der Gefäße sind beobachtet worden, manche Autoren schreiben dem akuten Gelenkrheumatismus ätiologisch einen großen Einfluß bei dem Zustandekommen der juvenilen Atherosklerose zu.

Weiterhin sind besonders von französischen Autoren (Rénon und Vertiae, Barié, Astin u. a.) Fälle beschrieben worden, bei welchen eine Endokarditis der Aorta sich auf den Anfangsteil der Aorta festgesetzt hat, und es so nicht nur zu einer Aorteninsuffizienz, sondern auch zu einer Erkrankung des Anfangsteils der Aortenwand, zu einer Ausbuchtung an dieser Stelle und schließlich zu einem Aortenaneurysma gekommen sein soll. Hereditäre und akquirierte Syphilis sollen bei diesen Fällen nicht vorhanden gewesen sein; auch spricht das Alter der Patienten gegen ein luetisches Aneurysma, da es sich ausschließlich um Kinder und junge Leute gehandelt hat.

Venen.

Eine Entzündung der Venen im Verlauf des akuten Gelenkrheumatismus ist selten; meist wird die Vena saphena, weniger häufig die Vena femoralis davon befallen. Im allgemeinen verlaufen solche Komplikationen gutartig. Doch ist immer die Gefahr der Verschleppung und des embolischen Infarktes in inneren Organen gegeben. Daß ein derartiger Fall tödlich verlaufen kann, hat v. Wyss gezeigt, wobei es sich um eine Thrombophlebitis der Vena spermatica im Verlauf des akuten Gelenkrheumatismus gehandelt hat.

Die Erkrankung geht sonst meist in Heilung über, oder aber es bilden sich durch die Obliteration der Vene Varicen, aber auch Gangrän des Beines ist als Folge einer Phlebitis und der mit ihr zusammenhängenden Gefäßthromben beschrieben worden.

Schleimhäute.

Erkrankungen der Schleimhäute spielen im Gegensatz zu denen der serösen Häute bei dem akuten Gelenkrheumatismus keine größere Rolle als bei anderen Infektionskrankheiten. Im Beginne kommen, wie bereits erwähnt, gelegentlich Rhinitis, Pharyngitis, Laryngitis, auch katarrhalische Erkrankungen des Magens und Darmes vor. Meist besteht eine hartnäckige Obstipation, aber auch Durchfälle und Erbrechen sind beschrieben worden.

Einen Ikterus haben wir nur ganz selten während des akuten Gelenkrheumatismus beobachtet. Derselbe verläuft genau wie ein katarrhalischer und geht in Heilung über. In der Literatur ist nur über wenige derartige Fälle von Ikterus berichtet worden. Bei dem Singerschen Fall, bei welchem im Urin Gallenfarbstoff nicht nachweisbar war, handelte es sich offenbar um einen septischen hämatogenen Ikterus. Leiblinger hat in 6 Fällen im Anschluß an akuten Gelenkrheumatismus Ikterus auftreten sehen; er faßt ihn als eine katarrhalische Erkrankung der Gallenwege auf rheumatischer Grundlage auf. Ob es sich hier um einen durch eine rheumatische Noxe hervorgerufenen Ikterus oder um einen anderer Ätiologie, also um ein zufälliges Zusammentreffen beider Krankheiten handelt, möge unentschieden bleiben, wahrscheinlich ist eine rheumatische Ätiologie schon in Anbetracht der Seltenheit der Affektion nicht.

Eine diffuse fieberhafte Bronchitis kommt bei schwerkranken Patienten wohl vor, ist aber bei dem akuten Gelenkrheumatismus eher seltener als bei anderen fieberhaften Infektionskrankheiten.

Nicht ganz so selten tritt im Verlaufe des akuten Gelenkrheumatismus eine Pneumonie auf. Von älteren Autoren wird sie häufig sowohl als Komplikation und auch als ein dem akuten Gelenkrheumatismus gleichartiger Prozeß, welcher durch die rheumatische Noxe entstanden sei, erwähnt (Benoist „Rhumatisme pulmonaire").

Lebreton hat bereits schon 1885 auf die bei Rheumatikern und Arthritikern vorkommenden Lungenerscheinungen aufmerksam gemacht. Nach seiner Beobachtung treten sie entweder isoliert auf, oder es gehen anderweitige rheumatische, speziell gichtische Symptome voraus. Das Zusammentreffen beider Krankheitsprozesse nennt er Lungen-Rheumatismus und unterscheidet hierbei 2 Formen: die im engeren Sinne pneumonische (Pneumonie rhumatismale d'emblée) und die ödematöse Form. Letztere, die nach ihm nicht selten tödlich verläuft, zeigt das Bild eines akuten oder chronischen Lungenödems, während erstere, meist gut verlaufende, sich klinisch durch Blässe des Gesichts, starke Schweiße, Flüchtigkeit der physikalischen Symptome von der gewöhnlichen Pneumonie unterscheiden soll.

Die Zahlen der einzelnen Forscher über die Häufigkeit des Vorkommens einer Pneumonie schwanken zwischen 13,29 und 1,5 %. Wir selbst sahen unter 1200 Fällen von akutem Gelenkrheumatismus 16 mal pneumonische Erscheinungen, also nur in 1,4 % der Fälle auftreten. Unter diesen befanden sich 8 lobäre, 6 lobuläre, 1 hypostatische und 1 Infarktpneumonie. In 3 unter den 8 Fällen fehlte das charakteristische Sputum croceum, bei den übrigen war das Krankheitsbild für Pneumonie charakteristisch.

Die Angaben der Literatur, nach welchen die Pneumonie ganz besonders links ihren Sitz haben soll, können wir nicht bestätigen, da bei unseren Kranken sich genau so viel rechts- wie linksseitige Pneumonien fanden. Viele von unseren Patienten zeigten außer der Pneumonie noch andere Komplikationen: bei 10 Fällen war außer der Pneumonie noch eine Endo- oder Perikarditis vorhanden, 4 litten noch an einer Pleuritis, 2 an Alkoholismus und Delirium tremens und 1 an einer Nephritis; 3 von den 10 Fällen starben.

Bemerkenswert war, daß bei den meisten Fällen mit dem Ausbruch der Pneumonie sich eine vorübergehende Zunahme der rheumatischen Beschwerden einstellte.

Der ganzen Sachlage nach zu urteilen, dürfte es sich bei dem Auftreten der Pneumonie nur um ein zufälliges Zusammentreffen mit dem akuten Gelenkrheumatismus und nicht um eine Krankheit handeln, welche dem rheumatischen Infektionsvirus ihre Entsteheung verdankt.

Harnorgane.

Wie oben bereits mitgeteilt, kommen einfache Albuminurien auf der Höhe der Krankheit häufiger vor; eine echte akute Nephritis dagegen ist im Verlaufe des akuten Gelenkrheumatismus sehr selten beobachtet worden.

Fürbringer hat unter 1000 Fällen von akutem Gelenkrheumatismus nur 5 mal akuten Morbus Brightii gesehen, also in 0,5% der Fälle; Pribram beobachtete ihn in 0,3% der Fälle. In der Züricher Klinik kam er unter 360 Fällen 4 mal, also in etwa 1,1% vor; in der Leipziger Klinik (Drycinski) unter 2347 Fällen 18 mal, also in 0,77% und in der Göttinger unter 138 Fällen 1 mal, also in 0,7% vor. In einer älteren Zusammenstellung der Göttinger Klinik werden ferner von 464 Nephritisfällen 18, d. h. 3,8% auf „Rheumatismus" zurückgeführt. — Weitere Fälle von Nephritis bei dem akuten Gelenkrheumatismus sind von Rosenstein, Bartels und von Leyden mitgeteilt worden. Bei all diesen Patienten bestand, ehe die Nephritis einsetzte, schon eine Herzerkrankung. — Die Angaben über die Häufigkeit schwanken also zwischen 0,3% und 1,1% und ergeben im Durchschnitt 0,67% Nephritiden bei dem akuten Gelenkrheumatismus.

Unter 2652 Patienten beobachteten wir nur 16mal eine akute Nephritis mit reichlichem Eiweiß, epithelialgekörnten und hyalinen Zylindern, Nierenepithelien usw.; bei 6 Patienten handelte es sich um hämorrhagische Formen. Besteht nebenbei eine Endokarditis, so kann die hämorrhagische Nephritis natürlich durch embolische Prozesse in den Nieren hervorgerufen sein. Von unseren 6 Patienten hatten jedoch nur 2 eine gleichzeitige Endokarditis gehabt. Ob in diesen beiden Fällen es sich tatsächlich um embolische Vorgänge in den Nieren gehandelt hat, ist nicht zu entscheiden, zumal da in anderen Organen keine embolischen Prozesse nachgewiesen werden konnten und beide Patienten geheilt wurden.

Selten besteht die Nephritis schon im Anfang des Gelenkrheumatismus (bei uns nur in 2 Fällen); in den übrigen trat sie erst nach kürzerer oder längerer Krankheitsdauer auf. Nur 1 Patient starb, nachdem die hämorrhagische Nephritis, welche in der 12. Krankheitswoche eingetreten war, ungefähr 2 Monate bestanden hatte. Klinisch war eine beträchtliche Oligurie (200—400 ccm Urin), in den letzten 2 Tagen vollständige Anurie, ein Eiweißgehalt des Urins von 20—39‰ in den letzten 4 Wochen des Lebens bei dem Patienten vorhanden.

Im allgemeinen können wir sagen, daß die klinische Bedeutung der Nephritis bei dem akuten Gelenkrheumatismus nicht sehr groß ist, da sie in der Mehrzahl der Fälle das allgemeine Krankheitsbild nicht wesentlich verändert und nur mit ganz wenigen Ausnahmen für den Ausgang der Krankheit von entscheidender Bedeutung ist.

Bemerkt sei noch, daß Koßler in zwei Fällen längere Zeit hindurch eine Zylindrurie, Epithelial-, Blut- und vorübergehend auch granulierte Zylinder im Urin ohne Albuminurie beobachtet hat.

Eine Glykosurie ist von Ch. Ulrich beschrieben worden, welche ebenso lang wie der akute Glenkrheumatismus dauerte, dann aber wieder verschwand. Auch wir haben hin und wieder etwas Derartiges gesehen; dabei handelte es sich aber um Patienten mit erhöhtem Blutzucker, welche also sozusagen an einem latenten Diabetes litten, und bei welchen meiner Meinung nach auch durch ein andersartig infektiöses Fieber Zucker im Harn aufgetreten wäre.

Das Auftreten einer Cystitis bei dem akuten Gelenkrheumatismus scheint sehr selten zu sein. Lebert, Senator haben einige derartige Fälle beobachtet. Unter den Patienten Pribrams waren 2, welche mehrere Tage lang Blasenhemmung zeigten, so daß Katheterismus sich notwendig machte.

Komplikationen der Sexualorgane sind ebenfalls sehr selten. Eisenhart hat Uterusatrophien nach schwerem Gelenkrheumatismus gefunden; auch Atrophie der Mammae und Ovarien trat bei einigen rheumatismuskranken Patienten auf. Ihre Entstehung führt der betreffende Autor teils auf direkte toxische Einwirkung des Infektionsvirus auf die Gebärmutter, teils auf das Darniederliegen des allgemeinen Ernährungszustandes zurück.

Fulci fand bei einem 36jährigen Mann, der an akutem Gelenkrheumatismus und Endokarditis verstorben war, bei der Durchschneidung in den Hoden punktförmige Hämorrhagien und mikroskopisch eine akute ursprünglich interstitielle herdförmige hämorrhagische Orchitis. Fulci glaubt, daß außer Syphilis auch der Gelenkrheumatismus Anlaß zu einer Orchitis geben kann.

Haut.

Zu den nicht ganz seltenen Komplikationen des akuten Gelenkrheumatismus gehören Erkrankungen von seiten der Haut. Schon Schönlein hat im Jahre 1836 auf die Beziehungen zwischen dem akuten Gelenkrheumatismus und gewissen rheumatischen Effloreszenzen der Haut hingewiesen und eine besondere Krankheitsform, die „Peliosis rheumatica" aufgestellt. Außerdem werden im Verlauf des akuten Gelenkrheumatismus das Erythema nodosum, das Erythema exsudativum multiforme, Urtikaria, seltener Miliaria crystallina, Herpes labialis, Erysipel, Arznei-Exantheme usw. angetroffen.

Litten faßt die Purpura simplex, Peliosis rheumatica, Purpura haemorrhagica, Skorbut, Erythema nodosum und die Urtikaria als Erscheinungsformen ein und desselben Prozesses, nämlich als hämorrhagische Diathesen auf. Sie unterscheiden sich nach ihm nur durch die Intensität des Prozesses, und zwar derart, daß die leichten Erkrankungen, die Purpura simplex, Erythema nodosum, Peliosis rheumatica und Urtikaria meist nur als Hauterkrankungen in Erscheinung treten, während die schwereren Erkrankungen, die Purpura haemorrhagica, Morbus maculosus Werlhofii, Purpura fulminans, Barlowsche Krankheit und Skorbut noch durch Blutungen in die Schleimhäute, serösen Häute und in die Organe (als embolisch metastatische Infarkte) ausgezeichnet sind. Auch finden sich bei den letzteren Erkrankungen noch weitere Unterscheidungsmerkmale wie Schwellungen der Payerschen Plaques und der Mesenterialdrüsen, ferner Blutaustritte im Rückenmark, Endokard, Gefäßintima und Neurolemm.

Vom Standpunkt der Hautkliniker und Pathologen zählt Kaposi (Pathologie der Hautkrankheiten) das Erythema nodosum und multiforme, die Peliosis rheumatica und Urtikaria zur Gruppe der Angioneurosen. Kaposi faßt unter diesen Namen Entzündungsprozesse zusammen, welche nicht durch Infektionserreger, sondern durch vasomotorische und durch Toxine hervorgerufene Störung bedingt sind. Diese bezeichnet er als idiopathisch essentielle Erytheme im Gegensatz zu den toxischen Erythemen, wozu er die Roseolae, Typhus exanthematicus, Roseola syphilitica, Arzneiexantheme, Pellagra usw. rechnet.

Kaposi glaubt, daß Beziehungen zwischen Erythema multiforme und dem akuten Gelenkrheumatismus möglich seien und macht zum Beweis dafür auf das häufige Vorkommen der Krankheit zu gewissen Jahreszeiten und die nicht seltene Komplikation mit Gelenkschmerzen aufmerksam, was besonders oft beim Erythema nodosum und der Purpura rheumatica in Erscheinung trete. Nach seiner Meinung ist das Erythema nodosum kein Prozeß sui generis, verdiene zwar als besonderer Typ klinisch abgegrenzt zu werden, sei aber essentiell mit dem Erythema multiforme und der Peliosis rheumatica identisch.

Haushalter meint, das Erythema polymorphum sei eine eigene Infektionskrankheit und habe mit dem akuten Gelenkrheumatismus nichts zu tun. Palteson dagegen nimmt wieder Beziehungen zwischen dem Erythema nodosum und dem ererbten Gelenkrheumatismus an.

Da Erythema nodosum und multiforme einerseits und der akute Gelenkrheumatismus andererseits besonders häufig in den kalten und nassen Monaten beobachtet werden, so nimmt Jeßner ebenfalls eine gewisse Verwandtschaft zwischen diesen Krankheiten an.

Nach von Boeck sind der akute Gelenkrheumatismus, Purpura rheumatica, Herpes ein und dieselbe Krankheit. Sie unterscheiden sich nach ihm nur durch die Verschiedenheit der Lokalisation der Affektion und des Grades der Erkrankung (cf. Litten).

Von Strümpell sah charakteristische Erythemknoten zu verschiedenen Zeiten verschieden häufig bei dem akuten Gelenkrheumatismus auftreten. Sie zeigten sich gewöhnlich einige Tage nach Beginn der multiplen Gelenkaffektionen und verschwanden dann später wieder unabhängig von der Dauer der Gelenkerkrankungen. Der Gesamtverlauf dieser Fälle war nicht besonders schwer und langwierig, die Salizylsäure war unzweifelhaft wirksam. Nach all diesen Erfahrungen nimmt deswegen von Strümpell ebenfalls eine gewisse Verwandtschaft des Erythema und des akuten Gelenkrheumatismus an.

Auch Urtikaria kommt nach von Strümpell nicht selten als Komplikation beim akuten Gelenkrheumatismus vor; ferner ausgedehnte hämorrhagische Erkrankungen der Haut. Mehrere Male beobachtete er, daß sich auf der Haut zuerst Quaddeln bildeten, in deren Zentrum dann eine immer mehr sich ausbreitende Hämorrhagie entstand. Auch sollen einfache Hautblutungen in schweren Fällen als Teilerscheinung einer allgemeinen hämorrhagischen Diathese vorkommen. „Alle diese Erscheinungen sprechen aufs deutlichste dafür, daß zwischen allen diesen Krankheiten nur künstlich scharfe Grenzen aufgestellt werden können. Sie alle gehören in die Gruppe der rheumatischen Infektionen."

Was nun die Häufigkeit der Erkrankungen der Haut bei dem akuten Gelenkrheumatismus anlangt, so habe ich in der Literatur genaue statistische Angaben nicht finden können. Nach unserem Materiale sie festzustellen, geht auch nicht an, da eine große Anzahl solcher Fälle der Haut- und nicht der inneren Klinik zugewiesen werden. Die größte Anzahl stellte bei uns die Purpura rheumatica (92 Fälle unter ca. 5800 Fällen von akutem Gelenkrheumatismus); dann folgen an Häufigkeit das Erythema nodosum (31), des Erythema exsudativum multiforme und die Urtikaria mit je 5 Fällen; etwas häufiger die Arzneiexantheme.

Erytheme.

Was die Ätiologie des Erythema exsudativum multiforme und Erythema nodosum anlangt, so wollten verschiedene Autoren wieder Bakterien verantwortlich machen. Eine Reihe von Autoren (Lewin, Kaposi, Besnier, Boeck, Caspary u. a.) wollen das Erythema multiforme mit dem Erythema nodosum identifizieren und die Verschiedenheit beider Krankheitsformen nur auf Unterschiede des Grades und der Lokalisation beziehen. Heber, Jadassohn, Jarisch, Unna u. a. dagegen treten für die Selbständigkeit beider Krankheitsformen ein, und zwar wird u. a. als Beweis dafür angeführt, daß beide Erythemformen gleichzeitig bei einem und demselben Individuum beobachtet worden sind.

Wie schon erwähnt, rechnet Kaposi die idiopathischen Erytheme zur Gruppe der Angioneurosen. Le Gendre und Claisse (zit. nach Finger) halten das Erythem für ein toxisch angioneurotisches, da sie bei einem Falle von Erythema papulatum im Tonsilleneiter Streptokokken und im Blute desselben Patienten keine Bakterien fanden. Nach der Ansicht von Lewin ist das Erythema exsudativum multiforme ebenfalls eine Angioneurose. Daß das Erythema exsudativum multiforme durch einen infektiösen Prozeß hervorgerufen sei, konnte Lewin nicht bestätigen.

Willenius ist der Meinung, daß das polymorphe Erythem eine Allgemeinerkrankung septischer Natur sei. Auch die Gelenkschwellungen sind nach ihm nur eine Erscheinung dieser Allgemeinerkrankung.

Finger fand bei der Autopsie zweier Fälle in den Kapillaren der erythematösen Stellen Streptokokken. Jadassohn glaubt, daß die beiden idiopathischen Erytheme, der akute Gelenkrheumatismus und die Purpura zu der gleichen Gruppe der Infektionskrankheiten gehören. Singer hat in den Hauteruptionen und im Urin zweier Fälle von polymorphem Ödem den Staphylococcus albus gefunden. St. Mackenzie kommt auf Grund von 167 beobachteten Erythemfällen zu dem Resultat, daß die rheumatischen Erkrankungen ein höchst wichtiges prädisponierendes Moment für die Erytheme seien.

Das Erythema nodosum halten einige Forscher für eine selbständige allgemeine akute Infektionskrankheit, andere wieder glauben, daß es nur im Gefolge einer infektiösen Erkrankung parasitären Ursprungs auftrete. Nach Jarisch ruft dieselbe Ursache, welche die Hautaffektionen bei dem Erythema nodosum im Gefolge hat, auch die Erkrankungen der Gelenke und serösen Häute hervor.

Während nach Boeck, Hoffmann und anderen das Erythema nodosum mit Gelenkaffektionen in ätiologischem Zusammenhang steht und deshalb auch nach Anginen und im Verlauf des akuten Gelenkrheumatismus beobachtet wird, betonen wieder andere, daß es auch nach anderen Infektionskrankheiten wie Diphtherie, Typhus, Gonorrhoe, Syphilis, Tuberkulose, Malaria, nervösen Störungen u. a. auftreten könne.

Caspary glaubt, daß die Hautveränderungen bei den idiopathischen Erythemerkrankungen eine Folge der Toxämie, also der Gifte von Bakterien seien. Auch Behrmann ist der Ansicht, daß das Erythema exsudativum multiforme neben Ekzem, Pellagra, Urtikaria durch im Darm aus der Nahrung entstandene Toxine dadurch hervorgerufen werde und die letzteren die Enden von trophischen vasomotorischen und sensiblen Nerven reize.

Zusammenfassend können wir demnach sagen, daß das Auftreten von Erythem beim akuten Gelenkrheumatismus als symptomatisch zu bezeichnen ist, indem es entweder infolge von Schädigung der Gefäßnerven oder deren Zentren durch die rheumatische Noxe zu einer aktiven oder passiven Hyperämie kommt. Es würde also eine Art Angioneurose (Kaposi) vorliegen, die durch die Einwirkung von Bakterien, durch Bakterienembolien (Finger) in den Hautkapillaren eine Stauung oder durch Bakterientoxine eine Schädigung der Gefäßwände oder Gefäßnerven im Gefolge hat und welche zu einer Transsudation in die Haut und damit zur Entstehung der Erytheme und auch von Blutungen führt.

Im allgemeinen unterscheidet sich das Krankheitsbild der mit Erythema multiforme, nodosum und Urtikaria komplizierten Fälle von akutem Gelenkrheumatismus nicht von dem des gewöhnlichen akuten Gelenkrheumatismus.

Erythema exsudativum multiforme.

Das Erythema multiforme (Hebra) oder polymorphum (Kaposi) stellt ein auf der Haut, besonders der Streckseite der Hände und Unterarme, seltener der Füße und anderer Körperteile auftretendes vielgestaltiges Exanthem dar, welches in Form von runden oberflächlichen Flecken und Papeln sich zeigt, die Stecknadelkopf- bis Linsengröße erreichen, eine normale oder derbe Konsistenz und eine lebhaft rote, bei Druck erblassende Färbung aufweisen. Oft verändern sich die Papeln nicht weiter und verschwinden sehr bald wieder, ohne irgend welche Spuren zu hinterlassen. Öfter vergrößern sie sich aber peripher fortschreitend zu größeren Flächen. Die zentrale ältere Partie der Effloreszenzen sinkt dann in wenigen Tagen oder Stunden bis zum Niveau der übrigen normalen Haut wieder ein und färbt sich dunkel, während die jüngeren peripheren Partien einen hellroten erhabenen Saum darstellen und dadurch einem Erythema annulare ähnlich werden. Durch Konfluenz mehrerer Herde kann es zu einem Erythema gyratum oder figuratum kommen. Auf solchen abgeblaßten Herden tauchen manchmal neue punktförmige Knötchen auf. Ist die exsudierte Flüssigkeit sehr groß, so entsteht das Erythema vesiculosum oder bullosum.

Das klinische Krankheitsbild des Erythema exsudativum multiforme ist im allgemeinen wie das des akuten Gelenkrheumatismus sehr verschieden. Bald ist mit einem Schube der ganze Krankheitsprozeß beendet, bald entstehen Nachschübe. Meist ist überhaupt kein Fieber vorhanden, andere Erkrankungen zeigen wieder beträchtliche Temperatursteigerungen, welche aber durch Salizylmedikation prompt beeinflußt werden. Nach unserer Erfahrung verlaufen die mit Erythema exsudativum multiforme komplizierten rheumatischen Erkrankungen sehr leicht ohne erhebliches Fieber und ohne besondere Schmerzen. Durchschnittlich bestehen die Hauterscheinungen 2 Wochen, die Gelenkerkrankungen etwas länger. Das Auftreten einer Endokarditis ist relativ selten.

Manchmal sieht man das Hauterythem zuerst und dann erst die Gelenkschwellungen und Schmerzen auftreten; in anderen Fällen wieder ist das Umgekehrte der Fall, oder beides tritt zu gleicher Zeit auf. Das Erythem kann zusammen oder schon vor den Gelenkveränderungen schwinden. Gerade wie bei dem unkomplizierten akuten Gelenkrheumatismus sieht man auch hier ein sprungweises Befallenwerden der Gelenke, öfter auch eine Angina vorausgehen.

Erythema nodosum.

Weit häufiger als das Erythema multiforme tritt — wie oben schon bemerkt — im Verlaufe des akuten Gelenkrheumatismus das Erythema nodosum, welches zuerst Hebra von dem Erythema exsudativum abgetrennt hat, auf. Gewöhnlich gehören die mit Erythema nodosum komplizierten Fälle von akutem Gelenkrheumatismus im Vergleich zu den mit Erythema multiforme komplizierten zu den relativ schwereren, insofern die einzelnen Krankheitserscheinungen in viel intensiverem Maße sich zeigen und häufig auch andere Komplikationen auftreten.

Zum Unterschied des Erythema nodosum und des Erythema exsudativum multiforme sei noch betont, daß das letztere mehr örtlicher Natur ist und ohne Schmerzen und meist sogar ohne jegliche Allgemeinerscheinungen einhergeht und eine auffallende und weit größere Neigung zu Rezidiven zeigt, als es beim Erythema nodosum der Fall ist. Das Erythema exsudativum ist gleichmäßiger über alle Altersklassen verteilt, die Frequenz der Erkrankung in den einzelnen Jahreszeiten ist eine andere und der Ausschlag ist über den ganzen Körper zerstreut, auch am Rumpf und den Handflächen lokalisiert.

Veiel nimmt an, daß von der Erkrankung besonders tuberkulosebelastete und heruntergekommene Menschen und Jarisch schlecht menstruierte Mädchen, welche viel stehen müssen, von der Krankheit befallen werden; Mar bringt die Krankheit in Beziehung zum Lymphatismus.

Gerade wie der akute Gelenkrheumatismus ist auch das Erythema nodosum in Beziehung zur Tuberkulose gebracht worden. Bäumler, Kuhn u. a. (Literatur siehe bei Hegler) haben beobachtet, daß Patienten nach Überstehen eines Erythema nodosum Miliartuberkulose akquirierten. Uffelmann, Öhme u. a. haben auf das besonders häufige Auftreten von Erythema nodosum bei tuberkulös belasteten Menschen hingewiesen; auch bei früher oder gleichzeitig tuberkulös Erkrankten ist das Erythema nodosum aufgetreten. Ferner wurde eine positive Tuberkulinprobe (Ophthalmoreaktion, Pirquetsche Reaktion) bei den mit Erythema nodosum Befallenen sehr häufig gesehen. Alle diese Beobachtungen beweisen aber meines Erachtens nicht, daß der Tuberkelbazillus und seine Toxine bei der Entstehung der Krankheit im Spiele sind, ganz abgesehen auch davon, daß der Nachweis der Tuberkelbazillen in den Erythemknoten nicht geglückt ist (Brian und Pollak). Ich schließe mich hier ganz der Ansicht Heglers an, der es für wahrscheinlich hält, daß das Erythema nodosum wie viele andere Infektionskrankheiten den Boden für das Aufflackern tuberkulöser Prozesse vorbereiten und bei einem latent oder manifest an Tuberkulose erkrankten Organismus die Erkrankung verschlechtern kann.

In der Mehrzahl unserer Fälle von Erythema nodosum gingen dem Ausbruch der Krankheit deutliche Prodromalerscheinungen voraus, welche bisweilen schon 2—3 Wochen lang vor dem Ausbruch der Krankheit bestanden. Glieder-, Rückenschmerzen, Mattigkeit, Appetitlosigkeit und Kopfschmerzen, auch einmal Durchfälle waren die Prodromalsymptome.

In 7 von unseren 31 Fällen ging eine Angina voraus (d. i. 22,6 %), in 1 Fall trat sie während der Krankheit auf. Die Häufigkeit der Angina weist wieder auf die Verwandtschaft des akuten Gelenkrheumatismus, des Erythema nodosum und der Angina hin.

Auch bezüglich des Lebensalters zeigen sich dieselben Verhältnisse wie beim akuten Gelenkrheumatismus: in der Mehrzahl der Fälle wurden jugendliche Individuen befallen. So erkrankten von unseren

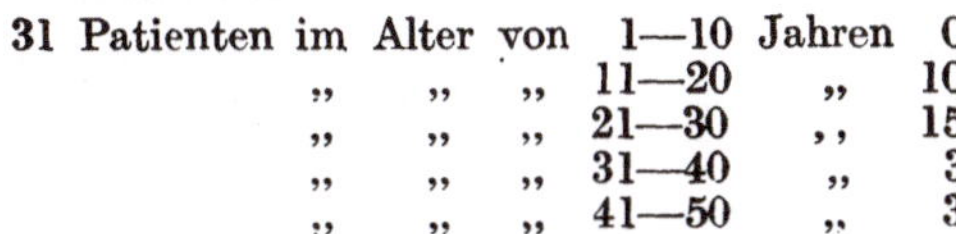

31 Patienten	im	Alter von	1—10	Jahren	0
„	„	„	11—20	„	10
„	„	„	21—30	„	15
„	„	„	31—40	„	3
„	„	„	41—50	„	3

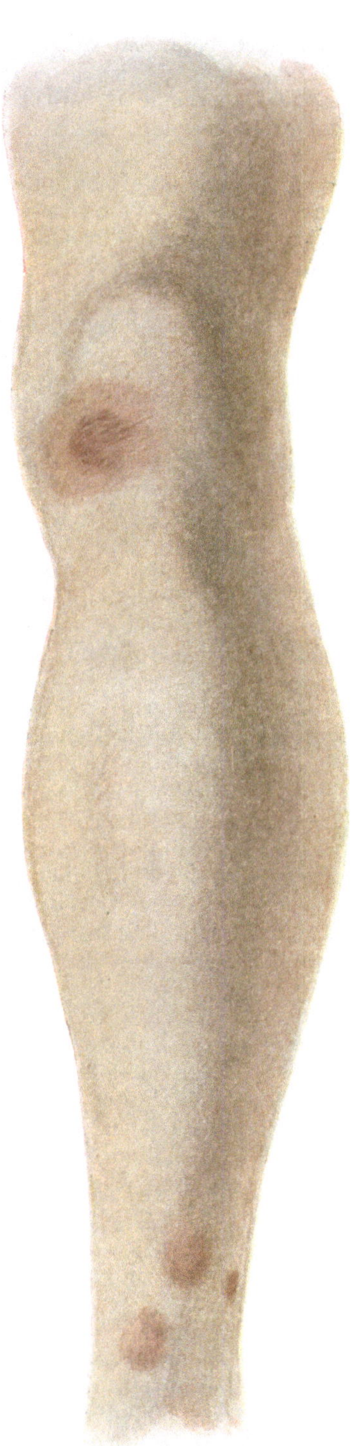

Abb. 5. Erythema nodosum (aus „Jochmann, Lehrbuch der Infektionskrankheiten“).

Demnach befanden sich also im Alter von 11—30 Jahren 25 Patienten, d. i. 80,6 ‰.

Das weibliche Geschlecht scheint ganz besonders von der Krankheit befallen zu werden, da 25 unter unseren 31 Patienten weiblichen Geschlechts waren.

Die Jahreszeit hat offenbar keinen sehr großen Einfluß auf die Entstehung der Krankheit. Von unseren 31 Fällen waren 5 im Januar, 3 im Februar, 4 im März, 3 im April, 3 im Mai, 2 im Juni, 2 im Juli, 0 im August, 1 im September, 3 im Oktober, 4 im November, 1 im Dezember erkrankt. In der heißen Jahreszeit waren also die Erkrankungen etwas seltener als in der kalten, jedoch war im Dezember auch nur 1 Krankheitsfall vorgekommen.

Im Beginne oder erst im Verlaufe des akuten Gelenkrheumatismus treten gewöhnlich mit Temperaturanstieg, allgemeinem Unbehagen, Schmerzen linsengroße bis walnußgroße und noch größere, gerötete, auf Druck sehr schmerzhafte Anschwellungen besonders an den Streckseiten der unteren Extremitäten und hier ganz besonders am Unterschenkel oder auch Fußrücken, seltener an den oberen Extremitäten auf. Manchmal zeigen die Knoten eine symmetrische Anordnung; in der Regel sind sie von derber Beschaffenheit, so daß auch die kleinen gut mit dem Finger abzutasten sind. Die Haut über den Knoten ist nicht verschieblich, rosenrot bis intensiv lebhaft rot und im Zentrum bald blaurot gefärbt. Schon einige Tage nach Auftritt der Knoten beginnt ihre Resorption, sie verkleinern sich und machen verschiedene Farbenveränderungen von einer rotbläulichen Verfärbung über grüngelb bis zur braunen Pigmentierung durch.

Nach der Resorption der Knoten kommt es relativ selten zu einer Schuppung der Haut an der betreffenden Stelle, eine Narbenbildung kommt nie zustande, doch kann noch einige Zeit nachher eine bläuliche Verfärbung daselbst besonders beim Stehen der Patienten erkennbar sein. Schlesinger sah bei einigen Fällen die Knoten hämorrhagisch werden, auch möchte ich noch besonders erwähnen, daß Wagner auf ein gleichzeitiges Vorkommen von Erythema nodosum, Purpura und Peliosis rheumatica aufmerksam gemacht hat.

Was die Temperaturkurven bei dem Erythema nodosum anlangt, so unterscheiden sich dieselben in nichts von der anderer Rheumatismusfälle. Gewöhnlich schwindet das Fieber auf Bettruhe und medikamentöse Behandlung in wenigen Tagen. Eine Erhöhung der Temperatur beim Auftreten der Hauteruptionen konnte von uns nicht beobachtet werden, da die meisten Patienten bereits schon mit der Hauteruption in die Klinik zu unserer Beobachtung kamen. Betont mag hier noch werden, daß verschiedentlich — allerdings relativ selten — die Hauteruptionen den Gelenkerkrankungen vorausgingen, so daß man also bei solchen Erkrankungen eher von einem Erythema nodosum, kompliziert mit akutem Gelenkrheumatismus reden könnte.

An Gelenken waren bei unseren Fällen befallen:

Fußgelenke	26 mal
Kniegelenke	11 „
Handgelenke	7 „
Ellenbogengelenk	5 „
Schultergelenk	3 „
Hüftgelenk	3 „

Fuß- und Kniegelenk waren demnach bei weitem am häufigsten affiziert.

Zur Illustration des Krankheitsbildes des Erythema nodosum seien hier 3 Photographien mit Auszügen der betr. Krankengeschichten kurz angeführt:

Bei der Abbildung 6 handelt es sich um ein 20 Jahre altes Dienstmädchen Emma Tr., welche am 15. II. zuerst an der l. Tibiakante rötliche Anschwellungen bemerkte, welche in den nächsten Tagen sich noch vermehrten und größer wurden. Zwei Tage später begann der Fuß und der Unterschenkel anzuschwellen und wurde diffus gerötet, 4 Tage später traten die Flecke auch über dem Knie auf und am 23. II. wurde die Pat., welche bisher immer noch gearbeitet hat, in die Klinik aufgenommen.

Daselbst fand sich eine erysipelähnliche diffuse Rötung und ödematöse Schwellung der auf Druck sehr empfindlichen Haut beider Knöchel und Unterschenkelgegenden. Außerdem waren zum Teil nicht recht scharf begrenzte, sich aber doch deutlich von der Umgebung abhebende erhabene und infiltrierte rötliche Flecke von Markstückgröße und noch größer auf beiden Unterschenkeln und Kniegegenden (s. Abb. 6) sichtbar, die Fußgelenke waren geschwollen und bei Bewegungen sehr schmerzhaft. Temperatur 37,9° C.

Auf Atophan gingen die Knoten und die Rötung rasch zurück und hinterließen bläuliche Flecke und Pigmentierungen. Die geringen Temperatursteigerungen dauerten 5 Tage, alsdann war die Temperatur völlig normal und Pat. verließ am 7. III. als geheilt und arbeitsfähig die Klinik.

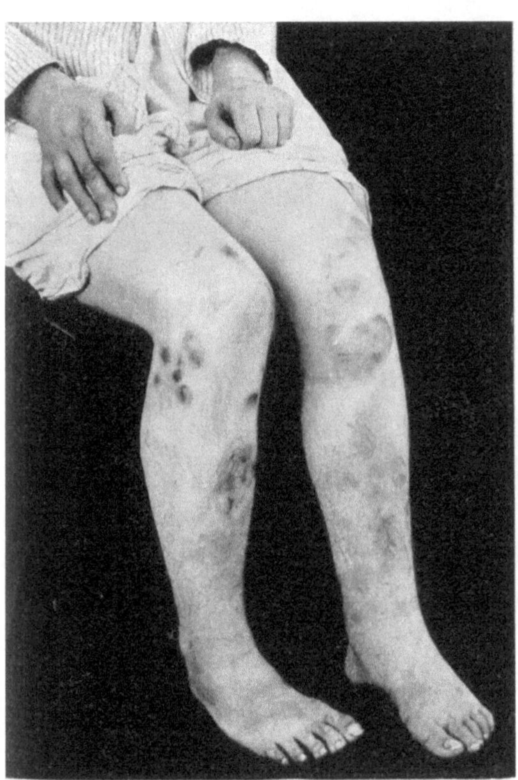

Abb. 6. Erythema nodosum.

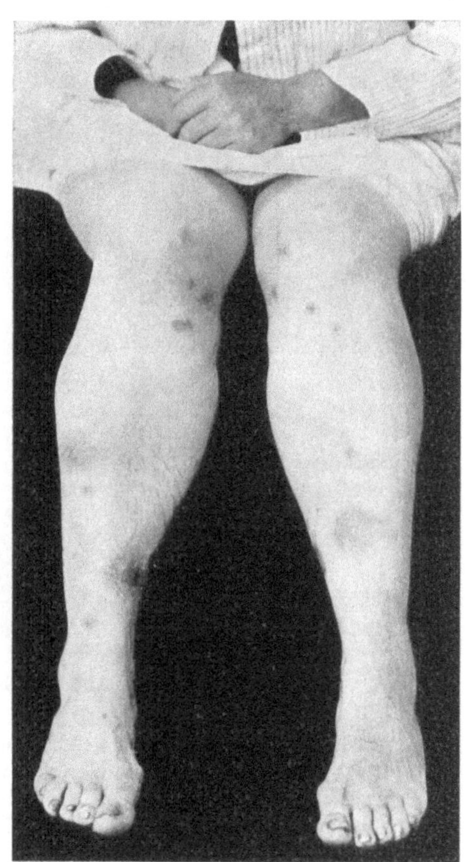

Abb. 7. Erythema nodosum.

Bei der 46 Jahre alten Patientin Auguste K. (s. Abb. 7), welche bereits vor einigen Jahren einen Gelenkrheumatismus durchgemacht hat, war 1 Woche vor der jetzigen Erkrankung eine Angina vorausgegangen, woran sich Schmerzen besonders in den Ellenbogen- und Kniegelenken anschlossen. Ungefähr 8 Tage nach der Halsentzündung traten rötliche, anfangs kleine, dann sich allmählich vergrößernde, sehr schmerzende Schwellungen der Haut der Unterschenkel auf. Nach weiteren 12 Tagen wurde Pat. mit einer Anschwellung der r. Schulter-, Ellenbogen- und Handgelenke in die Klinik aufgenommen. Außerdem waren an den Unterschenkeln, Innenfläche der Knie 2—3 markstückgroße und größere rötliche Infiltrate vorhanden (s. Abb. 7), auch an der Streckseite in der Mitte des r. Unterarms fand sich ein derartiges Infiltrat — Temperatur 38° C., Herz etc. o. B.

Auf Atophan folgte dann allmähliche Besserung, abendliche Temperatursteigerungen bis 37,6° C. waren aber noch 2 Wochen lang vorhanden. Nach dreiwöchigem Aufenthalt in der Klinik konnte Pat. geheilt entlassen werden.

Abb. 8 stellt die Photographie des Unterarms einer 22 Jahre alten Patientin vor, welche am 27. III. mit Schwellung und Schmerzen in den Kniegelenken und leichter Temperatursteigerung erkrankte. Am 16. IV. konnte die Pat. nicht mehr laufen und wurde am 20. IV. in die Klinik aufgenommen.

Bei der Aufnahme bestand 38,7° Temperatur, leichte Schwellung der Kniegelenke. An beiden Unterschenkeln zeigten sich große erhabene, braunrötlich verfärbte, sehr druckempfindliche Infiltrate, vereinzelt solche auch an den Oberschenkeln, außerdem reichlich in der Umgebung der Ellenbogen und etwas weniger reichlich auch an den Unterarmen (s. Abb. 8). Auf Atophan ging die Temperatur in 2 Tagen zur Norm zurück, ebenso die Erythemknoten unter der üblichen Verfärbung in den folgenden Tagen, so daß Pat. am 29. IV. geheilt und arbeitsfähig die Klinik verlassen konnte.

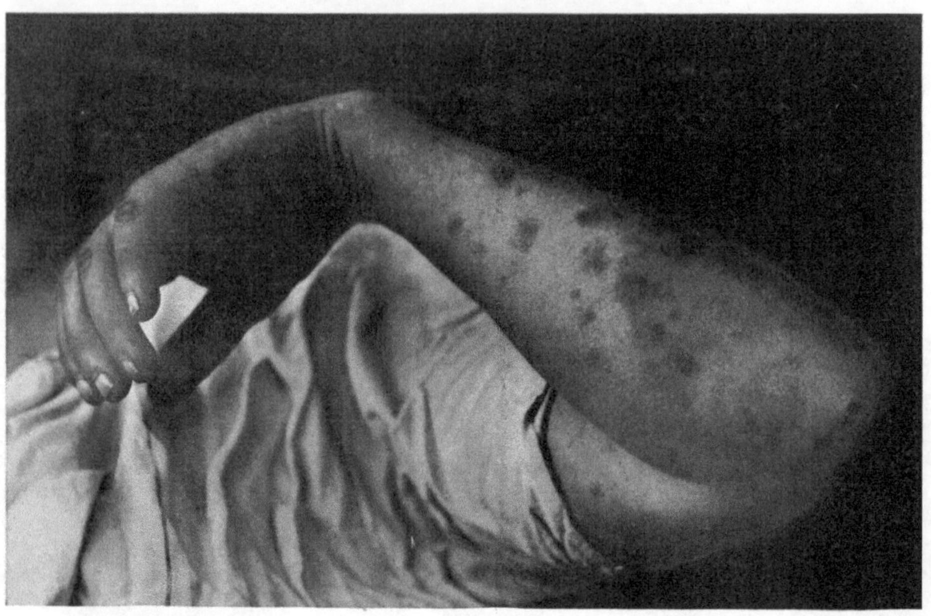

Abb. 8. Erythema nodosum.

Pathologische Anatomie der Erythemformen: Wie bei jeder Entzündung, so findet sich auch in den Hautflecken eine Hyperämie, welche mit einer mäßigen serösen Imbibition der obersten Hautschichten vergesellschaftet ist. Lelior fand in den einfachen Hautflecken ohne sichtbare Hautinfiltration nur eine Erweiterung der Kutisgefäße (der Papillarschicht und der mittleren Kutisschichten) mit geringer Diapedese weißer Blutkörperchen und Blutserum, das keinen Fibringehalt aufwies. In einem etwas weiter vorgeschrittenen Stadium umgeben die Lymphzellen die erweiterten Gefäße manschettenartig; gleichzeitig findet ein Austritt roter Blutkörperchen und etwas Blutserum statt. Nach Neißer bestehen die anatomischen Veränderungen beim Erythema exsudativum multiforme in Gefäßerweiterungen, an welchen die venösen Bezirke wesentlich beteiligt sind, in einer ödematösen Schwellung und mäßigen entzündlichen Auswanderung von Leukozyten. Dazu gesellt sich sehr bald eine Schwellung des Epithels, welche manchmal schon den Eindruck eines Bläschens hervorruft, ehe noch wirkliche Blasenbildung entstanden ist. Die Knoten des Erythema nodosum weisen nach ihm sehr ausgesprochene und weit ins Binde-

und Fettgewebe sich ausdehnende Entzündungserscheinungen auf, in welchen reichliche rote Blutkörperchen vorhanden sind.

Nach Unna handelt es sich bei den Erythemen vorzugsweise um Gefäßerweiterung, Zellproliferation um die Gefäßwände, Emigration und Kutisödem. Beim multiformen Erythem ist speziell der Papillarkörper befallen: Unna nimmt an, daß der infektiöse Keim teils dem subepithelialen Gefäßnetz entlang sich ausbreitet, teils aber auch durch den Lymphstrom in die Saftspalten des Epithels geführt werde. Beim Erythema nodosum fand er, daß das gesamte Gefäßnetz der Kutis und des Kapillarkörpers erweitert und von dicht gedrängten Zellen — teils Bindegewebszellen, teils Leukozyten — eng umgeben ist. Die Leukozyten sind dabei in den Venen an manchen Stellen derartig angehäuft, daß sie den Eindruck weißer Thromben machen. Die Oberhaut nimmt wenig Anteil an dem Prozeß, sie zeigt nur eine gleichmäßig verbreitete Zellschwellung, Verbreiterung der Saftspalten und zahlreiche Mitosen.

Nach Hogler spielen sich die Veränderungen bei dem Erythema nodosum besonders in der Kutis und Subkutis ab. Die streng an die Gefäße sich haltende Entzündung („Zellmäntel" von Unna) besteht mikroskopisch der Hauptsache nach aus Rundzellen und polynukleären Leukozyten, während sich Erythrozyten und noch spärlicher Riesenzellen finden. In den Gefäßen sind keine Thromben noch Bakterien vorhanden, die Intima und Media ist nicht besonders verändert.

Purpuraerkrankungen.

Eine klinische Besprechung verdienen hier die Purpuraerkrankungen der Haut nicht allein wegen ihrer Beziehungen zum akuten Gelenkrheumatismus und den anderen Erkrankungen der hämorrhagischen Diathese, sondern auch zur Sepsis.

Unter „Purpura" verstehen wir Blutungen unter der Haut, welche als Flecke von rötlicher Farbe auf der Haut sich darstellen und unter Purpuraerkrankungen streng genommen nur die idiopathischen Blutfleckenkrankheiten; die bei Infektionskrankheiten, Blut-, Leber- und anderen Krankheiten sekundär in Erscheinung tretenden Hautblutungen werden nicht als Purpuraerkrankungen bezeichnet und gehören nicht hierher.

Ist die Blutung ausschließlich auf die Haut beschränkt, nennen wir sie Purpura simplex; wenn sie gleichzeitig Haut und Schleimhäute, seröse Häute und innere Organe befällt, Purpura haemorrhagica (Morbus maculosus Werlhofii); und wenn sie mit Schmerzen und Anschwellung in den Gelenken einhergeht, wird sie als Peliosis oder Purpura rheumatica bezeichnet.

Ferner unterscheidet man noch eine Peliosis oder Purpura gonorrhoica analog der Peliosis oder Purpura rheumatica, welche durch Gonokokken bedingt ist, eine Purpura abdominalis oder Henochsche Purpura, wenn Haut-Darmblutungen und Gelenkschmerzen vorliegen, eine Purpura urticans (mit Quaddelbildung, wobei das Blut die Epidermis abhebt); eine Purpura fulminans, welche nur mit Hautblutungen einhergeht, sehr rasch und letal verläuft. Sie ist mit größter Wahrscheinlichkeit den septischen Formen zuzurechnen und Litten hat selbst einen solchen Fall beschrieben, bei dem in den Organen bei der Sektion sich reichlich Streptokokken fanden.

Ebenso wie die letztere Form gehören der Skorbut, die Möller-Barlowsche Krankheit, die Segelschiffsberiberi und die Hämophilie wohl in die Gruppe der hämorrhagischen Diathesen, aber nicht zu den eigentlichen Purpuraerkrankungen.

Infolgedessen müssen wir, wenn wir Blutungen auf der Haut sehen, abgesehen von der Einwirkung eines Traumas denken:

1. an sekundäre Blutungen (Infektionskrankheiten, darunter besonders die exanthematischen Erkrankungen und Sepsis; Blutkrankheiten, darunter besonders die Anämie, Leukämie, Pseudoleukämie, ferner Leberkrankheiten, Ikterus, Blutungen im Anschluß an Medikamente wie Jod, Quecksilber, Phosphor usw.);

2. primäre Blutungen. Und unter diesen müssen wir 1. den Skorbut und die Möller-Barlowsche Krankheit nebst der Segelschiffsberiberi, 2. die Hämophilie oder Bluterkrankheit von den 3. eigentlichen Purpuraerkrankungen (dem Morbus maculosus Werlhofii) abtrennen.

Was nun zunächst die letzteren die **Purpuraerkrankungen** oder den Morbus maculosus Werlhofii anlangt, so glauben manche Autoren, als Ursache der Blutungen Verstopfungen der Kapillaren und der kapillaren Venen mit Mikrokokkenembolien nachgewiesen zu haben, in anderen Fällen dagegen ist dieser Nachweis nicht gelungen. Andere nehmen eine infolge von Toxinen eingetretene Veränderung des Blutes selbst oder der Gefäßwandungen, wieder andere eine auf toxischer Basis beruhende Alteration der Gefäßnerven und daraus resultierend einen angioneurotischen Prozeß an. Auch Schreck soll Blutfleckenkrankheit im Gefolge haben, insofern als durch einen vom Zentralnervensystem ausgehenden angioneurotischen Prozeß, also durch eine Alteration der Vasokonstriktoren und der Vasodilatatoren Zirkulationsänderungen im Kapillarnetz mit darauffolgendem Blutaustritt entstehen sollen.

Wilson und andere fanden bei der mikroskopischen Untersuchung von Petechien Amyloidentartung der Kapillaren; jedoch dürfte ein derartiger Befund bei der Purpura simplex und Purpura rheumatica wohl kaum je erhoben werden, da schon wegen der Plötzlichkeit des Auftretens der Hauthämorrhagien eine Amyloidentartung der Gefäßwandungen nicht in Betracht kommen kann (s. später); es wird sich hier wohl nur um schwerere, länger anhaltende, eventuell septische Fälle gehandelt haben.

Ob zymotische Substanzen, Fermente, Ptomaine oder Toxine eine hämorrhagische Diathese erzeugen können, ob dieselben das Blut direkt verändern, und dadurch Verstopfung der Kapillaren hervorrufen, oder ob sie die Gefäßwandung in ihrer Struktur oder in ihrer Funktion für muskuläre und nervöse Apparate affizieren, darüber wissen wir noch nichts Bestimmtes.

Lezerich beschreibt einen Bazillus — Bacillus purpurae —, den er bei Purpuraerkrankungen gefunden haben will, und dessen Überimpfung auf Tiere positiven Erfolg gehabt haben soll. Er will in Schnitten durch kleine Petechien und in Querdurchschnitten durch Kapillargefäße dichte Wucherungen der Purpurabazillen gesehen haben. Lockwood hält ebenso wie Lezerich die Purpura für eine infektiöse Erkrankung, spricht den eben beschriebenen Bazillus für den Infektionserreger und den Infektionsträger an und hält die Purpura simplex und die Purpura rheumatica (Peliosis) usw. für gleiche, nur an Intensität graduell verschiedene Erkrankungen. Neumann u. a. fanden Bakterien wie: Staphylococcus pyogenes aureus und Bacillus pyocyaneus. Dagegen hat Litten bei den Purpurafällen in exzidierten Hautstückchen vergeblich nach Mikroben gesucht, ebenso Dengs und Rommel.

Silbermann konnte durch Infusion von sehr fermentreichem Blut bei Tieren Thrombosen und hyaline Gefäßveränderungen erzeugen, welche durch Diapedese infolge von Wanddehnung zu multiplen Blutungen in den inneren Organen und in der Haut führten.

Daß gerade Kapillargefäße häufig thrombotisch verschlossen werden, wird allgemein auf die in denselben bestehende geringe Geschwindigkeit des Blutstromes zurückgeführt. Die in leichten Fällen vorhandenen Stasen, denen in schwereren Fällen Thrombosen folgen, schädigen die Gefäßwandungen derartig, daß Blutaustritte dann leicht folgen können. Auch sind Thromben, welche durch Verklebung von weißen Blutkörperchen sich gebildet hatten, in feineren Arterien beobachtet worden.

Da bei Tieren eine mit Gelenkschwellung komplizierte Purpura durch Blutdyskrasie experimentell zu erzeugen war, so glaubt Silbermann, daß auch bei der menschlichen Purpura eine primäre Bluterkrankung vorliegen könne. Die Blutungen auf der Haut und den Schleimhäuten und die Gelenkschwellungen erklärt er aus einer primären Blutalteration, welche zu Stromverlangsamung, Stase- und Thrombenbildung, Stauungsblutungen und Nekrosen des Gewebes führt. Silbermann kommt zu dem Schlusse, daß auch die Gefäßwanddegenerationen sekundärer Natur sind, während von v. Kogerer u. a. die Gefäßalteration für das Primäre, die Blutalteration dagegen, d. h. die Thrombosis für das Sekundäre gehalten wird.

v. Kogerer, der in den meisten Fällen eine Gefäßerkrankung für das Primäre hält, nimmt speziell bei der Purpura rheumatica (Peliosis) eine Erkrankung der hauptsächlich im Stratum reticulare der Kutis gelegenen größeren Arterien, dann der Gefäße des Fettpolsters, am wenigsten der subpapillär gelegenen Gefäßschicht an. Leloir, von Recklinghausen u. a. fanden hyaline Degeneration, Verfettung des Endothels und Thrombenbildung und dann wohl zumeist Blutaustritt per Rhexin. Litten dagegen konnte bei seinen Untersuchungen keine Gefäßerkrankungen, sondern nur normale Gefäße, die dann in dem Bereiche des Blutaustritts verschwanden, nachweisen, und es war bei solchen Stellen im Präparate nicht zu erkennen, was aus den Gefäßen weiter wurde.

Unseres Erachtens dürfte es, wie bereits erwähnt, bei den sehr rasch eintretenden und oft ebenso rasch wieder verschwindenden Blutungen, wie sie bei den leichteren und mittelschweren Formen der Purpuraerkrankungen häufig vorkommen, zu einer amyloiden oder hyalinen Umwandlung und Degeneration der Gefäßwandungen (s. o.) wohl gar nicht kommen. Mit viel mehr Wahrscheinlichkeit sind die Blutungen bei den Purpuraerkrankungen auf toxische Einflüsse zurückzuführen wobei sie durch eine Angioneurose infolge eines toxischen Reizes auf die Nerven oder durch eine primäre toxische Blutschädigung entstehen können und, wodurch unter Umständen eine Thrombose, Blutverlangsamung und Stase in dem Kapillarnetz herbeigeführt wird, als deren Folge dann die Blutung per Diapedesin auftritt. Die genannten Gefäßdegenerationen, die Amyloidentartung usw. werden wohl mehr bei chronischen und schwereren Prozessen, wie Marasmus senilis oder Peliosis cachecticorum oder Tuberculosis pulmonum gefunden werden.

Ob es sich bei den im Verlauf des Gelenkrheumatismus in Erscheinung tretenden Purpuraformen in Wirklichkeit um eine infektiöse, pyämische oder toxische Ätiologie handelt, kann vorläufig nicht gesagt und mit Sicherheit entschieden werden. Ein Erreger ist bei den Purpurakranken wie bei dem akuten Gelenkrheumatismus bis jetzt nicht gefunden.

Sollte irgend ein infektiöses Moment die Ursache des akuten Gelenkrheumatismus und der dabei beobachteten Purpuraerkrankungen sein, so könnten sich auch Toxine bilden, die in dem Blute kreisen und dann zu einer ausgedehnten Stasenbildung in den Kapillaren und den kleinen Venen führen. Oder das Blut könnte hierdurch direkt verändert werden, was dann wieder Blutungen veranlassen könnte (s. o). Eine Gefäßschädigung, wenn sie auch anatomisch nicht nachweisbar sein sollte, müssen wir aber in allen Fällen voraussetzen, andernfalls die Blutungen nicht verständlich wären.

Neuerdings wird nun auch ein Teil der Purpuraerkrankungen — wie dies bald bei allen möglichen infektiösen Erkrankungen geschehen ist — in enge Beziehung zur Anaphylaxie gebracht und als anaphylaktische Purpura bezeichnet (Glanzmann). Dafür spricht nach Glanzmann, daß ein Purpuraexanthem durch Zufuhr von artfremdem Eiweiß infolge hierdurch entstehender Bildung von Gift (das ist das sogenannte Anaphylatoxin) erzeugt werden kann. Und zwar stellt sich Glanzmann den Mechanismus der Giftproduktion so vor, daß durch die Einführung des artfremden Eiweißes zuerst die Blutplättchen agglutiniert werden und im Verlauf dieser Agglutination soll es zu einer Proteolyse und damit Bildung von Giften (dem Anaphylatoxin) aus dem körpereignen Eiweiß kommen. Glanzmann glaubt demnach, daß das eigene Körpereiweiß die Muttersubstanz des Anaphylatoxins ist, während Friedberger annimmt, daß das Anaphylatoxin aus dem eingeführten Eiweiß durch den hieraus gebildeten Ambozeptor und Verbindung desselben mit dem Komplement entsteht.

Das sowohl bei den Purpuraerkrankungen wie bei der Serumkrankheit gleichzeitige Vorkommen von Urtikaria, Ödemen, Gelenkschwellungen, Albuminurie u. a. werden von Glanzmann weiterhin als Beweis für die anaphylaktische Natur eines Teiles der Purpuraerkrankungen angeführt. Da nach Glanzmann bei der Entstehung des anaphylaktischen Symptomenkomplexes die Blutplättchen wesentlich beteiligt sind, so werden nach ihm auch bei der „anaphylaktoiden" Purpura — wie er dieselbe bezeichnet wissen und von dem Morbus maculosus Werlhofii abtrennen will — in der Regel eine Vermehrung der Blutplättchen, dagegen bei der schweren, d. i. der auch infektiösen und foudroyanten Form eine Verminderung der Blutplättchen angetroffen.

Während nach Glanzmann die Blutungszeit, die Gerinnungszeit, die Retraktion des Gerinnsels und die Gerinnung des Salzplasmas bei der anaphylaktoiden Purpura nicht gegen die Norm verändert sind, ist im Gegensatz dazu bei dem Morbus maculosus Werlhofii die Blutungszeit verlängert, die Gerinnungszeit normal, das Blut bildet im Glas eine homogene gelatinöse Masse und das Gerinnsel zieht sich von der Wand nicht zurück. Bei dem Morbus maculosus Werlhofii sind fernerhin im Gegensatz zu der „anaphylaktoiden" Purpura die Blutplättchen hochgradig vermindert, weswegen diese Krankheit Frank auch als essentielle Thrombopenie (Blutplättchenmangelkrankheit) bezeichnet.

Zur klinischen Unterscheidung des Morbus maculosus Werlhofii und der rheumatischen oder anaphylaktischen Purpura wird noch angeführt, daß bei der letzteren Form gewöhnlich große Blutungen, dann Schleimhautblutungen aus Nase und Mund, subkutane und intramuskuläre Hämatome usw. bestehen.

Bessau ist der Meinung, daß die Anaphylaxie bei den meisten infektiösen Erkrankungen schon deswegen keine Rolle spielt, weil die antianaphylaktischen Erscheinungen fehlen, was bei einer regelrechten Anaphylaxie sonst die Regel ist. Deswegen möchte Bessau auch diejenigen Purpurafälle, bei welchen die Blutungen scheinbar infektiös bedingt sind, nicht als anaphylaktoide Purpura auffassen. Für die Richtigkeit seiner Meinung spricht, daß Blutungen bei der Anaphylaxie (Serumkrankheit) des Menschen fehlen und außerdem sind die bei der experimentellen Anaphylaxie entstandenen Blutungen durch Veränderungen der Gefäße und nicht durch solche des Blutes hervorzurufen. Nach Glanzmann jedoch können auch bei sicherer Anaphylaxie antianaphylaktische Erscheinungen fehlen, und, da die Symptome wie Purpura, Urtikaria, Erytheme, Gelenkschwellungen und Ödeme bei allen Infektionskrankheiten — und dann auch bei einem rein anaphylaktischen Prozeß — in ähnlicher Weise vorkommen können, so hält Glanzmann es für unwahrscheinlich, daß dies spezifische Endotoxinwirkungen der so verschiedenen Krankheitserreger seien.

Alles zusammengenommen muß der Unparteiische sagen, daß bis jetzt weder bei dem Gelenkrheumatismus noch bei der Purpura und anderen infektiösen Erkrankungen der Beweis geglückt ist, daß wir es mit Anaphylaxieerkrankungen zu tun haben. Einzelne Symptome können vielleicht auf anaphylaktischer Genese beruhen, aber auch hierfür mangelt es zur Zeit noch an absolut sicherem Beweismaterial.

Glanzmann teilt die Purpuraerkrankungen demnach in 2 Gruppen ein, ähnlich wie es schon 1883 Krauß getan hat, welcher die eine Gruppe als eine Art Blutkrankheit auffaßte, insofern dabei ein Schwinden der Blutplättchen bemerkt wird, und bei der zweiten Gruppe an einen embolischen Prozeß denkt, wobei das Blut ganz normal gefunden wird. Diese zweite Gruppe von Purpuraerkrankungen faßt, wie oben bemerkt, Glanzmann als anaphylaktoide auf und stellt ihr die Gruppe des eigentlichen Morbus maculosus Werlhofii gegenüber, bei welcher es zu einer hochgradigen Blutplättchenverminderung kommt.

Dem ist jedoch sofort entgegenzuhalten, daß es auch bei der Glanzmannschen anaphylaktoiden Form Fälle gibt, wo die Blutplättchenzahl vermindert ist, und dies sind die akuten schweren Fälle, welche stets mit einer bedeutenden Verringerung der Blutplättchen einhergehen. Weiterhin ist Klinger und Morawitz beizupflichten, welche den Blutplättchenmangel nicht für die Ursache der Purpura, sondern für ein Parallelsymptom der hämorrhagischen Diathese halten. Und zwar könnte der Blutplättchenmangel eine Schädigung des Knochenmarks bedeuten und dieselbe schädigende Noxe, welche dann die Knochenmarkschädigung hervorgerufen hat, könnte auch eine solche der Gefäße im Gefolge haben, wodurch die letzteren durchlässiger würden und so die Blutung zustande käme. Weiter könnte man aber auch nach Karnelson an eine Milzerkrankung denken, wodurch Stoffe in den Kreislauf kommen, welche den Untergang der Blutplättchen hervorrufen und vielleicht auch noch eine Schädigung der Gefäße herbeiführen. Karnelson glaubt, daß verschiedene Krankheiten mit einer verstärkten thrombozytolytischen Funktion einhergehen und hat gezeigt, daß bei einer an Morbus maculosus Werlhofii leidenden Patientin nach der Milzexstirpation die Thrombozyten am 2. Tage nach der Operation schon von 300 auf 500 000 im Kubikmillimeter Blut gestiegen waren. Allerdings käme bei der Deutung der Folgen der Milzexstirpation in diesem Falle — abgesehen von der thrombozytolytischen Funktion — auch noch eine gleichzeitige Elimination eines die Blutplättchenbildung vor der Exstirpation hemmenden Faktors in Betracht.

Aus allem geht hervor, daß wir bis jetzt noch weit davon entfernt sind, die Purpuraerkrankungen in bestimmte gut charakteristische Gruppen einzuteilen, welche auch den Kliniker zu befriedigen vermögen. Es ist sehr wahrscheinlich, daß verschiedene Krankheitsursachen das den Purpuraerkrankungen eigentümliche Krankheitsbild, eine gleiche Schädigung der Gefäße und hämorrhagische Diathese hervorbringt. Der Standpunkt Littens, daß nur eine Grundursache es ist, welche die hämorrhagische Diathese hervorruft, und daß es sich um gleiche, nur graduell in bezug auf die Intensität verschiedene Erkrankungen handelt, ist unwahrscheinlich.

Purpura rheumatica (Peliosis rheumatica).

Wie bereits bemerkt, hat schon 1836 Schönlein aus der Gruppe der Purpuraerkrankungen eine hämorrhagische Diathese abgesondert und derselben den Namen Peliosis rheumatica (ἡ πελίωσις bedeutet das Unterlaufen mit Blut) gegeben.

Als Charakteristika der Peliosis rheumatica bezeichnet Schönlein:

1. Fiebererscheinungen bei den meisten Kranken. Nach eigenen Beobachtungen können wir dies nur teilweise bestätigen, da bei unseren Fällen nur ab und zu leichte Temperaturerhöhungen vorhanden waren, die meisten Fälle dagegen fieberlos verliefen.

2. Alle krankhaften Erscheinungen im Munde sollen fehlen. Nach unserer Erfahrung finden sich öfter Mandel- und Rachenentzündungen und Schwellungen, aber keine Zahnfleischblutungen.

3. Die Form und Größe des Exanthems: Die Flecken sind klein, fließen nie zusammen und sind hellrot. Wir haben aber auch größere Flecke konstatieren können, ebenso Konfluieren mit allerlei Farbennuancen.

4. Das Vorhandensein von Gelenkaffektionen. Schönlein gibt differential-diagnostisch an, daß bei der Purpura haemorrhagica Gelenkaffektionen überhaupt nicht vorkommen, während sie bei Purpura rheumatica vorhanden seien. Wie aber schon erwähnt, können sich unserer Erfahrung nach Gelenkaffektionen nicht nur bei der Peliosis rheumatica, sondern bei jeder Art von hämorrhagischen Erkrankungen hinzugesellen.

So haben wir unter 14 Fällen von ausgesprochener Purpura haemorrhagica aus den Jahren 1905—1911 7 Fälle mit Gelenkschwellungen und 9 Fälle mit Gelenkschmerzen feststellen können.

Es lassen sich demnach Schönlein u. a. symptomatologisch teils durch die Konfiguration, teils durch die Lokalisation (ob Haut oder Schleimhaut) in der Diagnosenstellung weit mehr beeinflussen als es nach unseren Beobachtungen richtig ist.

Von der Krankheit werden meist Personen zwischen 16 und 40 Jahren, also mehr jugendliche, und zwar häufiger männliche Individuen befallen. Unter 92 Kranken waren 68 männlichen und nur 24 weiblichen Geschlechts. Und zwar handelt es sich meist um anämische, bleichsüchtige und schwächliche Individuen; doch erkranken auch Menschen im besten Ernährungszustand und in den besten hygienischen Verhältnissen.

Gar nicht so selten ging der Erkrankung ähnlich wie bei dem Gelenkrheumatismus eine Mandelentzündung voraus, was auf die engen verwandtschaftlichen Beziehungen der beiden Krankheiten wieder hinweist.

Die häufigsten Erkrankungen kamen bei uns in den Monaten August, September und im Dezember vor. In den warmen Monaten finden wir aber auch eine recht beträchtliche Anzahl von Erkrankungen. So fallen 45 unserer Erkrankungen auf den Monat Januar, 43 auf Februar, 44 auf den Mai und 41 auf Juni. Es sind demnach Kälte und Nässe wohl fakultative aber keine obligaten Vorbedingungen der Erkrankungen.

Die zumeist bei den Purpuraerkrankungen befallenen Gelenke waren, wie die beistehende Tabelle zeigt, Knie-, Fuß- und Handgelenke. In 16 unter 92 Fällen waren alle Gelenke frei.

Es waren erkrankt:

Kniegelenke	59 mal
Fußgelenke	52 „
Handgelenke	13 „
Ellenbogengelenke	4 „
Schultergelenke	2 „
Fingergelenke	1 „
alle Gelenke	1 „
kein Gelenk	16 „

Ganz regelmäßig wurde von uns und anderen zugleich mit dem Auftreten der Hämorrhagien eine Abnahme der Schmerzen in den Gelenken etc. bemerkt.

Was die Verteilung der Hämorrhagien auf die Haut der Patienten anlangt, so wurden bei unseren Fällen die unteren Extremitäten am häufigsten befallen, und hiervon wieder die Unterschenkel häufiger als die Oberschenkel, dann die oberen Extremitäten, und hiervon wieder der Unterarm häufiger als der Oberarm, dann Rumpf, am seltensten das Gesicht.

Hämorrhagien fanden sich an:

Unterschenkeln	85 mal
Oberschenkeln	51 „
Unterarmen	17 „
Oberarmen	12 „
Rumpf	7 „
Gesicht	3 „
ganzer Körper mit Extremitäten	3 „
Brust	2 „
Schultern und Rücken	1 „

Im übrigen sieht man bei der Anordnung und Verteilung des Ausschlages auf der Haut verschiedentlich eigenartige Erscheinungen. So zeigten sich bei einem Patienten nach Auflegen einer Eisblase auf die Herzgegend am nächsten Morgen an dieser Stelle zahlreiche Petechien und Hämorrhagien infolge der Kälteeinwirkung. Bei einem Mädchen war bei einem allgemein verbreiteten starken Petechienausschlag gerade die Stelle, an welcher die Strumpfbänder saßen, am wenigsten befallen (Druckwirkung) usw.

Die Größe der einzelnen hämorrhagischen Herde auf der Haut ist sehr verschieden; sie können stecknadelkopf-, zehn-, fünfmarkstück- bis handtellergroß sein, je nachdem sie einzeln stehen oder konfluieren.

Auch die Beschaffenheit der einzelnen Herde und Herdchen ist sehr verschieden; die einen sind mehr erhaben knötchenförmig, wenn die betreffende Stelle infiltriert ist; andere sind bläschenartig, wenn die Epidermis durch die Blutung abgehoben ist, und erscheinen dann mehr als Quaddeln. Bei größeren Hämorrhagien ist das Zentrum öfter blaß, der Hof stärker hämorrhagisch; bei den kleineren Blutflecken umgekehrt, das Zentrum mehr hämorrhagisch, der Hof blasser. Es sind überhaupt alle möglichen Farben vertreten, je nachdem es sich um frischere oder ältere Eruptionen handelt; sie erscheinen dann in den Farbennuancen dunkelrot, bläulichrot, blaugrün, gelblich usw. Das Zahnfleisch haben wir meist normal gefunden (exklusiv 9 mal unter 89 Patienten, s. u.), überhaupt haben gewöhnlich Blutungen der Schleimhäute und inneren Organe gefehlt.

Bei einem unserer Fälle handelte es sich um öfter rezidivierende Pusteln, umgeben von einem roten Hofe; die Pusteln trockneten schließlich zu gelblichbräunlichen Borken ein. Auch handtellergroße Verfärbungen am Unterschenkel, hirsekorn- bis zweipfennigstückgroße diffuse rote bis livide verfärbte Fleckchen am Knöchel, gelblich-schwärzlich verfärbte fünfmarkstückgroße Stellen, Blutfleckchen auf diffus grünlich verfärbtem Untergrund am Unterschenkel haben wir bei verschiedenen Fällen beobachtet. Außerdem finden sich neben den Hämorrhagien sehr oft einfache kleinere und größere Hyperämien der Haut.

Fieber kann, wie bereits erwähnt, bei der Peliosis (Purpura rheumatica) öfter fehlen, oder es sind nur geringe Temperaturerhöhungen da. Im allgemeinen steht die Intensität der Gelenkaffektion in direkter Proportion zur Höhe des Fiebers. So ist sehr häufig bei der P u r p u r a s i m p l e x Fieber nicht vorhanden, bei der P u r p u r a r h e u m a t i c a ist nach unseren Beobachtungen durchschnittlich die Hälfte ganz fieberlos und von der anderen Hälfte zeigt der größere Teil nur geringe Temperaturerhöhung.

Es hatten Temperaturen zwischen:

37° —37.5° C = 23 Fälle		Summa 49 Fälle
37.5°—38° C = 22 „		
38° —39° C = 3 „		
über 39° C = 1 „		
37° und unter 37° C 43 Fälle,		

also 49 Fälle mit Fieber und 43 Fälle ohne Fieber.

Bei der **Purpura haemorrhagica** findet sich öfter höheres Fieber, was auch nach unseren Beobachtungen der Fall ist.

Unter unseren 19 Patienten hatten eine Temperatur von:

	36—37° C	= 4	Fälle
	37—38° C	= 5	„
über	38—39° C	= 3	„
über	39 C	= 7	„

also unter 19 Fällen war 10 mal hohes Fieber vorhanden. Bei Purpura fulminans (eigentlich nicht hierher gehörig, s. o.) besteht noch stärkeres Fieber, es sind 40° C und mehr beobachtet worden.

Die **Krankheitsdauer** der an Purpura rheumatica Erkrankten wird sehr verschieden angegeben. Bei unserem Materiale betrug dieselbe bei 89 Fällen durchschnittlich ca. 31 Tage, bei 15 Fällen schwankte sie zwischen 80 und 150 Tagen, und zwar handelte es sich bei den langandauernden Fällen zumeist um Rezidiverkrankungen.

Nun wurde von **Litten** behauptet, daß immer zuerst die Hämorrhagien und danach die übrigen Symptome und vor allem Gelenkbeschwerden und andere Komplikationen erscheinen.

Bei unseren Patienten traten zuerst Hämorrhagien in 10, zuerst Gelenkerscheinungen (Schwellungen oder Schmerzen) in 57 Fällen, Hämorrhagien und Gelenkerscheinungen gleichzeitig bei 10 Patienten auf; bei den übrigen 15 Fällen konnte nichts Sicheres über die zeitliche Folge eruiert werden. Es dürfte aus unserer Statistik demnach deutlich hervorgehen, daß nicht, wie **Litten** annimmt, die Hämorrhagien, sondern die allgemeinen Erscheinungen, vor allem die Gelenkaffektionen den Hämorrhagien vorauszugehen pflegen. Jedoch sind die zeitlichen Unterschiede nicht groß. Es handelt sich in den meisten Fällen um 1—2 Tage, oft nur um mehrere Stunden.

Eine auffallende Neigung zu Rezidiven vorausgegangener früherer Gelenkrheumatismen zeigten unsere an Purpura rheumatica Erkrankten. So traten bei einem unserer Purpurakranken alle 2 Monate abwechselnd Arm-, Beinschmerzen, Gelenkschwellung und Hämorrhagien nacheinander in Perioden auf. Ein anderer Patient bekommt seit 4 Jahren immer im Frühjahr regelmäßig 4 Wochen anhaltende Purpura.

Von **Komplikationen** der Purpura rheumatica sind vor allem solche des Herzens zu erwähnen. Wir fanden unter 89 Fällen 22, welche zugleich eine Endo-, zum Teil mit Perikarditis kombiniert, durchmachten, woraus sehr deutlich wieder die verwandtschaftlichen Beziehungen der Purpuraformen speziell der Purpura rheumatica zum akuten Gelenkrheumatismus erkennbar sind. Aber doch muß hervorgehoben werden, daß Entzündungen des Endokards und der serösen Häute nicht so häufig und nicht in so hohem Grade als bei unseren an Gelenkrheumatismus erkrankten Patienten vorgekommen sind. Es fehlen die schweren endokardialen Komplikationen, die ganz schweren Gelenkerscheinungen und die beim akuten Gelenkrheumatismus so häufig vorkommenden lästigen Schweiße.

Von anderen Komplikationen bei unserem Materiale seien noch Zahnfleisch blutungen und -Schwellungen in 9 Fällen (von 89), Lymphdrüsenschwellungen in 4 Fällen, Erysipel bei 2 Fällen, Eiweißbefund im Urin in 8, ferner öfter heftige Leibschmerzen (durch Darmblutungen?), überhaupt Darmerscheinungen, Blutbrechen, Magenerscheinungen genannt.

Die letztgenannten zeigen wieder deutlich, daß die Purpura rheumatica nicht eine Krankheit sui generis ist, sondern zur großen Gruppe der Purpuraformen gehört, deren Übergänge überall erkennbar sind.

Im allgemeinen ist der klinische Verlauf der Purpura rheumatica als leicht zu bezeichnen und nur sehr wenige Fälle enden letal. Alle jene Fälle, welche letal enden, gehören mit Wahrscheinlichkeit nicht hierher, sondern zumeist in die Gruppe der Purpura rheumatica (Werlhof) oder sind den septischen Erkrankungen zuzurechnen. Bei den Sektionen werden an den Gelenken im allgemeinen keine gröberen Veränderungen gefunden.

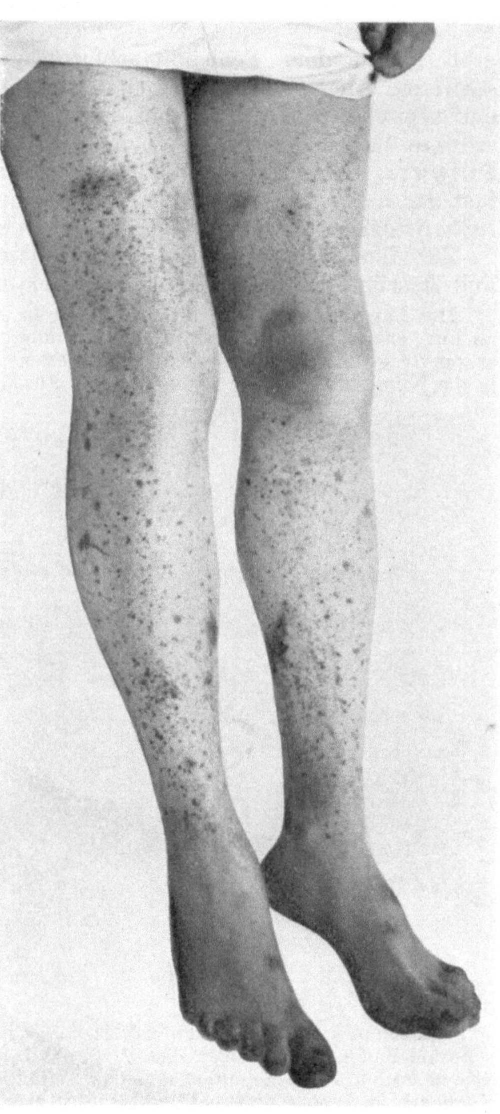

Abb. 9. Purpura rheumatica.

In der Literatur sind nur ganz wenige Fälle — nach Litten — nur ein einziger Sektionsbefund von sogenannter „reiner Peliosis rheumatica" aus der Traubeschen Klinik beschrieben worden. Hier fanden sich an den Gelenken ähnliche Veränderungen wie beim akuten Gelenkrheumatismus und beim Tripperrheumatismus. Es zeigte sich eine sehr starke feine dunkelrote Injektion der Ligamenta cruciata und des Gelenkinnern und eine solche der ganzen Gelenkkapsel nebst gallertartiger Schwellung derselben.

Ferner sind von Sektionsbefunden in der Literatur erwähnt: ein blutarmes gedunsenes Aussehen, zahlreiche hämorrhagische Fleckchen, welche das postmortale livide Kolorit des veränderten Blutfarbstoffes angenommen haben, Blutungen auf Schleimhäuten und serösen Häuten, Bronchien, Darm, Nierenbecken, Ureteren, Blase, kleinere Ekchymosen, zum Teil größere Ergüsse mit blutigem Charakter in die serösen Höhlen, parenchymatöse Blutungen in Leber, Niere, ferner ab und zu Milzvergrößerungen, auch mit Infarktbildung und Nebennieren-infarktbildung; Schwellung der Payerschen Plaques und Mesenterialdrüsen. Ebenso hat man im Knochenmark, Endokard, Gefäßintima und Neurolemm Blutaustritte gefunden. Alle diese Befunde scheinen jedoch mehr der Purpura haemorrhagica und septischen Formen als der Purpura rheumatica anzugehören.

Überhaupt existiert eine scharfe Grenze zwischen der Purpura rheumatica und Purpura haemorrhagica (oder Morbus maculosus Werlhofii) nicht, so daß die Schönleinsche Peliosis rheumatica streng genommen als selbständige Krankheit nicht aufgefaßt werden kann. Auch Scheby-Buch kommt auf Grund zahlreicher Fälle zu dem Ergebnis, daß die Gelenkaffektion nicht allein für Peliosis rheumatica charakteristisch ist, sondern auch bei ausgesprochenen Fällen von Purpura haemorrhagica und bei Übergangsformen vorkommt.

Denkt man sich im Krankheitsbilde der Purpura rheumatica die Gelenkerscheinungen nur wenig oder gar nicht vorhanden, die Blutungen auf der Haut größer, außerdem Schleimhautblutungen und Blutungen innerer Organe, schwerere Allgemeinerscheinungen, Gehirnsymptome usw. hinzu, so hat man das typische Bild des Morbus maculosus. Und entwickeln sich nun noch schwere Magen-Darmerscheinungen, so spricht man von der Henochschen Purpura. Diese schweren Purpuraerkrankungen unterscheiden sich klinisch fast gar nicht von den septischen Formen, und es sind bis jetzt bei ihnen bakteriologisch keine Bakterien nachgewiesen.

Zur Illustration der Purpuraerkrankungen seien hier einige Abbildungen und Auszüge der betr. Krankengeschichten angeführt:

Der Pat. der Abbildung 9, Paul S., ist 40 Jahre alt, Anstreicher, war früher einmal an Lungenentzündung und Brustfellentzündung längere Zeit krank gewesen. Mitte Januar erkrankte er mit rheumatischen Schmerzen in den Beinen, 10 Tage vor der Aufnahme in die Klinik traten Fieber, Husten, rote Flecken an den unteren Extremitäten auf.

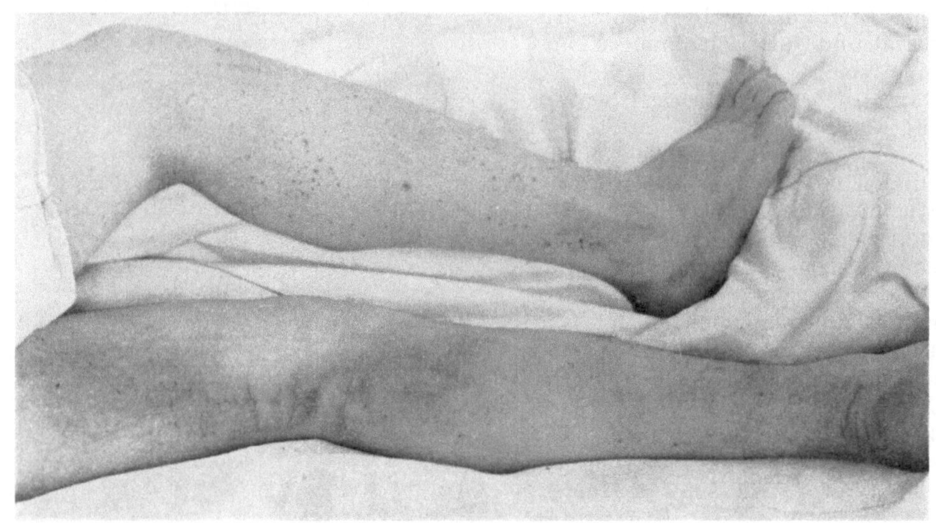

Abb. 10. Purpura rheumatica.

Aufnahme in die Klinik am 20. II. Daselbst fanden sich auf der Haut der Unterschenkel und auch der Oberschenkel (s. Abb. 9) reichliche kleine blutrote Flecke. Die beiden Knie-, Fuß-, Schulter- und das l. Handgelenk sind geschwollen, gerötet, bei Bewegungen äußerst schmerzhaft und fühlen sich wärmer an als die sie umgebende Haut. Daneben sind an den Füßen und auch an einem Kniegelenk und Unterschenkeln flächenhaft ausgedehnte, blaurot und gelblich verfärbte Stellen, deren Farbe an den Rändern besonders ins grün-gelblich-grüne übergehen, sichtbar. Auch am l. Oberarm finden sich solche verfärbte Stellen, aber in geringer Anzahl. Daneben besteht eine leichte Infiltration im r. Oberlappen der Lunge, Temperatur 39,2° C. — Mundschleimhaut etwas aufgelockert, Gebiß stark defekt, kein Bleisaum.

Die Temperatur geht in den nächsten Tagen etwas herunter und ist nach 7 Tagen wieder normal. Ebenso verschwinden sehr bald die Lungenerscheinungen bis auf einen leicht kürzeren Perkussionsschall links gegenüber rechts. Die Gelenke schwellen ab und werden wieder frei beweglich, die Purpuraflecke verfärben und hinterlassen Pigmentierungen und am 19. III. verläßt Pat. wieder die Klinik.

Die Abbildung 10 stellt die Purpura rheumatica bei dem 45 Jahre alten Platzarbeiter Johann Sch. dar, welcher bereits 20 Jahre und 1 Jahr vor der jetzigen Erkrankung je einmal an Gelenkrheumatismus erkrankt war. 14 Tage vor seiner jetzigen Aufnahme in die Klinik bekam er Schmerzen im l. Knie und l. Unterschenkel, darauf auch im r. Knie und r. Unterschenkel. Alsdann traten rote Flecken im Bereiche der Schmerzstellen auf. Aufnahme in die Klinik am 18. V.

Daselbst bestehen Hautblutungen an den unteren Extremitäten (s. Abb. 10), Schmerzen und leichte Schwellung der Fußgelenke und des l. Kniegelenkes, Temperatur 38,1.

Die Blutungen, Gelenkanschwellungen und erhöhten Temperaturen verschwinden in den nächsten Tagen, doch klagt Pat. noch längere Zeit über Schmerzen in verschiedenen Gelenken, weswegen er erst am 19. VII. aus der Klinik entlassen werden konnte.

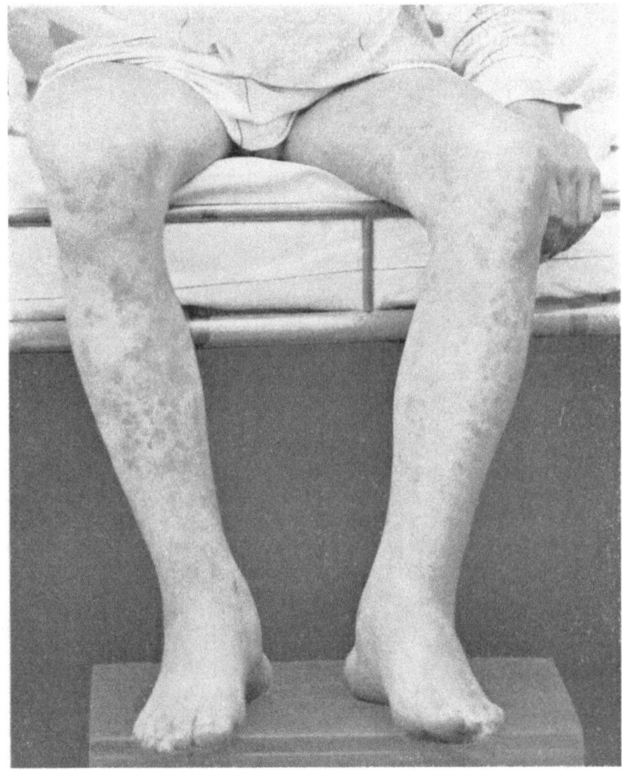

Abb. 11. Purpura rheumatica.

Die Abbildung 11 stammt von einem 19jährigen Arbeiter Richard S., welcher seit seinem 15. Lebensjahr jedes Jahr 1—2mal Gelenkrheumatismus durchgemacht hat. Am 1. III. fiel dem Pat. ein Korb mit Briketts auf beide Unterschenkel und schon am nächsten Tage traten Schwellung der Fußgelenke, Knie und Schmerzen auf, denen sich dann noch eine Schwellung der Weichteile der Füße und Unterschenkel bis zu den Knien hinauf hinzugesellte. Am 13. III. erschienen an beiden Beinen zahlreiche rote Flecke und am 15. III. wurde Pat. in die Klinik aufgenommen.

Daselbst fand sich, abgesehen von einer alten Mitralinsuffizienz eine ödematöse Schwellung der unteren Extremitäten bis oberhalb der Knie. Knie- und Fußgelenke beträchtlich geschwollen, schmerzhaft, zahlreiche bohnen- bis talergroße rundliche und auch unregelmäßig geformte Hauthämorrhagien an den Unterschenkeln (s. Abb. 11), einzelne auch an den Oberschenkeln und Füßen, Temperatur 38,8° C.

Das Fieber zeigte alsdann einen intermittierenden Verlauf mit morgendlichen Steigerungen: dauerte 6 Tage lang; die Gelenkschwellungen gingen sehr bald zurück, die Hämorrhagien blaßten ab und am 30. IV. verließ Pat. geheilt die Klinik.

Die Abbildungen 12 u. 13 stammen von einer 19jährigen Patientin Marta St., welche 8 Tage vor ihrer Aufnahme in die Klinik mit Kopfschmerzen erkrankte, zu denen 2 Tage später geschwollene Füße und rote Flecken an den Unterschenkeln hinzukamen. Vor 3 Tagen erschienen noch rote Flecken im Gesicht und oberen Extremitäten.

Bei der Aufnahme in der Klinik waren fast überall am Körper Purpuraflecke vorhanden (s. Abbildung der Arme). Dieselben waren stellenweise leicht erhaben und machten an Unterschenkeln den Eindruck von Erythema nodosum. Das Fieber war recht hoch (bis 39,9°) und hielt vom 28. III. bis 28. IV. in unregelmäßiger Weise an. Wiederholte bakteriologische Blutuntersuchungen fielen negativ aus. Auffallend war ein relativ großer Milztumor, der noch einige Zeit nach Aufhören des Fiebers nachzuweisen war. Während der Fieberperiode erfolgten zweimal Rezidive, resp. Nachschübe von Purpuraflecken. An Herz und Schleimhäuten waren keine Veränderungen nachzuweisen.

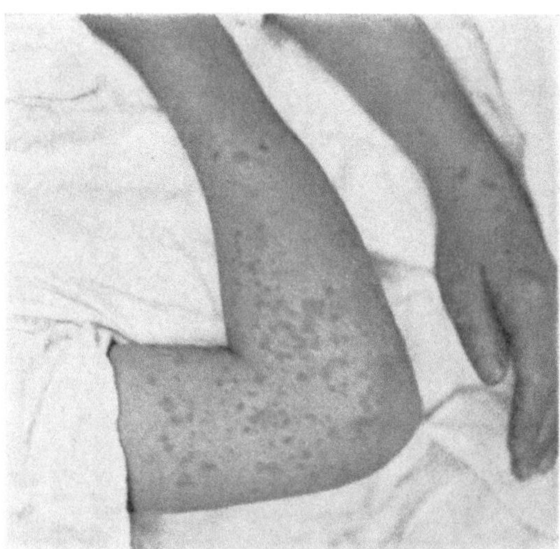

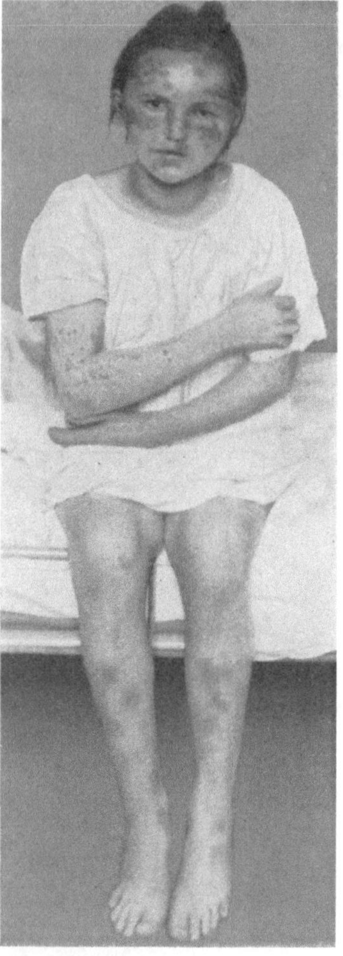

Abb. 12 und Abb. 13. Purpura rheumatica und Erythema nodosum, zugleich bei einer Patientin.

Als ein weiteres Beispiel einer Purpura rheumatica mit Polyarthritis rheumatica und Endocarditis mitralis möchte ich die Abbildung 14 mit einem Auszug aus der Krankengeschichte des Patienten hier anführen:

Arthur K., $8^3/_4$ Jahre alt, Schneiderssohn, erkrankte 4 Wochen vor seiner Einlieferung in die medizinische Klinik an Schmerzen und Schwellung der Fußgelenke. Ungefähr 3 Wochen später traten rötliche Flecken an der Haut beider Beine auf, welche später sich auch an den Armen und Händen zeigten, an Größe sodann zunahmen und woraus seit 2 Tagen an den Händen sich Blasen bildeten.

Bei der Aufnahme in die Klinik am 18. III. handelt es sich um einen recht blassen, mageren Jungen von schlechtem Aussehen. Auf der Haut der Nase, Lippen, Wangen, des Ohres, besonders auf den Streckseiten der Unterarme (r. u. l.) und Hände (s. Abb. 14), weniger am Rumpfe und unteren Extremitäten finden sich kleine, stecknadelkopfgroße, meist jedoch größere, teilweise konfluierende und dann bis handtellergroße Hauthämorrhagien. In der Mitte erscheinen dieselben mißfarben schwärzlich infolge einer unter der

Haut befindlichen dunklen Flüssigkeit (Blutblasen), der Rand der Flecken ist mehr hellrot und undeutlich begrenzt. Das r. Handgelenk ist geschwollen und bei Bewegungen schmerzhaft, auch der ganze r. Arm erscheint geschwollen. Puls sehr rasch (152), Temperatur 37,3° C.

In der Folgezeit heilen die Blutblasen bis 10. IV., die Temperatur ist unregelmäßig, aber nur gering erhöht, es kommt dann noch zu einer Albuminurie und zu den Erscheinungen einer Insuffizienz der Mitralklappe (systol. Geräusch, Verstärkung des 2. Pulmonaltones, Vergrößerung des Herzens nach rechts und links). Am 29. V. verläßt Pat. wieder die Klinik.

Bei der Pat. der Abbildung 15 handelt es sich um eine Purpura (Morbus maculosis Werlhof.) ohne Gelenkerscheinungen bei einem $11^1/_2$jährigen Mädchen, in deren Familie keine Bluterkrankung vorgekommen ist, welche früher außer Masern stets gesund war. Am 18. I. erkrankte sie plötzlich an Hautblutungen an den Schultern und Händen, am

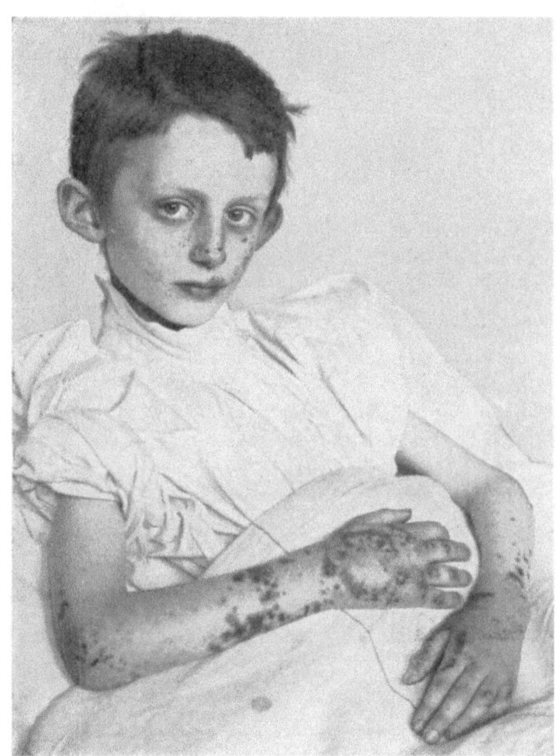

Abb. 14. Purpura rheumatica, Polyarthritis rheumatica, Endocarditis valvulae mitralis.

19. I. traten Flecken am ganzen Körper, am 20. I. unstillbares Nasenbluten auf. Die Nahrung war bisher reichlich und nicht einseitig. Am 21. I. wurde Pat. in die Klinik aufgenommen.

Pat. zeigt daselbst eine blasse Hautfarbe, leidlich guten Ernährungszustand; der ganze Körper, auch der behaarte Kopf, ist mit stecknadel- bis linsengroßen Blutungen übersät (s. Abb. 15). Blutung aus dem r. Nasenloch, auch auf der Mitte der Zunge eine pfennigstückgroße hämorrhagische Stelle, Petechien auf den Lippen, keine Gelenkerscheinungen, keine Drüsenschwellungen, im Urin kein Blut, aber im Kot positive Blutreaktion. Am Herzen ein systolisches akzidentelles Geräusch, 50% Hämoglobin, 14 100 weiße Blutkörperchen, 70% Leukozyten, 13% große und 9% kleine Lymphozyten, 4% Übergangsformen, 2% Eosinophile, 2 880 000 rote, Temperatur 38° C.

Über den Krankheitsverlauf möchte ich hier nur berichten, daß die Temperatur in den nächsten Tagen noch bis 39,5° C anstieg, dann aber herunterging; die Purpuraflecken blaßten ab und Pat. stand am 1. II. auf. Nach 2 Tagen setzte aber wieder Fieber ein, welches sehr unregelmäßig war und lange Zeit anhielt. Es kamen Infiltration im r. Unterlappen, aufgetriebener Leib etc. hinzu und es bestand längere Zeit der Verdacht auf bestehende Mesenterialdrüsentuberkulose. Im Auswurf wurden nie Tuberkelbazillen gefunden und Pat. verließ am 29. VII. noch nicht gänzlich geheilt die Klinik.

Zur Illustration dafür, daß die Hautblutungen sehr häufig auch bei Scorbut eine ähnliche Anordnung und Konfiguration wie bei der Purpura rheumatica usw. haben können, dient die Abbildung 16, welche von einer 61 jährigen Wirtschafterin, die in der letzten Zeit vor ihrer Erkrankung sehr einseitig lebte und sich der Hauptsache nach nur von Brot und

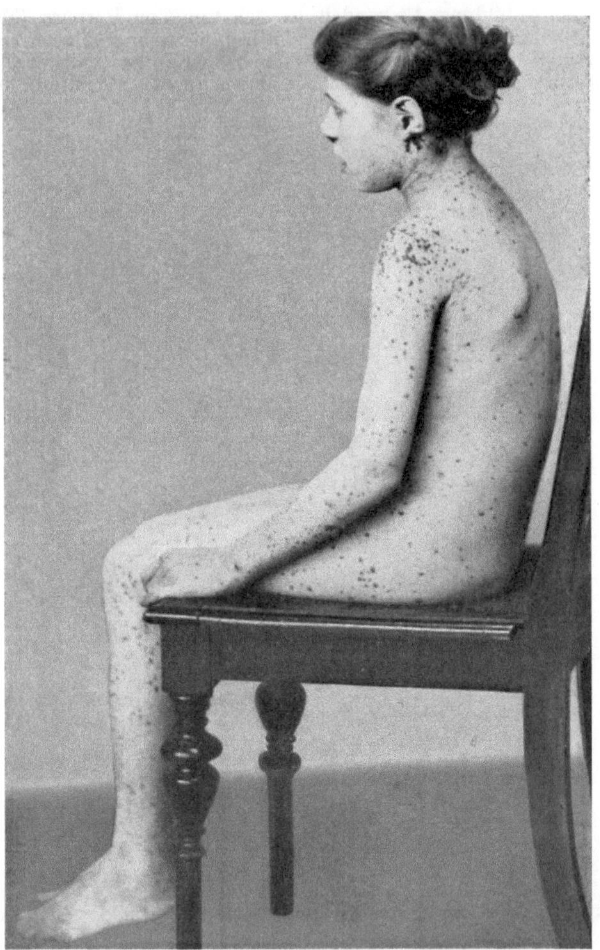

Abb. 15. Purpura (Morbus maculosis Werlhof.).

Kaffee ernährte. Sie verlor dann ganz den Appetit, bekam 6 Tage vor der Einlieferung in die Klinik Blutungen aus dem Mund und Zahnfleisch, zu denen sich dann noch Blutflecken der Haut des Körpers hinzugesellten.

Bei der Aufnahme in der Klinik war Pat. sehr elend, anämisch. An der Schleimhaut der Zungenspitze, an der Grenze vom harten zum weichen Gaumen, am gesamten Zahnfleisch und an der Schleimhaut der Unterlippe fanden sich bis bohnengroße Blutextravasate, zum Teil auch Ulzerationen mit nekrotischen schmierigen Schleimhautstücken. An der Haut des Stammes, ganz besonders aber an den unteren Extremitäten (s. Abb. 16), sind zahlreiche kleine und größere Hämorrhagien der Haut vorhanden. Auch Blutungen in der Retina erkennbar. Pat. lebt nur noch einen Tag in der Klinik und starb dann an Herzschwäche.

Die Abbildung 17 rührt von einem 31jährigen Kellner her, welcher mit 30 Jahren einen Tripper akquiriert hatte, der bis jetzt noch nicht geheilt ist. Er bekam Schmerzen in den Knie- und Fußgelenken, Anschwellung derselben und wurde am 15. IV. in die Klinik aufgenommen. Bei der Aufnahme bestand, abgesehen von der alten Gonorrhoe, eine ödematöse Schwellung und Versteifung des l. Kniegelenks, starke Schmerzen daselbst und in

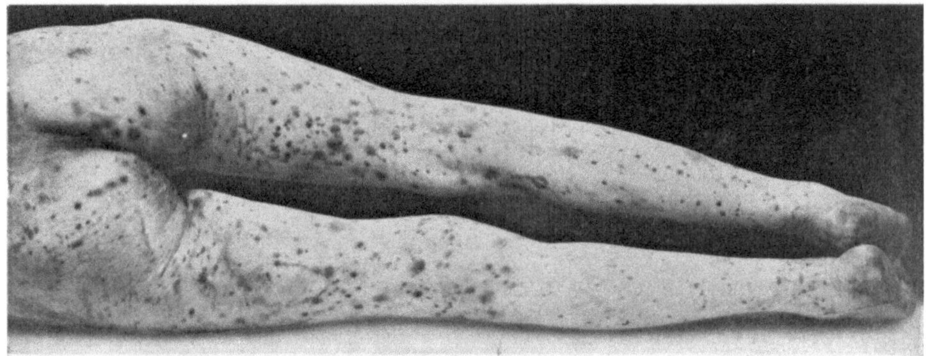

Abb. 16. Scorbut.

beiden Fußgelenken. Weiter fanden sich Hautblutungen (s. Abb. 17) an den Zehen und an den distalen Teilen beider Füße. Temperatur 37,3.

Die Hautblutungen verschwanden langsam, erhöhte Temperaturen waren im Verlaufe der Erkrankung nie vorhanden; die Gelenkbeschwerden besserten sich, auf subkutane Arthigoninjektion Fiebersteigerung auf 39° C. Da Komplikationen von seiten der gonorrhoischen Entzündung der Harnröhre (Striktur) auftraten, erfolgte am 24. V. die Verlegung des Pat. auf die Abteilung für Geschlechtskranke.

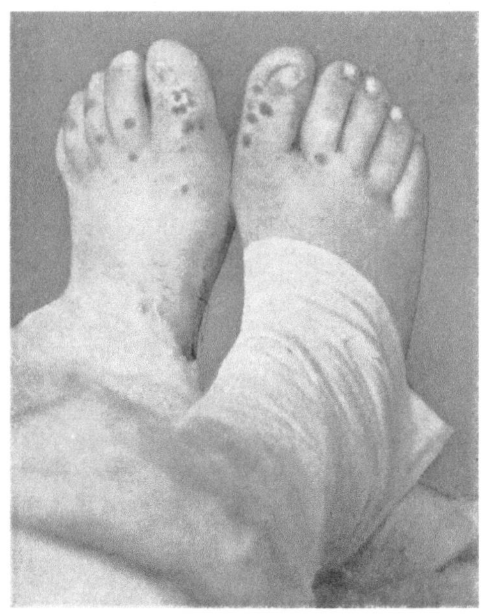

Abb. 17. Purpura gonorrhoica.

Die Abbildungen 18 und 19 stammen von einem 9jährigen Jungen, welcher an einer Purpura septica litt und bei welchem die Diagnose Sepsis auf Grund des ganzen Krankheitsverlaufs, der ganz andersartigen Lokalisation der Hauthämorrhagien, der tiefgehenden Ulzerationen dieser Hauthämorrhagien gestellt werden mußte, trotzdem das Blut bei der bakteriologischen Untersuchung als steril befunden wurde.

Fünf Tage vor der Aufnahme in die Klinik traten bei dem sonst gesunden Jungen unter Schmerzen rote Flecke auf der Haut der unteren Extremitäten auf, 1 Tag vor der Aufnahme kamen Leibschmerzen, Durchfälle, starker allgemeiner Kräfteverfall hinzu.

Bei der Aufnahme in die Klinik am 7. I. bestand sehr schlechtes Allgemeinbefinden, Augen tiefliegend, eingefallen, kollapsähnlicher Zustand, starke Blässe der Haut und Schleimhäute. Auf den Wangen, Ohrmuscheln, an den Schultergelenksgegenden, Oberarmen, Ellenbogen, Füßen bestehen kleine und größere, zum Teil konfluierende frische und auch zum kleinen Teil etwas ältere Hauthämorrhagien von ganz unregelmäßiger Gestalt (s. Abb. 18 und 19). Am Herzen keine Endokarditis nachweisbar, Puls sehr klein frequent, das Abdomen sehr druckempfindlich, nicht vorgewölbt.

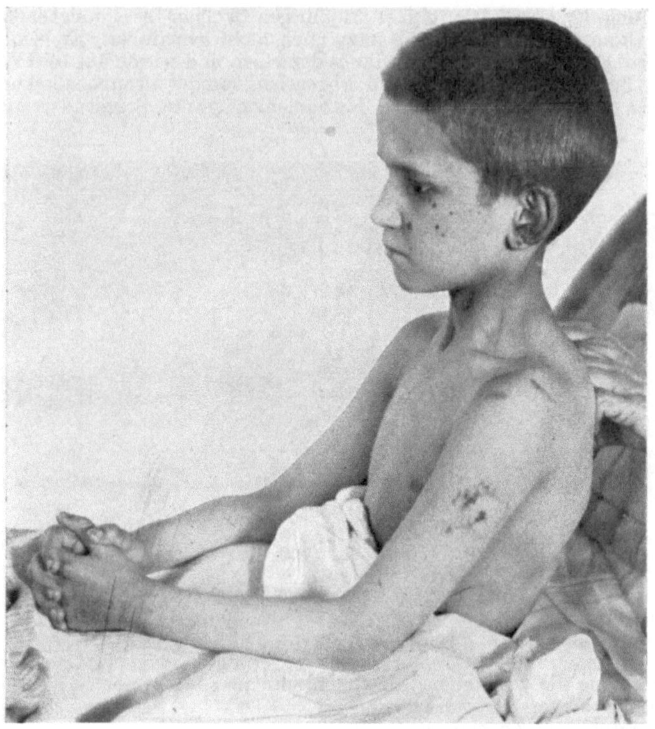

Abb. 18. Sepsis.

Im Urin Spur Eiweiß, Indikan, rote und weiße Blutkörperchen und keine Zylinder vorhanden. Temperatur 38° C.

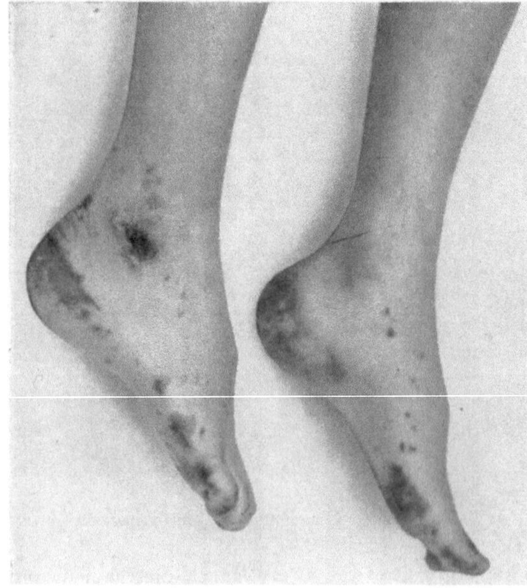

Abb. 19. Sepsis.

In der Folgezeit öfter Erbrechen und Stuhlgänge (Blutreaktion meist +, auch öfter Blut im Kot schon direkt sichtbar), zum Teil mit vorherigem Erscheinen und Schüben von neuen Hautblutungen (Embolien) am ganzen Körper. Die Hämorrhagien ulzerieren relativ bald, auch die Mund- und Wangenschleimhaut wird voll von kleineren und größeren Hämorrhagien und Ulzerationen. Die Hauthämorrhagien vermehren sich schubweise, ulzerieren immer mehr und es entstehen so kleinere und größere, zum Teil recht tiefgehende Ulzerationen an allen Körperteilen Der Allgemeinzustand ist dabei stets sehr schlecht, Fieber ganz unregelmäßig bis 39,3° C. Das intravenös entnommene Blut (jedesmal mindestens 10 ccm Blut entnommen) wird bei fünfmaliger Untersuchung bakteriologisch stets steril angefunden.

Erst vom 21. II. an treten keine neuen Embolien und kein Erbrechen mehr auf, das Fieber ist aber noch hoch. Vom 27. II. bessert sich der Allgemeinzustand.

das Fieber wird niedriger, die Geschwüre zeigen Heilungstendenz, Puls ist aber immer noch sehr frequent und klein. Auch im Urin, in welchem vorher öfter schubweise viel Blut und Eiweiß, granulierte Zylinder etc. nachgewiesen wurden, werden jetzt nur noch Spuren Eiweiß gefunden. Die Heilung zieht sich bei der schweren Erkrankung sehr in die Länge, so daß Pat. erst am 30. VII. als geheilt, aber noch sehr schwach nach Hause entlassen werden konnte.

Skorbut, Möller-Barlowsche Krankheit, Segelschiffsberberi, Hämophilie.

Von den Purpuraerkrankungen sind, wie oben bemerkt, der Skorbut, die Möller-Barlowsche Krankheit, die Segelschiffsberiberi und die Hämophilie als nicht hierhergehörig abzutrennen.

Der Skorbut tritt zum Unterschied von den Purpuraerkrankungen selten sporadisch, meist epidemisch unter dem Einfluß ungünstig hygienischer Verhältnisse bei einseitiger unzweckmäßig zusammengesetzter Ernährung auf, wobei eine Infektion wahrscheinlich keine Rolle spielt. Die Erfahrungen der alten Ärzte, daß der Skorbut durch frisches grünes Gemüse in der Nahrung sich außerordentlich gut bei der Behandlung bessert, haben sich neuerdings Holst und Frölich (Zeitschr. f. Hyg. u. Infektionskrankh. Bd. 72 u. 75. 1912 u. 1913) experimentell bei Meerschweinchen zunutze gemacht, indem sie durch Verfüttern mit einseitiger Nahrung ein dem Skorbut oder der Möller-Barlowschen Krankheit ähnliches Krankheitsbild bei diesen Tieren erzeugten, was sie bei Kontrollmeerschweinchen durch Zulage von grünen Vegetabilien stets vermeiden konnten. Gegen eine infektiöse Ursache spricht vor allem auch eine Erfahrung aus dem Kriege, woselbst unter anderem Ärzte und das ganze Personal trotz fortwährender Infektionsgelegenheit von Skorbut verschont blieben und die Gefangenen, welche nur einseitig ernährt werden konnten, an Skorbut erkrankten usw.

Man nimmt deswegen in den frischen grünen Gemüsen antiskorbutische Stoffe oder Vitamine an, welche, wenn sie in der Nahrung fehlen, oder, wenn sie in den grünen Gemüsen durch Kochen etc. zerstört sind, den Skorbut und dann auch die Barlowsche Krankheit und Beriberi hervorrufen.

Für die Diagnose Skorbut spricht demnach vor allem die Anamnese, dann weiter die Lokalisation der Flecken im Anfang der Erkrankung besonders an den Unterschenkeln, während bei den Purpuraerkrankungen auch besonders das Gesicht, der ganze Kopf beteiligt ist. Außerdem sind die große Anzahl und Kleinheit der Blutflecke, das Vorhandensein einer ausgesprochenen Stomatitis, welche allerdings in ganz seltenen Fällen auch bei den Purpuraerkrankungen vorkommen kann, für Skorbut charakteristisch.

Bei der Möller-Barlowschen Erkrankung handelt es sich u. a. um subperiostale auf Druck sehr schmerzhafte Blutungen, welche anfänglich meist nur an den unteren Teilen der Oberschenkeln, an der Knorpelknochengrenze bei Kindern lokalisiert sind, dann aber auch auf andere Knochen übergreifen, wozu sich schließlich Hautblutungen und auch Stomatitis, falls schon Zähne vorhanden sind, und anderes hinzugesellen können. Dadurch entsteht ein dem Skorbut ähnliches Krankheitsbild und besonders Hart und Lessing (Der Skorbut der kleinen Kinder, Verlag Enke, 1913) haben dann auch gezeigt, daß bei einseitiger Fütterung bei jungen wachsenden Affen die Barlowsche Krankheit und bei älteren ausgewachsenen Affen der Skorbut die Folge ist. Es folgt aus diesen Versuchen mit großer Wahrscheinlichkeit, daß beide Krankheiten einer und derselben Ursache ihre Entstehung verdanken[1]).

[1]) Siehe auch neuerdings Aschoff und Koch: Skorbut, Monographie 1919, Jena, G. Fischer.

Bei der Segelschiffsberiberi (Nocht, Archiv f. Schiffs- u. Tropenhygiene 1918. Beiheft 5. S. 15) handelt es sich um skorbutische Erscheinungen plus Beriberi (Polyneuritis); sie tritt bei den reisessenden Segelschiffern der Tropen auf, wenn in der Nahrung die antiskorbutischen Nährstoffe offenbar fehlen.

Die Hämophilie kommt zum Unterschiede von allen übrigen Erkrankungen der hämorrhagischen Diathese nur bei Männern vor, wird aber durch Männer nicht vererbt, sondern nur durch Frauen aus hämophilen Familien. Die Krankheit besteht seit Kindheit und währt das ganze Leben. Die Blutungen sind im Vergleich zu den Purpuraerkrankungen dadurch ausgezeichnet, daß sie mehr auf ein Gefäßgebiet lokalisiert sind. Sehr lange Gerinnungszeit des Blutes, im übrigen aber normale morphologische Blutbeschaffenheit sind ihr charakteristisch, während bei dem Morbus maculosus eine normale Gerinnungszeit und eine Verminderung der Blutplättchen (letzteres nicht bei allen Formen und gewöhnlich nicht bei der von Glanzmann „anaphylaktoid" genannten Form) gefunden wird.

Urtikaria.

Die Urtikaria besteht bekanntlich in der Bildung von fingernagelgroßen oder größeren Quaddeln auf der Haut, welche plötzlich entstehen, rötlich oder weiß schimmern, flach erhaben, rot umsäumt und unregelmäßig gestaltet sind. Sie fühlen sich derb an, jucken und brennen heftig, kommen und vergehen innerhalb weniger Minuten oder Stunden und lassen keine Schuppen oder sonstige Spuren zurück.

Man unterscheidet verschiedene Formen der Urtikaria: Unter Urticaria porcellanea versteht man Quaddeln, welche weiß schimmern. Eine Urticaria annularis entsteht infolge Fortschreitens der Quaddeln in peripherer Richtung, eine Urticaria gyrata oder figurata durch Vereinigung einzelner Ringe. Da die Haut der Urtikariakranken gewöhnlich äußerst empfindlich ist, so kann man durch Streichen des Fingers wieder Urtikaria hervorrufen (Urticaria factitia). Eine Urticaria vesiculosa oder bullosa entsteht dann, wenn sich Serummengen in der Epidermis ansammeln und dadurch Bläschen sich bilden; Urticaria papulosa dann, wenn die Infiltration in den Knötchen vorherrscht.

Der Prozeß auf der Haut dauert manchmal nur einige Tage (Urticaria acuta), kann aber auch längere Zeit dauern (Urticaria chronica) oder rezidivieren (Urticaria recidiva). Kaposi hält, wie schon erwähnt, die Urtikaria für eine Angioneurose; nach Neißer handelt es sich um eine gleichzeitige und koordinierte Irritation der sensiblen gefäßerweiternden Nerven und derjenigen Fasern, welche nach Heidenhain die Lymphsekretion in den kleinsten Blutgefäßen beherrschen. Unna erklärt das zirkumskripte Ödem der Quaddel durch eine rein mechanische Kontraktion kleiner Hautvenen und die dadurch bedingten Mißverhältnisse zwischen Blutzu- und -abfuhr. Philippsohn und Török (zitiert nach Neißer) rechnen die Urtikaria zu den entzündlichen Prozessen, bei welchen die Zellauswanderung in den Hintergrund trete und die Hyperämie und Transsudation die Hauptrolle spielen.

Man kann mit Kaposi eine idiopathische und eine symptomatische Urtikaria unterscheiden. Zu der idiopathischen gehören alle durch äußere Schädlichkeiten der Haut entstehenden Formen (durch Insektenstiche etc.). Die symptomatische soll rein reflektorisch, z. B. durch Reizung von seiten des Intestinaltraktus durch Ingesta oder durch pathologische Verhältnisse der Genitalsphäre des Weibes (Menstruation, Gravidität etc.) gebildet werden können.

Demnach wäre also das Vorkommen von Urtikaria bei dem akuten Gelenkrheumatismus vielleicht dadurch zu erklären, daß die rheumatische Noxe eine Gefäßneurose im Gefolge hat, wodurch eine Transsudation in das Unterhautzellgewebe und somit eine Bildung von Quaddeln hervorgerufen wird.

Klinisch verlaufen nach unseren Erfahrungen die mit Urtikaria komplizierten Fälle von akutem Gelenkrheumatismus schwerer als die mit Erythema komplizierten, insofern hier in einer relativ großen Anzahl auch Komplikationen von seiten des Herzens, der serösen Häute auftreten. Meist geht die Urtikariaeruption ohne Fiebersteigerung einher, doch haben wir auch geringe Temperatursteigerungen beobachten können. Pathologisch-anatomisch sind die Veränderungen der Haut ähnlich denen des Erythema papulatum. Es besteht eine seröse Infiltration der oberen Schichten des Papillarkörpers und der Epidermis, eine Erweiterung der interstitiellen Gewebsräume, der Lymphräume, Papillen und Gefäße; außerdem finden sich lymphoide Zellen, Wanderzellen und Mastzellen, zuweilen auch rote Blutkörperchen.

Miliaria.

Da die Rheumatiker eine starke Neigung zum Schwitzen haben, so treten bei denselben wie bei andern infektiösen Erkrankungen (Typhus, Pyämie etc.), bei welchem es im Verlauf der Krankheit zu Schweißen kommt, Miliaria, Sudamina, Ekzem usw. auf. Und zwar findet man hauptsächlich die Miliaria crystallina, welche sich als grießkorngroße, wasserklare und mit Wasser gefüllte blasse, tautropfenähnliche Bläschen darstellt, die sich besonders am Rumpfe an Stellen finden, wo die Schweißabsonderung am stärksten ist.

Klinisch unterscheiden sich die mit Miliaria komplizierten Rheumatismuserkrankungen in nichts von den ohne diese Komplikation einhergehenden.

Herpes.

Auch Herpeseruptionen im Gesicht, Lippen, Nase und Wangen usw. scheinen beim akuten Gelenkrheumatismus nicht gar so selten vorzukommen. Die Affektion besteht bekanntlich in akut auftretenden mit Wasser gefüllten Bläschengruppen, welche binnen 2—3 Tage eintrocknen, sich dann mit Borken bedecken und in kurzer Zeit abfallen. Gelegentlich tritt die Herpeseruption nach einem Schüttelfrost auf. Im übrigen hat die Komplikation keinen Einfluß auf das klinische Bild des akuten Gelenkrheumatismus.

Erysipel.

Selten sieht man auch im Verlauf des akuten Gelenkrheumatismus Erysipel auftreten. Pribram ist der Meinung, daß es sich hier um eine Mischinfektion handelt, gleichgültig ob das Erysipel im Verlauf oder nach Abklingen des Rheumatismus auftrete.

Unseres Erachtens dürfte die Pribramsche Ansicht die richtige sein. Wir wollen es dahingestellt sein lassen, ob der akute Gelenkrheumatismus das Auftreten des Erysipels begünstigt oder nicht. Einen großen Einfluß kann der akute Gelenkrheumatismus jedenfalls hier nicht haben, da wir nur 7 mal ein Erysipel unter 2100 Fällen von akutem Gelenkrheumatismus beobachten konnten. Eine Beeinflussung der einen auf die andere Erkrankung findet scheinbar auch nicht statt, da beide nebeneinander herliefen, als ob jede für sich allein vorhanden wäre.

Ebenso dürften Scharlach (4 Fälle), Morbilli (1 Fall), Variolois (1 Fall), Phlegmone (2 Fälle), Akne nur zufällige Komplikationen des akuten Gelenkrheumatismus darstellen.

Arzneiexantheme.

Kurz erwähnen möchte ich hier noch die bei dem akuten Gelenkrheumatismus vorkommenden Arzneiexantheme. Bekanntlich treten bei manchen Individuen infolge einer Idiosynkrasie nach Verabreichung verschiedener Arzneimittel, z. B. Salizyl, Antipyrin, Jod, Brom, Phenazetin etc., scharlach- oder masernähnliche Exantheme auf. Es kann nun sein, daß die Medikamente die vasomotorischen Zentren beeinflussen, wodurch ein Labilitätszustand des Gefäßtonus und damit das Exanthem hervorgerufen wird, oder aber, was meistenteils der Fall sein wird, sie beeinflussen direkt die peripheren Gefäße (Jod, Brom). Auch kann natürlich bei örtlichen Applikationen an der betreffenden Stelle ein Exanthem sich bilden.

Die Exantheme verschwinden sehr bald nach Aussetzen des Medikamentes, manchmal bemerkt man geringe Temperatursteigerung beim Auftreten derselben, in der Mehrzahl der Fälle jedoch nicht. Hervorzuheben ist, daß diejenigen Patienten, bei welchen ein Exanthem nach Antipyrin auftrat, meist keine Idiosynkrasie gegen Salizyl zeigten und umgekehrt.

Rheumatismus nodosus.

Der Rheumatismus nodosus ist eine — wenigstens bei uns — sehr seltene Krankheitsform. Nachdem Hilliers und Jaccoud das Auftreten von subkutan gelegenen Knötchen beim akuten Gelenkrheumatismus beschrieben hatten, hat Meynet im Jahre 1875 in ausführlicher Weise einen solchen Fall veröffentlicht. In Deutschland war es dann besonders Rehn, welcher die Aufmerksamkeit auf diese Knötchen lenkte und in der Folgezeit publizierten Hirschsprung, Barlow und Warner u. a. ähnliche Fälle. Eine ausführliche Kasuistik findet sich bei Rabinowitsch (1899), Pribram (1899) und mit besonderer Berücksichtigung des pathologisch-anatomischen Befundes bei P. Frank (1912).

Berkowitz (1913) hat 5 Fälle von Knötchenbildung bei Kinderrheumatismen mitgeteilt. Die Knötchenbildung findet sich nach ihm fast nur bei schweren Erkrankungen, welche dann in 97 % der Fälle mit anderen Affektionen kompliziert waren; sie geht spontan zurück und bedarf keiner Behandlung.

Es kann auf Grund der publizierten Fälle kein Zweifel sein, daß die Knötchenbildung mit dem akuten Gelenkrheumatismus in genetischem Zusammenhang steht. Meist handelt es sich, wie erwähnt, um Fälle von schwerem Gelenkrheumatismus, nur wenige sind beschrieben, bei welchen Gelenkaffektionen fehlten (unter den 27 Patienten von Barlow und Warner nur bei 2); bei dem Scheeleschen Fall bestand eine Chorea minor. Meist wurden von der Erkrankung Patienten im jugendlichen Alter betroffen, schwächliche Kinder sind ganz besonders dazu disponiert, das weibliche Geschlecht scheint die Mehrzahl der Fälle zu stellen.

Die Gelenkveränderungen sind meist nicht hochgradig, das Fieber hält sich in mittlerer Höhe, zeigt einen unregelmäßigen Verlauf und ist gewöhnlich sehr langwierig. Mehr in den Vordergrund des Krankheitsbildes treten bei den Patienten Komplikationen von seiten des Herzens wie Endo- und Perikarditis und auch Pleuritis, so daß hierdurch die Prognose gewöhnlich in beträchtlichem Maße getrübt wird.

Nachdem der akute Gelenkrheumatismus — sehr häufig mit Herzkomplikation — eine Weile bestanden hat, treten nun mit und ohne Fieber, verbunden meist mit Schmerzen, fast stets an mehreren Stellen zu gleicher Zeit die Knoten plötzlich auf. Dieselben liegen subkutan, sind nicht nur in der Umgebung der affizierten Gelenke, sondern auch in den Sehnenscheiden oder tiefer zwischen

Periost und Knochen gelegen. Ihre Größe schwankt meist zwischen Linsen- und Erbsengröße; sie können auf Druck schmerzhaft, aber auch schmerzlos sein. Die Haut über den Knötchen ist weder gerötet noch geschwollen, die Knötchen sind gegen die Haut und das übrige Gewebe verschieblich. Sie fühlen sich manchmal derb, dann wieder weich an.

Sie können überall am Körper vorhanden sein und weisen merkwürdigerweise eine symmetrische Lokalisation auf. Besonders finden sie sich an den Strecksehnen der Finger der Metakarpophalangealgelenke, an den Beugesehnen der Hand der Plantarfaszie, in der Gegend der Patella, der Quadrizepssehnen, der Dornfortsätze der Wirbeln, auch an den Malleolen, am Hinterkopf, Stirn usw. werden sie angetroffen.

Die Lebensdauer der Knötchen ist verschieden und währt von einigen Tagen bis einige Monate lang. Häufig sieht man die zuerst aufgeschossenen Knötchen verschwinden und zu gleicher Zeit neue an anderen Stellen schubweise, mit und ohne Fieber, auftreten. Verschiedentlich ist — z. B. von Cheadles — zu gleicher Zeit mit dem Auftreten der Knötchen ein als Erythema marginatum benanntes Hautexanthem beobachtet worden.

Die Diagnose des Rheumatismus nodosus dürfte wohl kaum irgendwelchen Schwierigkeiten begegnen. Mit dem Erythema nodosum kann, trotzdem bei beiden Gelenkaffektionen bestehen können, im allgemeinen eine Verwechslung nicht stattfinden, da bei ihm die Haut gerötet, geschwollen, ödematös und die schmerzhafte Geschwulst nicht gut gegenüber der Umgebung abzugrenzen ist, während bei den Noduli rheumatici die Haut intakt, die Knötchen verschieblich und spontane Schmerzen fast nie existieren.

Die Herberdenschen Knoten bei der Gicht sind sofort durch ihre langsame Entstehung und ihr langsames Wachstum gekennzeichnet, während die rheumatischen Knötchen rasch entstehen und alsdann an Größe nicht mehr zunehmen. Außerdem finden sich die Heberdenschen Knoten nur bei chronischen Gelenkaffektionen, die rheumatischen nur bei dem akuten Gelenkrheumatismus resp. Chorea.

Wenn man dann weiter noch berücksichtigt, daß die rheumatischen Knötchen fast nur bei Fällen mit Endokarditis, meist in symmetrischer Anordnung an den oben genannten Prädilektionsstellen sich bilden, so ist auch die Unterscheidung gegenüber anderen Tumoren, wie Hygromen, Fibromen und Lipomen, Cysticercen, Trichinosis leicht, welche alle sich langsam entwickeln und nicht spontan wie die Noduli rheumatici sich wieder zurückbilden. Sie können auch nicht für subkutan gelegene Gummata gehalten werden, da die letzteren mit der Haut sehr bald verwachsen und Entzündungen derselben und Geschwüre verursachen.

Wie oben bereits bemerkt, ist die Prognose des Rheumatismus nodosus deshalb so ernst, weil gewöhnlich schwere Komplikationen des Herzens bestehen. Unter den 27 Fällen Barlows und Warners endeten 8 tödlich und Cheadle hält große und zahlreiche Knotenbildung sozusagen für Todeszeichen.

Histologisch ist von den verschiedenen Untersuchern kein ganz einheitlicher Befund erhoben worden. So fand Nepveu in den Knötchen reichliche Bindegewebsfibrillen, schwache Kernfärbung, fein granuliertes nekrobiotisches Material und in der Umgebung eine Infiltrationszone, welche aus Leukozyten und Lymphozyten in den Bindegewebsmaschen gebildet wird. Außerdem waren einige Arteriolen in der Umgebung des Herdes thrombosiert und Nepveu ist deswegen der Ansicht, daß die Knötchen und der pathologische Befund einer Embolie, vielleicht vom Herzen ausgehend, seinen Ursprung verdankt.

P. Frank fand bei der mikroskopischen Untersuchung alle Knoten im subkutanen Gewebe, den Sehnen aufsitzend, jedoch mit ihnen nicht in innigerer

Verbindung stehend. Im Zentrum der Knötchen wurde von ihm eine hyaline homogene Masse, welche reichlich Fibrin enthielt, zwischen den Bindegewebsfibrillen lag, und deren Kerne schlecht färbbar waren, nachgewiesen. In der Peripherie zeigte sich lebhaft gewuchertes, jugendliches Bindegewebe mit mäßig zahlreichen Leukozyten.

Frank ist geneigt, die in der Literatur publizierten verschiedenen pathologisch-anatomischen Befunde für die verschiedenen Entwicklungszustände eines und desselben Prozesses in verschiedenen Stadien anzusprechen und für das Primäre eine Exsudation ins Bindegewebe anzunehmen, worauf als Reaktion eine Einwanderung von Rundzellen und die Organisation des Exsudats erfolge. Nach Berkowitz ist das Material der Knötchen verändertes Bindegewebe in verschiedenen Stadien (Proliferation, hyaline, nekrotische Degeneration).

Hervorzuheben ist, daß die soeben beschriebenen Knötchen mit den von Aschoff als charakteristisch für die rheumatische Affektion des Myokards angesehenen Herdchen des Myokards in Analogie gesetzt werden, und es wäre bei zukünftigen Untersuchungen darauf zu achten, ob bei Rheumatismus nodosus auch im Myokard diese Knötchen mit Regelmäßigkeit anzutreffen sind. Auch vermutet Fahr, daß zwischen den Knötchen trotz der Größenunterschiede und gewisser histologischer Differenzen prinzipielle Analogien bestehen, zumal da in einem von Fahr untersuchten Falle von Rheumatismus nodosus die nur mikroskopisch nachweisbaren rheumatischen Knötchen im Myokard in großer Zahl vorhanden waren.

Hyperpyretischer Gelenkrheumatismus.

Was den Fieberverlauf bei dem akuten Gelenkrheumatismus im allgemeinen betrifft, so bietet derselbe wie oben bereits erwähnt, in der weitaus überwiegenden Mehrzahl der Fälle keine auffälligen Erscheinungen dar: exzessive Temperatursteigerungen, solche über 40° kommen im allgemeinen selten vor; sie beeinflussen unter Umständen aber, wenn sie einmal in Erscheinung treten, den weiteren Verlauf der Krankheit in ungünstiger Weise.

Dieser sogenannte hyperpyretische Rheumatismus zeichnet sich dadurch aus, daß zu irgend einer Zeit im Verlaufe eines meist scheinbar leichten Gelenkrheumatismus die Temperatur exzessiv in die Höhe geht und zu gleicher Zeit damit das ganze Krankheitsbild sich ändert. Statt der Gelenksymptome, welche bis dahin im Vordergrund der klinischen Erscheinungen standen, treten nun Gehirnerscheinungen in den Vordergrund. Der Patient gerät in einen Zustand großer Aufregung, fängt zu delirieren an und bald zeigt sich nach einer ganz enormen Steigerung der Körpertemperatur eine akute Herzschwäche durch das Auftreten von Dyspnoe, Zyanose, kleinem, sehr frequentem, manchmal irregulärem Puls. Der Allgemeinzustand wird von Stunde zu Stunde schwerer, es treten Konvulsionen, auch tonische Starre in den Gliedern, Trismus hinzu und nach wenigen Tagen, mitunter schon nach einigen Stunden erfolgt unter komatösen Erscheinungen der Tod.

Auch sieht man Fälle, bei welchen bereits vom Beginne der Erkrankung an stärkere nervöse Symptome, Delirien etc. beobachtet werden; aber bei diesen tritt dann ebenfalls meist ziemlich plötzlich eine bedeutende Verschlimmerung des Zustandes ein.

Wenn nun auch nicht in jedem Falle von hyperpyretischem Gelenkrheumatismus alle die eben geschilderten Symptome vorhanden sind, so ist doch das gesamte klinische Krankheitsbild so charakteristisch, daß die Krankheit schon sofort nach ihrem Beginne schwer zu verkennen ist. Natürlich müssen andere schwere Infektionskrankheiten wie Typhus, Vergiftungen etc. ausgeschlossen werden.

Wesentlich verschieden ist der hyperpyretische Gelenkrheumatismus von dem später zu schildernden Zerebralrheumatismus. Während für den letzteren die Melancholie, Verwirrtheit, die furibunden Delirien, die Wahnsinnsideen bei normaler oder nur mäßig gesteigerter Temperatur charakteristisch sind, zeichnet sich der hyperpyretische Gelenkrheumatismus durch sein akutes Auftreten, die Steigerung der Körpertemperatur auf 41° C und darüber, Herzschwäche, Koma aus. Der Zerebralrheumatismus ist häufig eine relativ leichte, meist ohne Folgeerscheinungen vorübergehende Erkrankung des Nervensystems. Der hyperpyretische Gelenkrheumatismus dagegen mit seinem stürmischen, äußerst bedrohlichen Charakter und seinem sehr häufigen tödlichen Ende muß als die schwerste Gehirnintoxikation, welche man überhaupt und speziell bei dem akuten Gelenkrheumatismus kennt, bezeichnet werden.

Pribram glaubt, warnende Vorläufer der Zerebralerscheinungen gesehen zu haben und nennt als solche eine auffallende Änderung der Stimmung des Patienten, Störung des psychischen Gleichgewichtes, auffallende Minderempfindlichkeit an den kranken Gelenken. Nach Debertraud sollen heftiger frontaler und okzipitaler Kopfschmerz, profuse Schweiße, Miliaria rubra, extreme Empfindlichkeit dem exzessiven Ansteigen der Temperatur vorausgehen.

Kraus schreibt: „Wenn auch die schwersten zerebralen Symptome ganz plötzlich, wie ein Blitzschlag aus heiteren Himmel ausbrechen können, gehen doch mitunter deutliche prodromale Erscheinungen voraus, welche den erfahrenen Arzt aufmerksam zu machen geeignet sind. Zu diesen gehören eine auffallende Unruhe oder Ängstlichkeit des Kranken, Schlaflosigkeit, Verwirrtsein, Delirien in der Nacht oder nach dem Schlafen; ferner plötzliche, jedoch vorübergehende Sehstörungen und kutane Hyperästhesie, welche selbst ein bis zwei Tage dem Ausbruche der übrigen schweren Erscheinungen vorauseilen können.“ Ringer und Weber haben eine Polyurie im Prodromalstadium beobachtet; nach Meding und Wilson soll das Zurücktreten des Schweißes dem Eintritt der Gehirnerscheinungen vorausgehen, während nach Immermann das Verschwinden des Schweißes daselbst eher die Ausnahme als die Regel sein soll.

Unter den von uns beobachteten Patienten (12) von hyperpyretischem Gelenkrheumatismus haben wir zweimal bereits vor der Temperatursteigerung eine Verschlimmerung des Zustandes und geringe Trübung des Bewußtseins wahrgenommen. Einmal haben wir eine leichte Psychose und einmal leichte Delirien im Prodromalstadium gesehen; auch heftige Kopfschmerzen waren einmal vorhanden.

Profuse Schweiße traten 5 mal auf, und zwar zweimal mehr oder weniger lange vor den Gehirnstörungen, zweimal vor und einige Zeit nach dem Temperaturanstieg. Ähnlich wie Lebert haben auch wir wahrgenommen, daß das Eintreten der schweren Gehirnerscheinungen keineswegs in irgend welcher Art mit dem Zurücktreten noch mit einer Abnahme der Schmerzen und Schwellung der Gelenke zusammenfällt. Verschiedentlich beobachteten wir vor dem Anfall noch Erbrechen, Übelkeit, Meteorismus, also Erscheinungen, welche als warnende Symptome angesehen werden können.

Der Beginn der zerebralen, resp. hyperpyretischen Erscheinungen während des akuten Gelenkrheumatismus war bei uns ebenso wie in den Fällen von Lebert, Flamm und Günther sehr verschieden. Gerade in der Hälfte unserer Fälle traten sie in der ersten Woche (meist Ende), 4 mal in der 2. und 2 mal in der 3. resp. 4 Woche auf; es würde demnach in der 1. und 2. Woche die Krankheit in der Mehrzahl der Fälle einsetzen. Auch scheint während der Rezidive des akuten Gelenkrheumatismus die Erkrankung seltener zu sein, da sie nur 3 mal im 2. resp. 3. Rezidiv von uns beobachtet wurde.

Männer werden im allgemeinen mehr als Frauen von der Krankheit befallen (bei unseren Beobachtungen 9: 3). Ob Alkoholismus (Senator), Gicht (Trousseau), angeborene zerebrale Prädisposition (Lebertraud), Kopfarbeiten eine Prädisposition für den hyperpyretischen Gelenkrheumatismus abgeben, können wir nach eigener Erfahrung nicht sagen. Das Lebensalter, in welchem der hyperpyretische Gelenkrheumatismus auftritt, entspricht ungefähr dem beim akuten Gelenkrheumatismus.

Wir beobachteten bei unseren Fällen Unruhe, Delirien, Benommenheit, Koma, Konvulsionen, 8 starben und 4 kamen mit dem Leben davon. Im allgemeinen war der Verlauf sehr rasch (Dauer der schweren Erscheinungen einige Stunden bis 4 Tage). Die Delirien sind mehr bland von ruhiger Art, nur zeitweilig laut und furibund, manchmal dauern sie noch einige Zeit nach dem Abfall des hohen Fiebers an. Die übrigen Gehirnerscheinungen sind durch ihre Heftigkeit und raschen Verlauf charakterisiert. Richtige Schüttelfröste sind nicht häufig; es ist bei ihrem Auftreten stets an eine Sekundäraffektion oder auch primäre Sepsis zu denken.

Bemerken möchte ich noch, daß bei einem Patienten das Krankheitsbild eine gewisse Ähnlichkeit mit dem eines Tetanus zeigte: die Wirbelsäule des Patienten war lordotisch gekrümmt, der Kopf fest nach hinten in das Kissen gebohrt, die Kiefer fest aufeinandergepreßt, die Extremitäten steif gestreckt. Die Krämpfe dauerten bei dem Kranken 2 Stunden und nach ihrem Aufhören kehrte das Bewußtsein zurück. Der Patient fühlte sich danach sehr müde und klagte über starken Durst.

Auf welche Weise kommt es nun zu der Hyperpyrexie? Watson und Weber glaubten Zirkulationsstörungen im Gehirn annehmen zu müssen. Senator hält es für wahrscheinlich, daß die Schwächung der Herztätigkeit eine verminderte Wärmeabgabe und dadurch die Hyperpyrexie mit den begleitenden Gehirnstörungen hervorrufen könne und zieht dabei einen Vergleich mit dem Hitzschlag. Die Annahme, daß die Zerebralerscheinungen nur die Folgen der hohen Temperatur seien, hält Senator deswegen für gerechtfertigt, weil beim Hitzschlag mit der Wärmeentziehung die Gehirnerscheinungen meist schwinden. Auch glaubt Senator, daß die im Blut normalerweise bei dem akuten Gelenkrheumatismus vorhandenen entzündungs- und fiebererregenden Stoffe plötzlich beträchtlich vermehrt und hierdurch eine Reizung oder Lähmung der Wärmeregulierungszentren bedingt würde.

Von anderer Seite (Murchison) wurde das Krankheitsbild des hyperpyretischen Gelenkrheumatismus als eine Art von Urämie aufgefaßt. Nach Murchisons Ansicht sind es die Verbrennungsprodukte im zirkulierenden Blute, die eine toxische Wirkung entfalten und die im Beginne reizend, im weiteren Verlaufe lähmend auf die Hirnrinde einwirken, und mit dem Urin in entsprechender Weise nicht ausgeschieden werden. Die Ursache des Fiebers liege in einer Erkrankung der Nerven, besonders der sympathischen, infolge einer Aufnahme des rheumatischen Giftes. Er nimmt ein pyrogenes rheumatisches Ferment an, das eine rasche Vermehrung durchmacht (acute Rheumatisme with cerebral symptoms, high temperature and death. Lancet 1870).

Pribram sucht allein in dem gestörten Verhältnis der Wärmeabgabe und Wärmezufuhr den Grund der Hyperpyrexie; dieselbe sei die Ursache der nervösen Erscheinungen. Endlich sei noch erwähnt, daß Kraepelin eine Reizung oder Lähmung des Temperaturzentrums durch Zirkulationsstörungen oder rasch eintretende Lähmung der Regulierungszentren durch die rheumatische Krankheitsursache annimmt. Das Ansteigen der Temperatur ist nach seiner

Ansicht ein Reiz auf unser Nervensystem. Er unterscheidet drei Formen von febrilen Hirnaffektionen: 1. eine kongestive, 2. eine meningitische und 3. eine apoplektische Form.

Daß auch die Krankheit selbst eine erschöpfende Wirkung äußert, die weit über das hinausgeht, was man nach der am Thermometer ersichtlichen Fieberhöhe erwarten sollte, zeigt sich daran, daß ähnliche Erschöpfungszustände am zentralen Nervensystem zur Ausbildung kommen, wie wir sie bei septischen Erkrankungen, die mit sehr hohem Fieber einhergehen, beobachten. Die normale Regulierung der Körperwärme läßt nach, es kommt zu einer Überhitzung des Organismus, zur Hyperpyrexie.

Die Höhe der Temperatur, bei der Delirien auftreten, ist individuell sehr verschieden. Es gibt Menschen, besonders sind es Kinder, Potatoren usw., die schon bei einer Temperatursteigerung von 38,5°—39° zu delirieren anfangen, die bei jedem leichten Fieber delirieren, und andererseits wieder solche, die noch bei einer Temperatur von 40° C klares Bewußtsein haben; dagegen dürfte eine Steigerung des Fiebers über diese Höhe hinaus selten die Psyche intakt lassen.

Kranke, die aus belasteten Familien stammen, pflegen ebenfalls leichter zu delirieren. Die Delirien pflegen, wie bemerkt, im allgemeinen mit der Temperatursteigerung nicht gleichen Schritt zu halten, treten jedoch bei Erkrankungen mit abendlichen Fiebersteigerungen am lebhaftesten gegen Abend auf.

Starke Temperaturschwankungen, große Abstände zwischen dem Temperaturmaximum und -minimum scheinen auf die Entstehung von Delirien fördernd einzuwirken.

Da man verschiedentlich wahrnehmen kann, daß die schweren zerebralen Symptome der hyperpyretischen Temperatursteigerung vorangehen oder nachfolgen können, so ist schon aus diesem Grunde der Schluß berechtigt, daß die Hyperpyrexie nicht die Ursache oder sicherlich nicht die alleinige Ursache der zerebralen Störungen sein kann. Auch verhält sich die Schwere der Hirnsymptome und der Krankheit überhaupt nicht stets parallel der Höhe der Temperatursteigerung bei den einzelnen Patienten, ja bei unserem Materiale war die Mortalität der Fälle, deren Temperatur 42° nicht überschritt, größer als die der anderen. Alles dies deutet demnach darauf hin, daß durch die rheumatische Noxe (Toxine etc.) sowohl die nervösen Störungen, als auch die Hyperprexie verursacht wird, beide also als gleichwertige Folgen aufzufassen sind.

Erwähnt sei noch die Beobachtung, daß postmortal die Temperatur noch weiterhin ansteigen kann.

Pathologisch-anatomisch zeigt sich bei den Patienten, abgesehen von den Veränderungen der Gelenke, serösen Häute etc., eine Hyperämie des Gehirns und seiner Häute, manchmal aber am Zentralnervensystem überhaupt nichts. Es kann deswegen nicht zweifelhaft sein, daß die stürmischen Zerebralerscheinungen die Folge einer ungewöhnlich schweren Infektion resp. Intoxikation sind, wobei vorzugsweise die zerebralen, sensoriellen, motorischen und wärmeregulierenden Zentren affiziert worden sind.

Glücklicherweise ist der hyperpyretische Gelenkrheumatismus äußerst selten, und seit der Einführung der Salizylmedikation scheint er noch seltener geworden zu sein (v. Strümpell).

Zur Illustration des Krankheitsbildes möchte ich hier die Temperaturkurven und Auszüge aus den Krankengeschichten zweier Fälle mit hyperpyretischem Gelenkrheumatismus anführen, von welchen 1 genesen und 1 gestorben ist.

1. Ein 33jähriger Maler hatte mit 15 und 25 Jahren Gelenkrheumatismus, auch in den späteren Jahren litt er öfter an rheumatischen Beschwerden leichteren Grades.

Am 3. X. bekam Patient Schmerzen im rechten Knie, welche am nächsten Tage auf andere Gelenke übergriffen, so daß am Tage der Aufnahme in der medizinischen Klinik (17. X.) fast sämtliche Gelenke, vorwiegend die des rechten Fußes, Knies und beide Handgelenke, sehr schmerzhaft, gerötet und geschwollen waren.

Bei der Aufnahme war das Sensorium frei, Pupillenreaktion prompt, Konjunktiven leicht ikterisch, ebenso die Haut am Thorax, aber nicht die der Extremitäten. Zunge belegt, zahlreiche Miliariaknötchen am Rumpfe. Herzdämpfung nach links verbreitert, Töne sehr leise, dumpf, keine deutlichen Geräusche. Meteorismus vorhanden, Leber und Milz normal; Urin enthält geringe Mengen Gallenfarbstoff, kein Eiweiß, die genannten Gelenke geschwollen. Temperatur und Puls siehe Abb. 20.

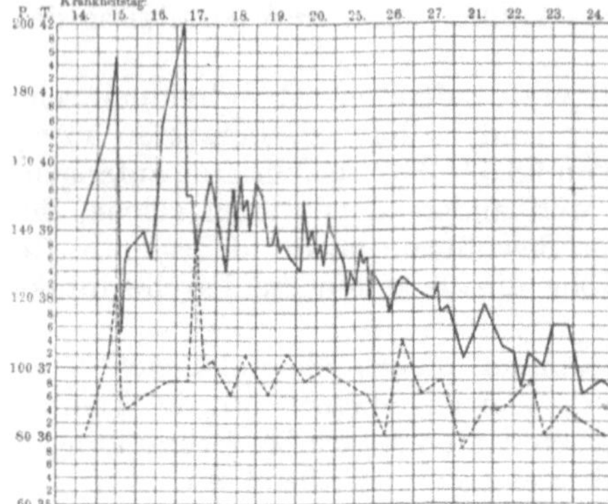

Abb. 20. Hyperpyretischer Gelenkrheumatismus.

15. Krankheitstag: Patient ist vergangene Nacht außerordentlich unruhig gewesen und hat lebhaft phantasiert. Morgens ist Patient bei einer Temperatur von 40,5° noch bei voller Besinnung, jedoch mittags wird Patient unter weiterem Ansteigen der Temperatur stark benommen. Durch ein kühles Bad sinkt die Temperatur alsdann auf 37,6°, das Sensorium wird freier, das subjektive Befinden besser. Die Temperatur geht später wieder in die Höhe, hält sich aber unter 39,6°.

17. Krankheitstag: Heute ist Patient bei hoher Temperatur (42°) vollkommen benommen, deliriert sehr stark. Puls klein, sehr frequent. Atmung oberflächlich, jagend. Durch ein kühles Bad wird Patient wieder ruhiger bei gleichzeitigem Sinken der Temperatur und der Pulsfrequenz.

18. Krankheitstag: Rückgang der Temperatur unter gleichzeitigem Klarerwerden des Bewußtseins, Nachlassen der Schmerzen in den Gelenken.

22. Krankheitstag: Patient deliriert ziemlich viel, trotzdem fällt die Temperatur lytisch. Noch starke Schwellung der Handgelenke und Kniegelenke, aber relativ geringe Druckempfindlichkeit. Wegen Unruhe Morphium.

23. Krankheitstag: Patient hat auf Morphium eine gute Nacht gehabt, Sensorium heute ziemlich frei. Das rechte Handgelenk ist wieder mehr geschwollen und schmerzhaft.

27. Krankheitstag: Entfieberung. Es bestehen keine stärkeren Schmerzen noch Gelenkschwellungen. Am Herzen normaler Befund.

37. Krankheitstag: Aufstehen. Es besteht noch Steifigkeit in beiden Schultergelenken und geringe Krepitation daselbst.

40. Krankheitstag: Geheilt entlassen. Nur im linken Schultergelenk sind die Bewegnugen noch etwas behindert.

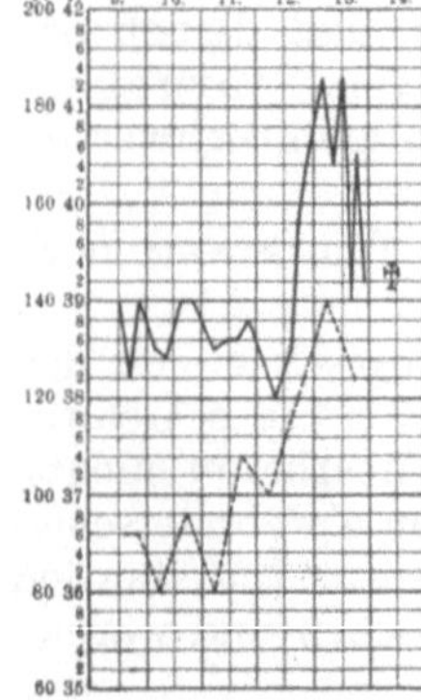

Abb. 21. Hyperpyretischer Gelenkrheumatismus.

2. 27jähriger Tischler, mit 17 Jahren Gelenkrheumatismus, danach nach Erkältungen öfter rheumatische Attacken. Vom Militär kam Patient wegen Herzfehler frei.

Am 24. II. geringe Gelenkschmerzen und -schwellungen, zuerst im Fuß-, dann auch in den Handgelenken und Fieber, weshalb sich Patient zu Bett legen muß. Stuhl etwas diarrhoisch; es kamen leichte Delirien dazu.

Aufnahme in die medizinische Klinik am 4. III. Es handelt sich um einen mittelgroßen, kräftig gebauten, gut genährten Mann; Gesicht leicht zyanotisch, Lippen trocken, Zunge ein wenig belegt. An der Haut des Rumpfes Miliaria rubra. Herzgegend pulsiert, systolisches Geräusch, verstärkter 2. Pulmonalton. Puls regulär, voll, 112; geringer Meteorismus, Milz nicht vergrößert. Fuß- und Handgelenke mäßig geschwollen, die Haut darüber fleckig gerötet, auf Druck und passive Bewegung Gelenkgegenden schmerzhaft. Im Urin Spur Eiweiß. Temperatur s. Abb. 21.

12. Krankheitstag: Temperatur noch weiter gestiegen. Sensorium leicht benommen. Gelenkschwellungen nicht verändert. Herzdämpfung aber noch etwas verbreitert. Puls

sehr stark beschleunigt, klein und weich. Zunahme des Meteorismus. Täglich mehrmalige diarrhoische Stühle.

13. Krankheitstag: Agglutination mit Typhusbazillen negativ. In dem intravenös entnommenen Blut mittelst Plattenkulturverfahren keine Bakterien. Starke Benommenheit bereits vormittags. Nachmittags 1 Uhr treten kollapsähnliche Symptome auf. Die Atmung setzt häufig aus — manchmal 20—30 Sekunden lang. Gesicht wird zyanotisch; Schweiß nicht vorhanden. Puls stark beschleunigt. 2 kühle Bäder am Vor- und Nachmittag bessern den Zustand etwas.

Nachts wird Benommenheit stärker, Atmung setzt öfter aus. Ein Bad bringt nicht den gewünschten Erfolg.

14. Krankheitstag: Völliger Kollaps und Benommenheit. In dem intravenös entnommenen Blut (mittelst Kulturverfahren) keine Bakterien. — Exitus letalis. Sektion verweigert.

Rheumatismus Cerebralis.

Wie bei dem hyperpyretischen Gelenkrheumatismus schon vielfach bemerkt, gehen Höhe des Fiebers und psychische Störungen nicht Hand in Hand; so wird auch beim Typhus abdominalis, bei Influenza und anderen Infektionskrankheiten hervorgehoben (Curschmann, Liebermeister u. a.), daß schwere psychische Störungen sehr häufig gerade mit niedrigen Temperaturen einhergehen. Ja, man beobachtet vielfach gar nicht so selten, daß viel häufiger psychische Störungen erst dann auftreten, wenn das Fieber bereits beginnt abzufallen, oder sogar bei gänzlich fehlendem Fieber im Stadium der Rekonvaleszenz.

Das Auftreten außerordentlich schwerer zerebraler Erscheinungen während des Verlaufs des akuten Gelenkrheumatismus ist seit längerer Zeit bekannt und hat durch die Prägnanz des Krankheitsbildes und durch den in der überwiegenden Mehrzahl schweren und oft lebensgefährlichen Verlauf zur Abgrenzung eines besonderen Symptomenkomplexes geführt, dem man den Namen „Rheumatismus cerebralis" beigelegt hat.

Griesinger war der erste, welcher als „protrahierte" Form der rheumatischen Hirnaffektion Störungen beschrieb, die gegen das Ende der Gelenkerkrankung oder in der scheinbaren Rekonvaleszenz auftreten und sich über einen längeren Zeitraum erstrecken; es bleibt nach ihm das eine oder andere Symptom längere Zeit zurück, führt zu chronischen nervösen Erscheinungen, oder es schließt sich auch an den Anfang des Rheumatismus eine über Monate sich erstreckende Geisteskrankheit an.

Die von Griesinger zur Sprache gebrachte Frage, ob die psychischen Alterationen während des Verlaufes des akuten Gelenkrheumatismus sich von denen im Gefolge anderer Erkrankungen unterscheiden, ob es also eine besondere „rheumatische Geistesstörung" gäbe, war früher verneint worden, indem man vielmehr die Geistesstörung bei dem Rheumatismus acutus für eine Komplikation ansah. Scudamore, Stoll, Störk u. a. bringen Beobachtungen dieser Art und weisen auf das Auftreten der Gehirnerkrankung besonders während des Schwindens des Fiebers und der ausgesprochenen polyarthritischen Erscheinungen hin; sie beschreiben Fälle von rheumatischer Manie und auch Geistestörungen chronischer Form im Gefolge des Gelenkrheumatismus. Daß Hyperpyrexie ohne zerebrale Erscheinungen mit vollkommen ungetrübtem Sensorium verlaufen kann, ist hier bereits erwähnt worden und zeigt unter anderem auch ein Fall von Rosenthal, bei welchem es sich um einen ausgesprochenen hyperpyretischen Gelenkrheumatismus ohne nennenswerte zerebrale Symptome gehandelt hat.

Die Mannigfaltigkeit der verschiedenen Krankheitsbilder im Verlaufe des akuten Gelenkrheumatismus, die Variationen der psychischen Störungen sind nun so zahlreich, die spezifische Reaktion des Hirns infolge der Individualität des Erkrankten und der Schwere der zugrunde liegenden Gelenkerkrankung ist so wechselnd, daß jeder Fall von zerebraler Komplikation seine Besonderheiten, aber trotzdem auch gewisse Merkmale trägt, die man bei eingehender Untersuchung der einzelnen hier und da wieder vertreten findet, so daß man sich der Überzeugung vielfach nicht ganz verschließen kann, daß die bei Polyarthritis rheumatica auftretenden Psychosen keine gelegentlichen Erkrankungen sind, sondern vielleicht ein mit der somatischen Erkrankung geschlossenes Krankheitsbild repräsentieren, dem man, wie bemerkt, den Namen Rheumatismus cerebralis beigelegt hat.

Nach unserer Erfahrung lassen die Fälle von Zerebralrheumatismus eine deutliche Gruppierung zu, die sich aus dem zeitlichen Verhalten der Gelenkerkrankung zu dem Auftreten der Psychosen ergibt. Es wären demnach zu unterscheiden:

I. Rheumatismus cerebralis im engeren Sinne.

Die Psychose tritt mit Beginn des Fiebers (in Erkrankung oder Rezidiv), oder auf der Höhe desselben unter gleichzeitigem Bestehen von Gelenkerscheinungen auf und verschwindet mit dem Abfall der Temperatur und dem Nachlassen der Gelenkschwellung.

II. Postrheumatische Form.

Die Psychose tritt ein, wenn bereits der erste Ansturm der Polyarthritis vorüber ist oder auch wenn alle polyarthritischen Erscheinungen bereits verschwunden sind.

Als III. Form könnte man die Fälle bezeichnen, bei denen die Psychosen reine Komplikationen sind, d. h. auf eine psychopathische Belastung oder erworbene Disposition (z. B. chronischen Alkoholismus) zurückzuführen sind. Hierbei würde die Polyarthritis nur die Rolle eines auslösenden Momentes abgeben.

Für die Ätiologie der Geistesstörungen gibt es wenig positive, mehr negative Anhaltspunkte.

Ganz besonderer Wert ist auf die Anamnese zu legen; zu beachten ist hereditäre Belastung, vorangehende Intoxikation, z. B. mit Alkohol, frühere Gehirnkrankheiten. Dabei ist der häufig ausgesprochenen Meinung entgegenzutreten, daß die Psychosen bei dem akuten Gelenkrheumatismus ausschließlich auf Alkoholmißbrauch zu beziehen seien. Wir beobachteten mehrere jugendliche weibliche Personen, bei denen schwere geistige Störungen im Verlauf des Gelenkrheumatismus auftraten und bei welchen es ganz ausgeschlossen ist, daß eine Schwächung der nervösen Zentralorgane durch Alkohol vorgelegen hat.

Der Hyperpyrexie kommt bei den Formen von Zerebralrheumatismus keine Bedeutung zu; bei dem von uns beobachteten hyperpyretischen Gelenkrheumatismus traten, wie bereits erwähnt, Fieberdelirien usw. auf, ohne wirkliche Psychosen hervorzurufen.

Besondere Aufmerksamkeit verdienen die beim Gelenkrheumatismus häufig auftretenden Herzaffektionen. Es ist bekannt, daß auch bei Herzkrankheiten, ohne daß zu gleicher Zeit ein Gelenkrheumatismus vorliegt, Psychosen auftreten. Jedoch treten diese Geistesstörungen nur bei schweren Herzerkrankungen auf, während es sich beim zerebralen Rheumatismus, wenn überhaupt ein Herzleiden vorliegt, um leichtere Erkrankungen des Herzens handelt. Die Mitbeteiligung des Herzens mag wohl beim Zustandekommen des zerebralen Rheumatismus als ein unterstützendes Moment aufzufassen sein, sicherlich darf man aber in ihr nicht allein die Ursache suchen, da wir auch Psychosen ohne eine Herzaffektion nachweisen können (zweimal unter 16 Fällen). Weiterhin müßten viel öfter psychische Störungen beobachtet werden, wenn die Herzaffektion allein die Ursache der Erkrankung wäre. Und schon allein durch den Umstand, daß es sich beim Rheumatismus cerebralis meist um schwere Formen der Polyarthritis, oft um schwere Rezidive handelt, ist das Vorhandensein eines höheren Prozentsatzes der Herzaffektionen bei dieser Erkrankung hinreichend erklärt.

Im allgemeinen ist das Auftreten des Rheumatismus cerebralis bei dem akuten Gelenkrheumatismus als sehr selten zu bezeichnen (nach unseren Beobachtungen in 0,32% bei 4316 Fällen von akutem Gelenkrheumatismus. Eine Prädisposition eines Geschlechtes ist nach unseren Beobachtungen nicht vorhanden, wenn das eine oder andere manchmal mehr bevorzugt erscheint, so ist dies wohl nur als Zufälligkeit zu betrachten.

Was den Charakter der Psychose betrifft, so können alle Arten der Psychoneurosen vertreten sein: Melancholie, Manie und das halluzinatorische Delirium. Eine besondere „rheumatische Manie“ früherer Autoren existiert nicht; die Psychosen bei Gelenkrheumatismus ähneln denen bei anderen akuten Infektionskrankheiten.

Die unter „Rheumatismus cerebralis im engeren Sinne“ angeführten Formen haben mitunter warnende Vorzeichen, z. B. auffallende Änderung der Stimmung, leichte Benommenheit, plötzliches Ansteigen der Temperatur etc., danach folgen die Psychosen oft blitzartig oder bei den mehr protrahierten Formen kann manchmal nach solchen Vorboten eine scheinbare Besserung eintreten, die dann einer schweren Psychose Platz macht.

Die mit dem Ansteigen der Temperatur einsetzenden Psychosen zeichnen sich öfter durch Flüchtigkeit der Symptome aus, während die im späteren Verlaufe der Erkrankung oder in der Rekonvaleszenz auftretenden von längerer Dauer und schon etwas beständiger sind; es kommt dann leicht zur Bildung festsitzender Wahnvorstellungen und andauernden Stimmungsanomalien.

Die Ansicht mancher Autoren, welche die Wirkung der Temperatursteigerung, des veränderten Stoffwechsels, der gesteigerten oder geschwächten Herztätigkeit auf die Hirnrinde usw. als Ursache der zerebralen Störungen ansprechen, ist unseres Erachtens nicht richtig. Unserer Meinung nach dürften alle bei dem akuten Gelenkrheumatismus auftretenden psychischen Störungen als Äußerung einer direkten Einwirkung toxischer Substanzen auf die Hirnrinde aufzufassen sein, und es dürfte mit anderen Worten eine zerebrale Intoxikation hier vorliegen. Und zwar sind toxische Substanzen der Stoffwechselprodukte der uns unbekannten Erreger des Gelenkrheumatismus dann besonders als ätiologisches Moment anzusehen in den Fällen, bei welchen die Psychosen vor Beginn oder nach dem Abklingen des Fiebers bzw. der Gelenkerscheinungen ohne besondere Komplikationen auftreten, ähnlich wie bei Alkoholikern, wo schon bei niedrigen Temperaturen mehr oder weniger heftige Delirien einsetzen, ohne daß bei ihnen besondere schwere Organ-Komplikationen vorhanden sind.

Endlich sei noch erwähnt, daß man die Psychosen in Zusammenhang mit spezifisch rheumatischen Veränderungen des Hirns und seiner Häute brachte. Als anatomisches Substrat der Zerebralaffektion wurde eine Encephalitis bzw. Meningitis rheumatica angenommen. Auch wurden Embolie und Thrombose der Hirngefäße zur Erklärung der zerebralen Erscheinungen herangezogen. Bei solchen Erklärungsversuchen handelt es sich nur um Vermutungen auf Grund von klinischen Beobachtungen, ohne daß sie durch die Autopsie bestätigt werden konnten. So wurde z. B. bei den Sektionen, die Stabell aufgezeichnet hat, abgesehen von den Erkrankungen des Herzens, nur leichtes Ödem der Pia mater, sowie eine geringe Vermehrung der Ventrikelflüssigkeit gefunden. Veränderungen also so banaler Art, daß man sie nicht als Ursache der Psychose ansprechen kann.

Wir sehen also aus den verschiedenen Ansichten und objektiven Befunden der Autoren, daß es bis jetzt noch keine genügende anatomische

Erklärung des Zusammenhangs zwischen akutem Gelenkrheumatismus und Psychose gibt.

Anhangsweise seien hier kurz 2 von uns beobachtete Fälle skiziert, von welchen die 1. Patientin die psychotischen Störungen im Beginne des akuten Gelenkrheumatismus, die 2. in der Rekonvaleszenz aufwies.

1. Sch. W., 44 Jahre alt, Arbeitersfrau. Beginn der Erkrankung am 13. VII., wird am 27. VIII. geheilt entlassen.

Anamnese: Heredität ohne Belang; als Kind hat Pat. keine schweren Erkrankungen gehabt. Vor 14 Tagen bekam sie Schmerzen im linken Knie, die sich in den folgenden Tagen auf andere Gelenke ausbreiteten. Zwölf Tage, bevor sie in die medizinische Klinik gebracht wurde, war sie unklar, verwirrt und unruhig geworden.

Status: Mäßig kräftig, leidlich ernährte Patientin; vollständig benommen. Während der Nacht treten Delirien auf. Herz: Erster Ton an der Spitze durch systolisches Geräusch verdeckt. Puls 100, klein und regelmäßig. Die Metakarpalgelenke beider Hände sind stark geschwollen und druckempfindlich. Auffallende Steifheit und Schmerzhaftigkeit der Wirbelsäule. Nervensystem: Von den sensoriellen Erscheinungen abgesehen, keine Besonderheiten; keine auffallenden motorischen oder sensiblen Erscheinungen.

Krankheitsverlauf:

31. VII. Die Gelenkschwellung geht langsam zurück. Systolisches Geräusch an der Spitze, Akzentuation des zweiten Pulmonaltones. Patientin ist jetzt völlig psychotisch, erkennt ihre Umgebung nicht, beantwortet im Anfange eines Gespräches an sie gerichtete Fragen meist richtig, kommt aber dann immer wieder darauf zurück, daß sie mit Gewalt im Krankenhause festgehalten werde; sie müsse zu ihren Kindern und glaubt, daß man sie und ihre Kinder vergiften wolle. Bisweilen schreit sie stundenlang in durchdringender Weise, ist ängstlich.

7. VIII. Temperatur wenig erhöht; die Gelenke sind völlig frei. Patientin ist ruhiger geworden, doch bestehen die Wahnideen fort.

18. VIII. Es zeigen sich häufiger klare Momente. Patientin schläft gut. Die Gelenkschmerzen sind geschwunden.

27. VIII. Patientin ist vollkommen klar, wird geheilt entlassen.

2. Sch. F., 18 Jahre alt, Stubenmädchen. Aufnahme in der Klinik am 2. X., gebessert entlassen am 11. XI.

Anamnese: Die Familienanamnese weist keine neuropathische Belastung auf. Als Kind ist Patientin immer gesund gewesen. Vor $^1/_2$ Jahr hat sie zum ersten Male Gelenkrheumatismus gehabt, weshalb sie 10 Wochen lang zu Bett liegen mußte; schon damals wurde eine Herzaffektion konstatiert. Seit 14 Tagen hat Patientin wieder Schmerzen in verschiedenen Gelenken, dabei stärkeres Herzklopfen.

Status: Mittelgroße, etwas anämische Person mit rheumatischen Schwellungen in mehreren Gelenken der rechten Hand. Die Herzdämpfung ist etwas nach links verbreitert, über der Spitze ist ein systolisches Geräusch zu hören. Puls irregulär und inäqual.

Krankheitsverlauf:

8. X. Patient klagt über starke Schmerzen in der Halsgegend und in den Schultern.

15. X. Es bestehen noch geringe Schmerzen in der Halswirbelsäule und in den Handgelenken. Patienten zeigt seit ein paar Tagen ein verändertes psychisches Verhalten.

24. X. Sie weint viel und weigert sich, die Arznei und zum Teil auch das Essen zu nehmen, hat melancholische halluzinatorische Wahnvorstellungen.

25. X. Nachts große Unruhe; sie glaubt sich von ihrer Umgebung verhöhnt und verfolgt. Sie sieht Gestalten und hört Stimmen, die ihr alles mögliche sagen.

27. X. Patientin hält noch immer gewisse halluzinatorische Eindrücke fest, ist aber ruhiger geworden und gibt jetzt auf Fragen sachgemäße Antworten; zeigt aber zeitweilig noch schwere Aufregungszustände, wo sie sich verfolgt glaubt, aus dem Bett und fortlaufen will usw.

30. X. Die deprimierte Stimmung hält noch an, die Aufregungszustände sind jetzt von kurzer Dauer.

5. XI. Patientin ist ruhiger und klarer.

11. XI. In letzter Zeit ist Patientin frei und befindet sich wohl. Wird gebessert entlassen.

Chorea minor.

Eine der interessantesten Komplikationen des akuten Gelenkrheumatismus ist die Chorea minor, eine funktionelle Störung des Zentralnervensystems, deren Zusammenhang mit der Polyarthritis acuta in vielen Fällen schon seit

Anfang des vorigen Jahrhunderts bekannt war und immer wieder bestätigt worden ist. Und zwar tritt sie sowohl im Verlauf einer akuten Polyarthritis, also mit Gelenkerscheinungen auf, als auch ohne solche und dann besonders bei Menschen, welche vorher, mitunter schon vor Monaten oder Jahren, ein- oder mehrere Male einen echten Gelenkrheumatismus durchgemacht haben.

Unter dem Namen Chorea im allgemeinen verstehen wir eine Neurose, welche sich durch krankhafte Muskelunruhe und durch Koordinationsstörungen in Form anormaler krampfhafter Bewegungen auszeichnet. Der Name Chorea St.-Viti stammt aus dem 14. Jahrhundert, aus der Zeit, wo der schwarze Tod in Deutschland auftrat. Eine seiner furchtbarsten Folgen war die epidemische Tanzwut. Die Kranken wanderten damals zur Kapelle des heiligen Veit in Ulm, um ihre Genesung zu erflehen. Jetzt wird diese Tanzwut als Chorea major oder magna bezeichnet und als ein Symptom besonders der Hysterie aufgefaßt.

Von dieser Erkrankung ist die Chorea minor oder auch Sydenhamsche Chorea abzutrennen, welche im Gegensatz zu der Chorea maior besonders bei Kindern und jugendlichen Individuen bis zum Pubertätsalter vorkommt. Von früheren Krankheiten der an Chorea minor leidenden Patienten finden wir nun auffallend häufig einen Gelenkrheumatismus oder Rheumatismus von anderer Lokalisation, wenn ich mich so ausdrücken darf, in der Anamnese. Ja manche Autoren geben an, daß beinahe jeder akute Gelenkrheumatismus im jugendlichen Alter von einer Chorea minor gefolgt sei.

Unmittelbar im Anschluß an einen Gelenkrheumatismus oder gleichzeitig mit ihm hat sich bei 206 selbst beobachteten Patienten 24 mal eine Chorea entwickelt. Bei 16 Fällen hat ein Gelenkrheumatismus kurz vorher bestanden. Weitere 13 unserer Patienten haben schon einige Jahre vorher oder in der Kindheit einen Gelenkrheumatismus durchgemacht.

Im ganzen findet sich also in der Anamnese bei unseren Kranken 53 mal Gelenkrheumatismus, das ist bei 25,3 % aller Fälle. Unser Prozentsatz steht am nächsten den von v. Ziemßen gefundenen Zahlen, welcher unter 25 Fällen bei 6 Patienten die Chorea entweder unmittelbar oder nach längerer Zeit dem akuten Gelenkrheumatismus folgen sah. Französische und englische Autoren geben freilich ein viel häufigeres Zusammentreffen von Gelenkrheumatismus und Chorea an. So fand Buston Brown unter 104 amnestisisch und klinisch genau erforschten Fällen 89 mal rheumatische Erkrankungen (85,5 %), worunter wahrscheinlich allerdings nicht ausschließlich Fälle von akutem Gelenkrheumatismus gewesen sein dürften. Der Franzose Sée fand unter 128 Choreakranken 61, bei denen Gelenkentzündungen und Schmerzen gleichzeitig vorhanden waren.

Dickinson sah unter 70 Chorea-Kranken 28, bei denen dem Ausbruche dieser Krankheit ein Gelenkrheumatismus vorangegangen war. Von 32 Choreakranken Goodharts hatten 19 an Polyarthritis rheumatica gelitten. Eine große Zusammenstellung der Choreafälle des allgemeinen Krankenhauses und des Kaiser-Franz-Joseph-Kinderspitals zu Wien in den Jahren 1875—1897 ergab 1517 Choreaerkrankungen unter 5033 Fällen von akutem Gelenkrheumatismus.

Ganz andere Resultate hat wieder Steiner in Prag erhalten. Dieser hat bei 252 Fällen von Chorea nur 4 sich an Gelenkrheumatismus anschließen sehen.

An rheumatischen Beschwerden nicht zweiter differenzierter Art wie Reißen in den Beinen, in den Armen, Schmerzen in den Füßen hat sich außerdem Chorea bei weiteren 8 Fällen angeschlossen, welche ich oben mit eingerechnet habe. Auf Grund anderer und unserer Erfahrungen muß demnach in ätiologischer Beziehung ein innerer Zusammenhang zwischen der Chorea minor und dem akuten Gelenkrheumatismus bestehen. Da das Kindes- und Pubertätsalter, wie später noch gezeigt wird, bei weitem die Mehrzahl der Patienten stellt, so muß demnach das Gehirn in dieser Altersperiode ganz besonders leicht durch die rheumatische Noxe affiziert werden können.

Von anderen Infektionskrankheiten spielen im Vergleich zu dem akuten Gelenkrheumatismus ätiologisch nur wenige eine Rolle. An Häufigkeit folgt wohl, ähnlich wie bei dem Gelenkrheumatismus die Angina, an welcher 14 unserer Choreakranken gelitten haben. Bei zwei von diesen haben sich die choreatischen Bewegungen unmittelbar angeschlossen.

Sieben unserer Patienten haben Typhus durchgemacht und eine 15jährige Patientin gibt sogar an, unmittelbar im Anschluß an Typhus im 11. Lebensjahre einen Veitstanz gehabt zu haben. Endlich will eine 19jährige Patientin nach Scharlach im 4. Jahre eine Chorea durchgemacht haben. Auch nach Masern, Influenza, Diphtherie, Nephritis hat man Chorea auftreten sehen.

Unserer Meinung nach haben aber diese Infektionskrankheiten mit der Chorea keine ätiologischen Beziehungen, sondern sind offenbar nur ein zufälliges Zusammentreffen. Oder man kann sich auch vorstellen, daß die genannten Infektionskrankheiten eine Schwächung des Zentralnervensystems, besonders bei jugendlichen Individuen im Gefolge haben, wodurch die Empfänglichkeit zur Festsetzung des rheumatischen Virus gesteigert wird.

Was die vielfach bei der Ätiologie der Chorea angeführten psychischen Erregungen anlangt, so scheinen sie doch in einigen Fällen den Ausbruch der Krankheit zu begünstigen. Schreck in den verschiedensten Formen wurde bei unseren Fällen noch am meisten beschuldigt; weiterhin Ärger, große Aufregungen bei zusammen 21 Patienten.

Auch im Anschluß an schreckhafte Träume, Bedrohung durch Menschen und Tiere, Notzuchtversuch, seelische Erregung durch den Tod Verwandter u. a. hat man Chorea auftreten sehen. Krafft-Ebing glaubt, daß eine dauernde oder temporäre Invalidität, d. h. eine abnorm geringe Widerstandsfähigkeit angenommen werden müßte, wenn ein psychisches Trauma eine Chorea hervorzurufen imstande sein sollte.

Ob allein auf dem Wege der Nachahmung, wie von einigen Autoren berichtet wird, eine echte Chorea minor entstehen kann, ist meines Erachtens nicht sicher. Es dürfte bei den meisten derartigen Patienten eine rheumatische infektiöse Ursache doch die Hauptsache sein. So hätten wir z. B. eine Chorea imitatoria bei einem von uns beobachteten Falle anfangs annehmen können, bei welchem die 15jährige Patientin bei der Aufnahme in unsere Klinik angab, daß ihre Freundin 8 Tage vorher bereits an Chorea minor erkrankt war. Bei genauer Erhebung der Anamnese stellte es sich jedoch heraus, daß bei der Kranken die Krankheit mit Schmerzen und Schwellungen in den Fußgelenken begonnen hatte. Eine weitere 8jährige Patientin — Typhusrekonvaleszentin — bekam choreatische Bewegungen, während gleichzeitig auf der Krankenbaracke zwei andere Kinder an Chorea darniederlagen.

Ätiologische Beziehungen der Chorea zur Schwangerschaft fanden sich auch bei unseren Fällen, und zwar hatten von 10 Patienten mit Chorea gravidarum die Hälfte schon früher eine Chorea durchgemacht. In der Literatur fanden wir ähnliches verzeichnet.

So fand Buist, welcher 266 Fälle von Chorea gravidarum zusammengestellt hat, 66 Fälle, also 29,2 %, welche schon an Chorea in der Jugend gelitten hatten.

Unter den 154 Fällen von Chorea gravidarum Kroners waren 34 Patientinnen, welche Chorea minor durchgemacht hatten, also 22 %. Gettkant fand bei seinen 27 Fällen von Chorea gravidarum, welche in der Charité in Berlin von 1876 bis 1901 beobachtet werden konnten, 19mal in der Anamnese Chorea infantilis, was 51,3 $^0/_0$ ergibt.

Jedenfalls bestätigen all diese Zahlen, welche zu verschiedenen Zeiten und an verschiedenen Kliniken aufgestellt worden sind, daß bezüglich der Ätiologie die Chorea gravidarum und die Chorea minor eng miteinander verwandt sind.

Daß die Chorea minor in einem gewissen Zusammenhang mit dem Gelenkrheumatismus steht, ist eine unbestrittene Tatsache, und wenn wir weiter daran festhalten, daß die Chorea gravidarum ätiologisch wieder eng verwandt mit der Chorea minor ist, so ist es verständlich, daß der Rheumatismus auch bei der Chorea gravidarum eine Rolle spielen muß. Wie nun aber der Zusammenhang zwischen beiden Krankheiten ist, ob hier die Infektion oder eine von ihr hervorgerufene Intoxikation ursächlich mitspielt, ist eine vielseitig bestrittene und noch nicht endgültig entschiedene Frage.

Namentlich Erstgebärende und jugendliche Schwangere werden von der Krankheit in den ersten Monaten der Gravidität befallen. Auch bei unseren Patientinnen trifft dies zu, da es sich bei fast allen um Jugendliche im Alter von 16—23 Jahren — nur eine Patientin war 32 Jahre alt — und bis auf zwei um Erstgebärende in den ersten Monaten der Gravidität gehandelt hat.

Gettkant fand: im Alter von

15—17	Jahren	1	Fall	von	Chorea	gravidarum
18—20	„	10	Fälle	„	„	„
21—23	„	7	„	„	„	„
24—26	„	13	„	„	„	„
27—29	„	5	„	„	„	„
31	„	1	Fall	„	„	„

Ähnlich wie diese Zahlenangabe ist auch diejenige von Buist. Im Alter von:

15	Jahren	befanden	sich	1	Fall	von	Chorea	gravidarum
16—20	„	„	„	80	Fälle	„	„	„
21—25	„	„	„	80	„	„	„	„
26—30	„	„	„	17	„	„	„	„
33—40	„	„	„	7	„	„	„	„

Diese Angaben zeigen uns, daß die meisten Fälle im Alter von 18 bis 30 Jahren auftreten.

Unter den 37 Patienten Gettkants waren 29 Erstgebärende (78 $^0/_0$), während Buist bei einem Material von 220 Fällen 127 Erstgebärende fand, was 59,3 $^0/_0$ ausmacht. Bei 6 Fällen bestand dabei Chorea schon vor der Schwangerschaft.

Aus der Statistik Gettkants ersehen wir ferner, daß

in den ersten 3 Monaten	16	Fälle	
in den zweiten 3 Monaten	10	„	
in den dritten 3 Monaten	8	„	
in dem zehnten Monat	2	„	an Chorea erkrankten.

Die Statistik von Buist ergibt:

in den ersten 3 Monaten	108	Fälle
in den zweiten 3 Monaten	70	„
in den dritten 3 Monaten	25	„

Wir sehen also, daß die erste Hälfte der Schwangerschaft mehr als die zweite disponiert ist.

Im Puerperium trat die Chorea nur bei 2 Fällen auf, das eine Mal 8 Tage, das andere Mal 4 Wochen nach dem Partus. In einer ganzen Reihe von Fällen jedoch entwickelt sie sich ohne irgend ein ätiologisches Moment. Auch nach Traumen, Masturbation hat man die Krankheit auftreten sehen. Wir haben keine derartigen Beobachtungen zu verzeichnen.

Was das Alter der Patienten anlangt, in denen die häufigsten Erkrankungen von Chorea minor vorkommen, so erkrankten von unseren Patienten zwischen dem 13. bis 17. Lebensjahre 8. Vom 23. Jahre ab finden sich nur noch vereinzelte Fälle. Wenn wir im Alter von 5—12 Jahren, wo die meisten Erkrankungen vorzukommen pflegen, nur 48 Fälle zur Behandlung bekamen, so ist der Grund hierfür in den örtlichen Verhältnissen zu suchen, indem in Leipzig der größte Teil der Kinder im Kinderkrankenhause Aufnahme finden.

Nach der Zusammenstellung von Wollenberg fällt auf das 7. bis 13. Lebensjahr die größte Zahl der Erkrankungen. „Unterhalb des 6. Lebensjahres wird die Chorea bei beiden Geschlechtern sehr selten, beim männlichen Geschlecht nimmt ihre Häufigkeit oberhalb des 16. Jahres erheblich ab, während sie beim weiblichen Geschlecht auch jenseits der Pubertätsjahre nicht so selten vorkommt." Die Mehrzahl der Patienten ist weiblichen Geschlechts, mehr als doppelt so viel weibliche Individuen erkranken.

Von unseren 4 Kranken über 45 Jahre ist nur einer männlichen Geschlechts. Auch bei unseren Patienten vom 20.—44. Lebensjahre ist der Prozentsatz der weiblichen Patienten höher als der der männlichen, insofern wir 39 Frauen gegenüber nur 7 Männer in diesem Alter beobachten konnten. Hasse fand ebenfalls ein häufigeres Befallensein des weiblichen Geschlechts bei Erwachsenen, wenn auch relativ nicht so häufig als wir (unter 27 Fällen 19 Frauen und 8 Männer). Fast alle anderen Autoren sind auf Grund ihrer Erfahrung zu ähnlichen Resultaten gekommen, so Krafft-Ebing, welcher bei seiner Statistik von 200 Fällen fand, daß das kindliche und juvenile Alter die größte Morbiditätsziffer aufweist und die Disposition zu der Krankheit nach der Pubertätsentwicklung sehr rasch schwindet.

Die Jahreszeit scheint nur von geringem Einfluß auf die Häufigkeit der Choreaerkrankungen zu sein. Die Winter- und Frühjahrmonate weisen etwas größere Patientenzahlen auf.

Es erkrankten:	Januar bis März	50	unserer Patienten
	April bis Juni	73	„ „
	Juli bis September	50	„ „
	Oktober bis Dezember	44	„ „

Was nun die Heredität anlangt, so lauten hier die Angaben der einzelnen Autoren sehr verschieden. Bei unseren Patienten konnten wir nur zweimal feststellen, daß die Eltern an Chorea krank gewesen waren. Das eine Mal hatte die Mutter, das andere Mal beide Eltern an der Krankheit gelitten. Dagegen wurde öfter (14 mal) von den Kranken die Angabe gemacht, daß die Eltern nervös, auch zweimal geisteskrank gewesen waren. Im allgemeinen scheint demnach ein hereditäres Moment im Vergleich zu anderen Choreaformen (Huntingtonscher und Chorea major) bei der Chorea minor selten zu sein.

Häufiger fanden wir dagegen, daß die Kranken aus schwindsüchtigen Familien abstammten. So sollen unter unseren 206 Patienten 12 mal der Vater, bei 5 weiteren die Mutter an Tuberkulose gestorben sein und bei vielen anderen scheinen die Eltern ebenfalls an Tuberkulose zu leiden oder gelitten zu haben. Es ist demnach nicht von der Hand zu weisen, daß diese Patienten eine allgemein geschwächte Gesamtkonstitution von ihren Eltern ererbt haben und daß deswegen vielleicht das Zentralnervensystem leichter von der Krankheit ergriffen wird.

Ferner sollen besonders nach Krafft-Ebing Schädelanomalien infolge früherer Rachitis (Hydro-, seltener Submikro-, noch seltener Phagiozephalen) eine gewisse Disposition für die Krankheit abgeben. Auch soll nach manchen Forschern eine neuropatische Konstitution überhaupt bei der Entstehung der Krankheit eine große Rolle spielen.

Über die Ursache der Erkrankung sind viele Theorien aufgestellt und viele Untersuchungen ausgeführt worden. Da sehr häufig eine Endokarditis bei der

Chorea nachweisbar ist, so hat man (Kirkes 1863) sich vorgestellt, daß von den Herzklappen losgelöste Thromben auf embolischem Wege in kleine Gehirngefäßchen besonders des Corpus striatum und des Thalamus opticus geschleppt würden, und daselbst die Veranlassung zu Erweichungsherdchen gegeben hätten. Durch einen dadurch ausgelösten Reiz sollen die choreatischen Bewegungen ausgelöst werden. Der pathologisch-anatomische Befund läßt hier jedoch im Stich. Man findet wohl eine Endokarditis, sehr selten aber embolische Prozesse im Gehirn. Gelingt es dennoch, Erweichungsherde im Gehirn nachzuweisen, so sind dieselben so verschieden lokalisiert, daß man sich nicht vorstellen kann, daß hierdurch das so einheitliche Krankheitsbild der Chorea hervorgerufen werden kann.

Besonders Henoch und Litten sprechen sich deswegen gegen diese Theorie aus. Gleichwohl sind beide Autoren der Meinung, daß durch Gehirnembolien gelegentlich eine symptomatische Chorea hervorgerufen werden könne. Auch sprach gegen die embolische Theorie die Erfahrung, daß eine Chorea minor ohne eine Endokarditis vorkommen kann. Außerdem sind Gehirnembolien, Lähmungen bei der Chorea, nur sehr selten beschrieben worden (z. B. von Thomson eine Embolie der Art. central. retinae und von Simon und Crouzon Embolie mit Lähmungen).

Andere Autoren halten die Chorea minor für eine rein funktionelle Erkrankung, Sturges erklärt sie für eine funktionelle Störung in der Entwicklung der motorischen Zentren. Duroziez, welcher den Rheumatismus bei der Entstehung der Chorea für belanglos hält, behauptet, daß eine mangelhafte kongenitale Entwicklung die Ursache sei. Rachford glaubt, daß die durch die „Skrophulosis anaemia" hervorgerufene schlechte Ernährung des Gehirns für psychische Insulte aufnahmefähig mache.

Andere Autoren nehmen eine vermittelnde Stellung ein, indem sie nur einen Teil der an Chorea minor leidenden Patienten als durch das rheumatische Virus erkrankt annahmen. Einige halten sie für eine Infektionskrankheit, aber nicht von spezifisch rheumatischer Ätiologie, sondern glauben, daß auch andersartige Infektionen die Erkrankung des Zentralnervensystems hervorrufen könne.

Koch, Möbius, Laufenauer und viele andere führen alle Formen von genuiner Chorea minor auf eine infektiöse Ursache zurück, welche die intimsten Beziehungen zur Endokarditis und Polyarthritis habe. Koch glaubt dann wieder, daß es ein spezifisches Choreavirus gäbe, und daß die anderen Infektionskrankheiten, welche in Beziehung zu der Chorea ständen, nur das Eindringen des Choreavirus begünstige. Auch soll nach demselben Autor das rheumatische Virus sehr nahe mit dem Choreavirus verwandt und gelegentlich selbst Chorea hervorzurufen imstande sein.

Weiterhin glaubt Pianese einen Mikroorganismus in der Gestalt eines Diplobazillus für den Erreger der Chorea ansprechen zu müssen, da derselbe im Kleinhirn und Rückmark von Chorealeidenden von ihm gefunden und bei Verimpfung auf Tiere Choreasymptome hervorgerufen haben soll. Andere Autoren konnten wieder andere Bakterien wie Staphylokokken, Streptokokken, Pilzfäden usw. vom Endokard, Gehirn etc. züchten.

In den 5 schweren Fällen Passinis hat die bakteriologische Untersuchung der Lumbalflüssigkeit keinen Aufschluß über die Ätiologie gebracht; bemerkenswert war dabei der Befund einer Flüssigkeitsvermehrung im Zerebrospinalkanal. Bei den 69 Choreapatienten Haneborgs konnte in 75% der Fälle eine Infektionserkrankung als ätiologischer Faktor angeführt werden, in nur 6% war ein psychisches Trauma als einziges ätiologisches Moment vorhanden.

Moser tritt nach seinen Beobachtungen für den infektiösen Charakter der Chorea minor ein. Unter den pathogenen Kokken spielen nach ihm in der Ätiologie der Chorea vor allem die Staphylokokken eine Rolle, indem sie mit Vorliebe in der Rinde Veränderungen setzen und zu gleicher Zeit neurotoxisch wirken können.

Aus den genannten vielseitigen Befunden erhellt wieder, daß wir noch weit davon entfernt sind, ein spezifisches Choreavirus als die Ursache der Erkrankung anzusprechen.

Eine weitere Gruppe von Forschern (H. Meyer u. a.) nimmt an, daß sämtliche Fälle von echter Chorea minor rheumatisch-infektiösen Ursprungs sind, und daß, wo andere Ursachen vorzuliegen scheinen, dieselben höchstens die Rolle von prädisponierenden oder okkasionellen Momenten spielen. Als Hauptgrund hierfür wird angegeben, daß in der Mehrzahl der Fälle die rheumatische Natur zu erkennen ist und daß gleichzeitig mit der Chorea andere rheumatische Manifestationen am Endokard, Gelenken gefunden werden.

Damit wäre also die Ätiologie des akuten Gelenkrheumatismus und die der Chorea gleich; das Virus wäre, wie wir bei der Besprechung der Genese des akuten Gelenkrheumatismus erörtert haben, bis jetzt gänzlich unbekannt. Bei einer derartigen Auffassung ist es allerdings auffallend, daß die Chorea meist ohne Fieber verläuft und daß ein doch relativ geringer Prozentsatz der Rheumatismuskranken an Chorea erkrankt. Aber beide Momente allein dürfen unseres Erachtens für die Beantwortung der Frage nicht ausschlaggebend sein, da ja viele rheumatische Affektionen ohne Fieber verlaufen und das rheumatische Virus resp. dessen Toxin sich ja nur unter gewissen Vorbedingungen im Gehirn festsetzen kann.

Nach Oppenheim ist besonders das Alter bedroht, „in welchem die motorischen Hemmungsapparate noch nicht zur vollen Ausbildung gelangt sind, in welchem seelische Erregungen sich noch ungehemmt in motorische Akte umsetzen. So sieht man bei Kindern, jungen Mädchen und Frauen unter dem Einfluß der Verlegenheit und verwandten Gemütsbewegungen oft eine motorische Unruhe eintrteen, die dem Bilde sehr ähnlich ist." Stellt man sich dann noch vor, daß psychische Insulte, Gravidität mit ihren Aufregungen, schwächende Krankheiten, Intoxikationen, Infektionen usw. das Zentralnervensystem schwächen, so hat die Annahme, nichts Befremdendes, daß hierdurch ein Locus minoris resistentiae im Zentralnervensystem geschaffen wird, wo die rheumatische Noxe sich dann mit Leichtigkeit festsetzen kann.

Klinisches Krankheitsbild.

Prodromalerscheinungen können bei der Chorea minor vorhanden sein oder auch fehlen. Da die Krankheit ganz allmählich beginnt, so ist es öfter schwer zu sagen, ob Prodromalerscheinungen vorhanden waren oder nicht. Unter die Prodromalerscheinungen wären psychische Veränderung, unmotivierter Stimmungswechsel, abnorme Reizbarkeit, Unfähigkeit zu intensiver geistiger Arbeit zu nennen; die Patienten verlieren öfter den Appetit, klagen auch über rheumatische Schmerzen, werden bleich und nehmen an Körpergewicht ab.

Nach Czerny zeigen an Chorea leidende Kinder manchmal schon in den ersten Anfängen der Krankheit bei tiefem Atemholen fat regelmäßig den Atemtypus einer Phrenikuslähmung, insofern bei der Inspiration das Zwerchfell nicht nach abwärts bewegt, sondern gegen die Lunge angesaugt und zu gleicher Zeit die Bauchdecken infolgedessen eingezogen werden.

Schon sehr früh im Anfang der Erkrankung macht sich eine motorische Unruhe der Muskulatur bemerkbar, was gewöhnlich den Angehörigen des Kranken zuerst auffällt. Aber sehr häufig sind diese Muskelzuckungen so geringfügiger Natur, daß sie von der Umgebung verkannt und als Ungezogenheit oder Unordentlichkeit u. dgl. aufgefaßt werden. In der Schule können die Kinder nicht ruhig sitzen, schreiben schlecht, werden unsauber, und manches Kind hat deswegen den Rohrstock fühlen müssen. Die Kinder werden, da sie nicht Herr der motorischen Muskelunruhe werden können, immer ängstlicher und nervöser, was die Zuckungen wieder steigert.

Die choreatischen Bewegungen sind dadurch charakterisiert, daß sie blitzartig in den verschiedensten Muskeln des Körpers unwillkürlich und ohne daß sie von dem Patienten unterdrückt werden können, auftreten, eine große Ähnlichkeit mit etwas ungeschickten hastigen natürlichen Bewegungen haben und bei psychischer Alteration in verstärktem Maße auftreten. Auch bei intendierten Bewegungen erfahren sie (meist im Gegensatz zu den Bewegungen bei der Huntingtonschen Chorea) eine deutliche Verstärkung, im Schlafe schwinden sie. Sie können in Pausen, bald hier, bald dort und mit ganz verschiedener Heftigkeit in Erscheinung treten, aber auch einen derartig starken Grad erreichen, daß sie fortwährend bestehen, Essen, Gehen und Stehen ganz unmöglich wird. Solche Patienten können alsdann keine Sekunde im Bette ruhig liegen, werden von fortwährenden Muskelzuckungen hin- und hergeschleudert. Dabei leidet die Nahrungsaufnahme und der Schlaf, so daß die Patienten sehr bald beträchtlich an Körpergewicht einbüßen.

Was die Lokalisation der Zuckungen anlangt, so können alle Muskeln des ganzen Körpers daran teilnehmen, so daß sie bald hier, bald dort zu gleicher Zeit oder nacheinander in Erscheinung treten. Nach unserer Erfahrung werden die Extremitäten weit häufiger als der Rumpf und die oberen wieder öfter als die unteren befallen. Sehr häufig sind dabei auch Zuckungen im Gesicht und andere Kopfbewegungen mit Zuckungen in den Extremitäten kombiniert.

Gewöhnlich ist auch eine Störung der Sprache resp. des Artikulationsapparates vorhanden, ja dieselbe kann so hochgradig werden, daß die Patienten verständliche Wörter überhaupt nicht mehr herausbringen. Die Patienten sind dann häufig überhaupt nicht imstande, den Mund zu öffnen; und geschieht dies trotzdem, so wird er sofort wieder hastig geschlossen. Die Zunge kann öfter nur zuckend herausgestreckt werden und wird dann unwillkürlich wieder blitzartig zurückgezogen. Meist werden die Wörter nur kurz und undeutlich hervorgestoßen und ruckweise gebildet.

Auch die Augen und die mimische Gesichtmuskulatur nimmt an den Zuckungen teil, so daß die Patienten nicht vermögen, einen Gegenstand längere Zeit zu fixieren und alle möglichen Grimassen schneiden. Eine Beteiligung der Kehlkopfmuskulatur ist seltener, viel häufiger dagegen eine solche der Respirationsmuskulatur, so daß die Patienten nur ruckweise zu atmen vermögen.

Choreatische Bewegungen, welche auf eine Seite (sog. Hemichorea) beschränkt bleiben, haben wir nur bei einigen wenigen Fällen von Chorea minor beobachtet. Dabei war die rechte Seite häufiger (5 mal unter 206 Fällen) als die linke (3 mal) befallen, was im Gegensatz zu den Beobachtungen Eichhorsts steht, nach welchen die linke Seite am meisten ergriffen sein soll. Als Besonderheit möchte ich noch anführen, daß eine sichere Chorea minor bei einer von uns behandelten Patientin vorhanden war, bei welcher nur der linke Arm und das rechte Bein Zuckungen aufwies.

In einer großen Zahl von Fällen sind die motorischen Reizerscheinungen die einzigen Zeichen der Krankheit. Bei einer Reihe von Patienten jedoch machen sich nebenbei auch Veränderungen der Psyche bemerkbar. Meist sind sie nur geringfügiger Natur, insofern die Patienten ein launiges, aufgeregtes oder teilnahmloses Wesen zeigen, leicht reizbar, unartig und verdrießlich sind oder öfter unmotiviert weinen oder lachen.

Stärkere Störungen, Demenz, Halluzinationen, Verwirrtheit, Psychosen, paranoische und Erregungszustände, Krampfanfälle usw. finden sich mehr bei Erwachsenen als bei Kindern und relativ häufig bei Graviden. In der großen Mehrzahl der Fälle dauern die psychischen Störungen einige Wochen oder auch Monate und verschwinden dann völlig mit der Heilung der Chorea. Aber auch dauernde Geisteskrankheit haben wir bei 3 unter unseren 206 Patienten sich entwickeln sehen.

Paresen der Muskulatur sind gewöhnlich nicht vorhanden, Lähmungen fast nie. Nach von Strümpells Erfahrungen bestehen nur in wenigen Fällen wirkliche Paresen der Muskeln, bei Hemichorea auch nur manchmal eine leichte Hemiparesis der betroffenen Seite. Es gibt jedoch auch Fälle, wo die Chorea sich im Anfangsstadium hinter einer Parese oder Pseudoparese verbirgt, so daß die Patienten zu dieser Zeit ein oder mehrere Extremitäten für gewöhnlich überhaupt nicht bewegen, auf Aufforderung allerdings die betreffenden Gliedmaßen kraftlos und schlaff zu bewegen imstande sind, bis dann im Verlauf des Leidens die Parese nachläßt und zu gleicher Zeit die choreatischen Zuckungen deutlich in Erscheinung treten. Derartige Fälle wurden von Gumpertz, Rindfleisch, Färber (Oppenheim) a. u. beschrieben. Weiterhin haben Charcot und auch wir gerade den umgekehrten Verlauf beobachtet, insofern zuerst die choreatischen Zuckungen vorhanden waren, welche dann schwanden und einer Parese Platz machten.

Irgendwelche stärkere Atrophien der Muskulatur, Entartungsreaktion haben wir nie beobachtet. Auch sind die Sehnenreflexe meist normal. Wenn verschiedene Autoren die Angaben machen, daß die Reflexe verschiedentlich abgeschwächt oder sogar zuweilen aufgehoben sind, so sind sie nach unseren Beobachtungen eher gesteigert (26 mal hochgradig unter 206 Patienten), während wir sie nur 4 mal abgeschwächt fanden. Ebenso verhielt es sich mit den Fußsohlen- und anderen Reflexen. Daß eine Steigerung der Reflexe durch eine gleichzeitige choreatische Zuckung nur vorgetäuscht werden sollte, ist nach unseren Erfahrungen wohl für einige Fälle richtig, für die Mehrzahl aber nicht.

Die Sensibilität ist im allgemeinen ebenfalls intakt. Eine Verringerung derselben konnten wir unter den 206 Fällen nur 5 mal konstatieren, Hyperalgesie bestand nur einmal.

Die Körpertemperatur ist im allgemeinen nicht, oder selten nur leicht erhöht. Besteht trotzdem Fieber, so ist an irgend eine Komplikation zu denken, oder aber es liegt ein ganz schwerer Fall vor. Nur bei exzessiver Steigerung der Zuckungen, bei Beteiligung der Rumpfmuskulatur kommt es gewöhnlich infolge der Muskelkontraktionen im Verein vielleicht mit einer funktionellen Schädigung des Gehirns infolge der Krankheitsursache zu einer Erhöhung der Temperatur. Unter unseren 206 Kranken war dies bei 19 der Fall. Der Puls ist besonders bei heftigen choreatischen Zuckungen beschleunigt; die Atmung manchmal auch, und zuweilen unregelmäßig und stoßweiße die Funktion von Blase und Mastdarm ist trotz der choreatischen Zuckungen meist intakt.

Im allgemeinen handelt es sich, wie schon erwähnt, um blasse anämische Individuen. Die von vielen Forschern bei der Krankheit öfter gefundene Weite der Pupillen haben wir unter den 206 Patienten nur 8 mal beobachtet. Auch eine Pupillendifferenz findet sich gelegentlich; 6 mal war unter unseren Fällen die rechte größer als die linke, 4 mal die linke größer als die rechte. Die reflektorische Pupillenreaktion auf Lichtreize war überall gut erhalten, nur bisweilen etwas träge. Einmal wurden die Pupillen ohne äußere Reize häufig weiter, so daß eine choreatische Beteiligung des Sympathikus vermutet wurde. Je zweimal haben wir während der Erkrankung einen Nystagmus horizontalis und einen zeitweilig auftretenden Strabismus convergens beobachtet. Auch eine konzentrische Einengung des Gesichtsfeldes haben wir einmal bei einer 19jährigen Patientin festgestellt, glauben jedoch, daß diese auf das Konto der gleichzeitig vorhandenen Hysterie zu setzen war.

Die Krankheitsdauer schwankt gewöhnlich zwischen 1—3 Monaten; doch haben wir auch je 1 Erkrankung von 4 Tagen und 4 Jahren gesehen. Eine Krankheitsdauer von 1—5 Monaten findet sich bei 86% unserer Fälle, über 1 Jahr währte die Krankheit bei einer 33jährigen Patientin, welche 4 Jahre lang die choreatischen Zuckungen gehabt haben will und in unserer Behandlung dann geheilt wurde; und bei einer 12jährigen Patientin, bei welcher über 1½ Jahre lang choreatische Zuckungen im Anschluß an eine Züchtigung von seiten des Lehrers vorhanden waren. Bei 6 unserer Patienten, bei welchen die Chorea weniger als ein Monat dauerte, handelte es sich mit Ausnahme eines Falles nicht um leichte, sondern um schwere Erkrankungen, welche in kurzer Zeit zum Tode geführt haben.

Komplikationen.

Die häufigste Komplikation der Chorea minor ist der akute Gelenkrheumatismus und die Endokarditis, sei es, daß diese Krankheiten der Chorea vorausgehen oder zu gleicher Zeit mit ihr auftreten.

Bei 53 unter unseren 206 Choreapatienten (d. i. also bei 25,7%) waren beide Krankheiten (Chorea und akuter Gelenkrheumatismus) zu gleicher Zeit vorhanden. Der Gelenkrheumatismus verlief hier bei sämtlichen Patienten leicht, vielfach ohne erhebliche Temperatursteigerungen.

Bei 28 Patienten konnten wir zugleich mit der Chorea eine frische Endokarditis nachweisen, und zwar handelte es sich um eine solche der Mitralklappe (Insuffizienz und 2mal kombiniert mit Stenose). Es scheint demnach eine Endokarditis der Aorta hier sehr selten zu sein, worauf auch Peiper (Deutsche med. Wochenschr. 1888) u. a. aufmerksam gemacht haben. Bei 14 unter den 28 Patienten trat die Endokarditis erst im Verlauf der choreatischen Erkrankung auf, scheint also sekundär erst aufgetreten zu sein, bei den andern 14 wurde sie bereits bei der Aufnahme schon nachgewiesen.

Daß es sich bei den zuletzt genannten Patienten nicht um akzidentelle Geräusche, sondern um wirkliche Mitralinsuffizienzen handelt, geht auch daraus hervor, daß bei allen eine Vergrößerung des Herzens und Herzbeschwerden, Pulsfrequenzsteigerungen etc. bestanden. Akzidentelle Geräusche, unreine erste Töne, Akzentuation des 2. Pulmonaltones, vorübergehende geringe Herzvergrößerungen und sonstige Herzanomalien konnten wir bei einer ganzen Anzahl weiterer Patienten (59) konstatieren. Ob eine schon bestehende und während der Chorea aufgetretene Mitralinsuffizienz sich nach Ablauf des choreatischen Prozesses wieder zurückbilden kann, ist möglich, dürfte aber sehr selten sein, da wir es bei unseren Patienten niemals mit Sicherheit beobachtet haben.

Ganz besonders ist nun hervorzuheben, daß eine Endokarditis in früherer Zeit, also nicht direkt vor dem Ausbruch der choreatischen Symptome, bei einer großen Anzahl unserer Patienten bestanden hat. Unter unseren 206 Patienten befanden sich 43 mit Klappenfehlern älteren Datums vor, 4 davon mit gleichzeitiger Stenose, 2 mit Insuffizienz der Aorta. 26 von den genannten Patienten hatten ihren Klappenfehler früher im Anschluß an einen Gelenkrheumatismus, 3 im Anschluß an eine früher bestandene Chorea akquiriert. Bei den übrigen

Patienten handelte es sich zum eine Endokarditis nach Angina oder Sepsis oder eine solche unklarer Ätiologie.

Das Auftreten einer Angina entweder vor oder gleichzeitig mit dem Einsetzen der Chorea haben wir öfter gesehen. Viele Patienten haben angegeben, daß sie Halsbeschwerden einige Zeit vorher gehabt haben, 9 mal konnten wir bei der Aufnahme der Patienten in der Klinik noch eine ausgesprochene Hypertrophie der Tonsillen und 4 mal eine Anschwellung der Submaxillardrüsen nachweisen; 13 mal haben wir eine Angina während der Chorea selbst gesehen, und es hat sich bei einem Teil dieser Patienten im Anschluß an die Angina eine Zunahme der choreatischen Bewegungen bemerkbar gemacht. Es beweisen solche Beobachtungen wieder den engen Zusammenhang und die engen Beziehungen zwischen Angina und der Chorea und demnach auch mit dem Gelenkrheumatismus.

Relativ häufig (7 mal) haben wir bei der Chorea eine Vergrößerung der Schilddrüse wahrgenommen. An einen inneren Zusammenhang von Struma oder Morbus Basedowii ist ja nicht zu denken, da zum Teil die Vergrößerung der Schilddrüse schon lange vor der Choreaerkrankung bestanden hatte. Erwähnen möchte ich aber, daß bei der Basedowschen Erkrankung choreiforme Bewegungen vorkommen und daß auch die Basedowsche Krankheit zusammen mit einer Chorea verschiedentlich beobachtet worden ist (Oppenheim u. a.).

Auch Neurosen, Hysterie vergesellschaften sich zuweilen mit der Chorea minor. Man kann sich ganz gut vorstellen, daß die Hysterie den Ausbruch der Chorea begünstigen kann, andererseits auch wieder, daß eine bestehende Chorea eine bis dahin latent verlaufene Hysterie zum Vorschein resp. Ausbruch bringt. Und so hat man denn auch gesehen, daß beide Erkrankungen nebeneinander herlaufen können.

Epilepsie, Geisteskrankheiten, können weiterhin wie zum Teil schon erwähnt, im Gefolge einer Chorea auftreten. Verschiedentlich wurde von uns eine deutliche Ovarie während der Krankheit festgestellt, welche nachher wieder verschwand.

Komplikationen von seiten der Nieren kommen nur äußerst selten vor. Eine Nephritis, welche von uns auch beobachtet wurde, ist wohl mehr durch eine voraufgegangene Angina als durch die choreatische Noxe hervorgerufen.

Bei 2 unserer Kranken entstanden infolge von heftigen Bewegungen kleine Hautverletzungen, welche durch Infektion zu Phlegmonen sich ausbildeten.

Verschiedene andere Krankheiten, wie von uns beobachtete Bronchitis, Appendizitis, Sepsis, Influenza etc. dürften nur zufällige Komplikationen darstellen und sicher nichts mit der Chorea zu tun haben. Ein scharlachähnliches Exanthem, welches wir bei 3 unserer Patienten beobachteten, wird mit der Chorea wohl keinerlei Beziehungen haben.

Rezidive sind bei der Chorea minor, ähnlich wie bei dem akuten Gelenkrheumatismus, recht häufig. 59 unserer 206 Choreakranken hatten bereits früher schon einmal, 11 schon zweimal, 4 dreimal und 1 Patientin sogar fünfmal die Krankheit überstanden. Die einzelnen Rezidive können sehr rasch aufeinander folgen, das freie Intervall kann aber auch ein und mehrere Jahre betragen.

Die Prognose ist im allgemeinen günstig. 157 von unseren Patienten verließen geheilt das Krankenhaus, nur 7 derselben (3,3%) starben. Die übrigen wurden meist gebessert in anderweitige Behandlung entlassen. Sée fand eine Mortalität von 5,7% bei seinen Fällen. Selbst wenn die Krankheit längere Zeit dauert, so tritt, falls es sich um ein jüngeres Individuum handelt, fast stets Heilung ein. Bei älteren Individuen jedoch ist der Verlauf öfter protrahiert und kann dann stationär werden.

Manche Autoren gaben für die Chorea gravidarum eine weit höhere Mortalitätsziffer an. So beträgt nach der Zusammenstellung von Sée dieselbe 29,4%, und von den 29 Patienten French-Hicks starben drei. Wir haben dagegen bei unseren 10 Choreaschwangeren in keinem Falle einen letalen Ausgang zu verzeichnen und es scheint auch, daß die hohe Mortalitätsziffer der Autoren bei den Schwangeren mehr auf Konto der Aborte, der künstlich eingeleiteten Fehl- oder Frühgeburt, der Blutungen etc., also mehr auf Kosten der Schwangerschaft als der Chorea zu setzen sind. Die Chorea gravidarum muß deswegen auch prognostisch ungünstiger als die andern Choreakranken beurteilt werden.

Der Exitus tritt meist bei den Patienten ein, bei welchen die choreatischen Muskelbewegungen auf das höchste gesteigert sind, bei welchen deswegen beträchtliche Temperaturerhebungen und außerdem Komplikationen von seiten des Herzens, sei es Endo- oder Myokarditis bestehen. Durch die starken Bewegungen werden die Patienten am Essen behindert, so daß sie leicht von Kräften kommen, was den Ausgang natürlich ebenfalls ungünstig beeinflussen muß.

Sämtliche 7 von uns beobachteten Choreatodesfälle, wie auch fast alle die in der Literatur mitgeteilten, wiesen Veränderungen des Herzens bei der Sektion auf. Zwei von unseren 7 Fällen möchte ich im Auszug hier folgen lassen.

1. Fall. 16jähriges Dienstmädchen.

Anamnese: Eltern und Großeltern der Patientin sollen Veitstanz gehabt haben, sonst aber stets gesund gewesen sein. Die Geschwister der Patientin sollen ebenfalls gesund sein. Patientin selbst hat außer Masern keine Krankheit früher durchgemacht. Ihre jetzige Krankheit begann vor 6 Wochen. Ohne nachweisbare Ursache sollen die Füße namentlich in der Gelenkgegend unter Schmerzen angeschwollen sein. Lungen- und herzkrank war sie nach Aussagen des Arztes nicht; an Rheumatismus hat sie früher nicht gelitten. Vor 3 Wochen ging die Anschwellung der Füße etwas zurück, jedoch stellten sich unwillkürliche Zuckungen ein, besonders Bewegungen der Füße. Die Zuckungen verbreiteten sich bald über den ganzen Körper.

Aufnahme am 16. VII. morgens. Status: Mageres Mädchen, macht unausgesetzt die heftigsten Bewegungen sämtlicher Körpermuskeln. Die Bewegungen sind sehr kompliziert, meist werden mehrere Muskelgruppen gleichzeitig innerviert. Die Pupillen sind weit, die Augen weit geöffnet. An den Glieder- und Rumpfmuskeln sind die Bewegungen äußerst heftig. Die Kranke schlägt fortwährend auf ihre Unterlage und an die ins Bett gesteckten gepolsterten Bretter, der ganze Körper wird durch die schleudernden Muskelzuckungen in einem fort hin- und hergeworfen. Untersuchung der inneren Organe wegen der Unruhe ganz unmöglich. Patientin schluckt nicht. Wasser deswegen per anum.

16. VII. abends. Die Kranke wurde mittags noch unruhiger, mußte gehalten werden. Temperatur 42,0. Nachmittags 4 Uhr Kollaps. Gegen 7 Uhr ist die Kranke ruhiger, tief zyanotisch, erbricht, Puls nicht fühlbar. Kampfer subkutan. Die choreatischen Bewegungen geringer, hören aber nicht auf. Abends 11 Uhr Exitus letalis.

Auszug aus dem Sektionsprotokoll. Endocarditis verrucosa valvulae aortica et valvulae mitralis. Starke albuminoide Degeneration des Herzmuskels. Blutungen im Gewebe des linken unteren Lungenlappens. Geringes Lungenödem. Einige Verwachsungen der Pleura. Geringe Verkalkung einiger Bronchialdrüsen. Kolloid degenerierte deutlich vergrößerte Schilddrüse. Milzschwellung. Trübe Schwellung der Leber und Nieren. Schwellungen der Peyerschen Plaques im Duodenum und Pigmentierungen an der Ileozökalklappe. Schwellung der Mesenterialdrüsen. Retroversio uteri. Subdurale Blutung rechts über der vorderen Zentralwindung, ca. talergroß. Strotzende Füllung der Venen an der Konkavität, starkes Ödem. Verwaschene Zeichnung und Hyperämie der Hirnrinde. Mehrfache subkutane Blutungen. Reduzierter Ernährungszustand. Keine Ödeme.

2. Fall. 13jährige Maurerstochter.

Anamnese: 8 Tagen vor der Aufnahme in die Klinik begann das Kind über Kopfschmerzen und Mattigkeit zu klagen. 3 Tage später setzten choreatische Bewegungen ein, welche bald so stark wurden, daß sie zu Haus nicht mehr gehalten werden konnte.

Aufnahme am 14. XII. Status: Bleiches, mageres Kind. Sehr lebhafte choreatische Bewegungen in den Extremitäten, Kopf, Rumpf. Herz o. B. Puls klein, frequent. Keine Gelenkschmerzen noch Schwellungen.

17. XII. Patientin hat gar nicht geschlafen. Zahlreiche wunde Stellen am Körper infolge der heftigen Bewegungen.

19. XII. Patientin sehr verfallen, komatös.
4 Uhr nachmittags Exitus.
Die Temperatur war anfangs normal, in den letzten 3 Tagen Anstieg bis zu 39,2.
Sektionsbericht: Frische Myokarditis und frische embolische Endokarditis der Mitralis. Dilatation beider Ventrikel, insonderheit des linken. Hyperämie und Ödem der weichen Hirnhäute. Hyperämie und Ödem der Hirnrinde, Anämie der Zentralganglien. Hyperämie sämtlicher Unterleibsorgane. Darm o. B.

Die Diagnose der Chorea minor ist meist sofort infolge der charakteristischen Zuckungen zu stellen. Differentialdiagnostisch kommen vor allen Dingen choreatische Zuckungen in Betracht, welche durch ein Gehirnleiden infolge Reizung von Gehirnteilen zustande kommen. So bei der zerebralen Kinderlähmung. Zuerst sind bei letzterer Erkrankung in der Regel Spasmen der Muskulatur vorhanden, auch stärkeres pastische Paresen, die Zuckungen sind mehr choreatisch-athetotischer Natur. Das Babinskische Zehenphänomen ist positiv. In den meisten Fällen verschafft hier die Anamnese allein schon Klarheit. Ebenso wird die Diagnose der symptomatischen Chorea bei Epilepsie und anderen Gehirnkrankheiten meist leicht sein.

Die Differentialdiagnose zwischen der Chorea minor und Chorea hereditaria oder chronica progressiva ist manchmal schon etwas schwieriger, wenigstens im Beginne der Erkrankung. Man muß sich dabei aber folgende Unterscheidungsmerkmale vor Augen halten: Die Chorea minor ist eine prognostisch meist gutartige und heilbare Erkrankung, welche vorzugsweise im jugendlichen Alter auftritt, während die Chorea hereditaria eine chronische progressive und unheilbare, und meist nur im vorgerückten Alter vorkommende Erkrankung ist. Die Chorea chronica progressiva entwickelt sich auf vererbten neuropathischen Boden und führt meist sehr bald zu psychischen Störungen und zur Demenz. Die Chorea minor tritt ohne hereditäre Belastung auf, psychische Störungen sind bei ihr selten und vorübergehend. Schließlich nehmen die choreatischen Zuckungen bei intendierten Bewegungen bei der Chorea minor zu, während bei der Chorea chronica progressiva die Zuckungen dabei schwächer werden und sogar zessieren können.

Von einem Tic general unterscheidet sich die Chorea minor dadurch, daß bei der letzteren die Bewegungen mehr zwecklos ungeordnet, keine große Ruhepausen zwischen den einzelnen Zuckungen vorhanden sind und die Zuckungen selbst durch Bewegungen vermehrt werden.

Pathologische Anatomie: Wie schon oben erwähnt, werden bei fast allen Choreakranken Herzveränderungen gefunden. Gewöhnlich besteht eine Endocarditis verrucosa der Mitralklappe, aber auch solche der Aorten- und Pulmonalklappen haben wir gesehen. Ja einmal haben wir eine ulzeröse Endocarditis mitralis bei der Sektion gefunden. Auch kommen relativ häufig Myokarditiden, Dilatationen des Herzens, seltener Perikarditiden, Obliteration des Perikards etc. vor, und es können bei solchen Kranken Stauungserscheinungen an den verschiedensten Organen wahrgenommen werden. Die letzte Todesursache ist dann in einer durch die starken Muskelbewegung erzeugten Überanstrengung, in einem Versagen der Herzkraft zu suchen.

Am Gehirn wird meist gar keiner oder nur ein sehr geringer pathologisch anatomischer Befund erhoben. So haben wir bei unseren Fällen verwaschene Zeichnung, Hyperämie und Ödem der Hirnhäute und Hirnrinde, auch der weichen Häute des Rückenmarks, strotzende Füllung von Gehirnvenen, subdurale und andere lokalisierte kapilläre aber auch etwas größere Blutungen, Hydrozephalus ex- und internus, Erweichungs- und Entzündungsherdchen in den Zentralganglien gefunden. Auch Sinusthrombosen, Embolien von größeren Gefäßen, Infiltrate der Hirnrinde, ·Kugeln und Kongremente im Linsenkern, Kolloidkörperchen etc. wurden nachgewiesen. Die Befunde der einzelnen Forscher sind also derartig reichhaltig und vielgestaltig, daß man sich hierdurch das so einheitliche klinische Bild der Chorea minor nicht entstanden denken kann. Auch dürften verschiedene pathologische Erscheinungen, wie Gehirnhyperämie, kapilläre Blutungen, Stauungen etc. erst sekundärer Natur und durch die Herzinsuffzienz hervorgerufen sein; andererseits ist bei anderen Gehirnsektionen Choreakranker überhaupt nichts gefunden worden. Etwas für die Chorea Charakteristisches kann demnach aus den vorliegenden Hirn-Sektionsbefunden nicht entnommen werden.

Wie demnach bei der Ätiologie schon erörtert, dürfte es deshalb das wahrscheinlichste sein, daß das bis jetzt unbekannte Choreavirus oder dessen Toxin sich im Gehirn lokalisiert und daselbst Veränderungen setzt, welche wir mit unsern Hilfsmitteln bis jetzt nicht nachweisen können, welche aber sehr gering sein müssen, so daß schließlich eine Restitutio ad intgrum wieder eintritt. Daß das Virus oder dessen Toxin auf das Gehirn einwirken muß, geht wie von Strümpell bemerkt daraus hervor, daß die Chorea manchmal nur halbseitig angetroffen wird, daß sie sehr häufig mit leichten psychischen Störungen einhergeht, und daß choreatische oder choreiforme Bewegungen bei Gehirnkrankheiten gelegentlich auftreten (z. B. Hemichorea posthemiplegia).

Erkrankungen der Nerven und Muskeln.

Relativ selten gesellen sich zu einem akuten Gelenkrheumatismus neuritische und perineuritische Prozesse, es kommt dann zu starker Druckempfindlichkeit und spontaner Schmerzhaftigkeit besonders der den Gelenken benachbarten Nervenstämme. Aber in nicht seltenen Fällen greifen die Veränderungen auch über die Nachbarschaft der erkrankten Gelenke hinaus und können somit zu dem Bilde der Polyneuritis führen. Auch kann es sich verschiedentlich nur um Neuralgien handeln; die Gelenkaffektionen treten manchmal derartig zurück, daß die Nervenschmerzen ganz im Vordergrund des Interesses stehen, weswegen solche Fälle als „larvierter Gelenkrheumatismus" beschrieben worden sind.

Immermann hat Fälle von akuter Neuralgie des Nervus trigeminus beschrieben, welche in Basel zu Zeiten eines epidemischen Gelenkrheumatismus auftraten, und welche mit Fieber, Abgeschlagenheit und einmal auch mit einer Endokarditis mitralis verliefen und durch Salizyl und Antipyrin schnell in Heilung übergingen. Nach Immermann hat es sich bei diesen Fällen um Neuritiden gehandelt, welche durch dieselbe Noxe wie der akute Gelenkrheumatismus hervorgerufen sein sollten.

Charcot beobachtete, daß Gelenkaffektionen häufig zu einer Lähmung und einfachen Atrophie nicht degenerativer Natur führen. Er nahm an, daß die gereizten Gelenknerven auf das spinale Zentrum wirken und daß dadurch die der Bewegung und Ernährung dienenden Nerven in Mitleidenschaft gezogen würden. Kommt es dadurch zu einer Steigerung der Tätigkeit derselben, so soll eine Kontraktur entstehen, andererseits soll infolge des verminderten trophischen Einflusses eine Muskelatrophie die Folge sein.

Von Strümpell aber glaubt nicht, daß die Muskelatrophie bei dem akuten Gelenkrheumatismus durch einfache Inaktivität hervorgerufen sei, da sie sehr rasch auftrete und hohe Grade erreiche. Er äußert sich dabei folgendermaßen: „Alle Atrophien nach Gelenkrheumatismus wurden früher gewöhnlich als natürliche Folgen der andauernden Untätigkeit der Muskeln aufgefaßt, eine Ansicht, welche indessen unhaltbar ist. Denn einmal treten diese Atrophien zuweilen so rasch auf und erreichen einen so hohen Grad, daß dieser Umstand allein schon gegen eine einfache Inaktivitätsatrophie spricht. Sodann wissen wir aber auch aus zahlreichen neuropathologischen Beobachtungen, daß die bloße Untätigkeit der Muskeln als solche überhaupt nur sehr langsam zu einer Atrophie der Muskeln führt und daß selbst dann die Atrophie niemals einen höheren Grad erreicht. So sehen wir z. B. häufig bei zerebralen Hemiplegien, wobei die Kranken monate- oder jahre lang auf der einen Körperhälfte gelähmt sind, daß die gelähmten Muskeln während dieser ganzen Zeit ihren normalen Umfang fast ganz behalten. Wir müssen also in den Fällen, wo auffallende Muskelatrophien eintreten, nach einer besonderen Ursache suchen. Die Art der Muskelatrophie bei Gelenkrheumatismus ist keineswegs eine solche, wie sie bei Erkrankungen von spinalen und motorischen Ganglienzellen auftritt. Bei der Atrophie nach Gelenkleiden handelt es sich nicht um degenerative sondern um einfache Atrophie ohne jede Veränderung der elektrischen Muskelerregbarkeit.

Es lassen sich schon durch die Charcotsche Hypothese die Fälle erklären, bei welchen gleichzeitig Kontraktur und Atrophie der Muskulatur besteht. Daß in der Umgebung erkrankter Gelenke degenerative Nervenäste vorkommen, ist zwar sicher nachgewiesen worden. Dieselben stellen aber nur eine Teilerscheinung der gesamten periartikulären Erkrankung dar. Außerdem spricht die Art der Muskelatrophie und das völlige Fehlen von Sensibilitätsstörungen in Haut gegen die Annahme stärkerer neuritischer Vorgänge."

Hoffa erzeugte bei Hunden durch Injektion von Argentum nitricum beiderseits eine Kniegelenksentzündung und durchschnitt alsdann auf der einen Seite die hinteren Rückenmarkswurzeln der Lendennerven. Da nun bei diesen Tieren auf der andern Seite, d. h. also auf der Seite des intakten Reflexbogens eine Muskelatrophie eintrat, so glaubt Hoffa, daß die bei Gelenkentzündungen auftretenden Muskelatrophien durch reflektorische Störungen verursacht würden.

Von Strümpell nimmt also wie angeführt an, daß die Atrophie bei Gelenkrheumatismus zum Teil durch eine örtliche Mitbeteiligung — also eine Myositis — der den affizierten Gelenken benachbarten Muskeln zu erklären sei und Kahane weist darauf hin, daß sich Ödeme und Schmerzhaftigkeit der Muskeln oft mehr oder weniger in der Nachbarschaft der Gelenke ausdehnen. Es stehe nichts im Wege anzunehmen, daß ebenso wie Sehnen- und Schleimbeutel auch die Muskeln in der Umgebung des Gelenkes an den Veränderungen teilnehmen. Da die Läsion der Gelenke bei dem akuten Gelenkrheumatismus keinen destruktiven, sondern nur einen irritativen Charakter habe und die Beteiligung der Muskeln sekundär sei, so handele es sich wahrscheinlich nicht um eine schwere anatomische Läsion derselben, sondern nur um ein flüchtiges entzündliches Ödem, welches der baldigen Rückbildung fähig sei. Wahrscheinlich leide nach dem Rückgang des Ödems die Ernährung des Muskels und es komme deshalb zur einfachen Atrophie. Der einfache und gutartige Charakter der arthritischen Atrophie spreche dafür, daß sie nicht durch eine schwere Entzündung, sondern nur durch eine passagere entzündliche Nervenstörung entstehe.

Das Vorhandensein einer Myositis wird dann wieder von Darkschewitsch auf Grund mikroskopischer Untersuchungen in Abrede gestellt.

Derartige Muskelatrophien sieht man gar nicht so selten in hohem Grade im Deltoideus bei einer Entzündung des Schultergelenkes ausgebildet, auch sonst sind gewöhnlich von derselben die Strecker mehr als die Beuger gewöhnlich befallen. Gehen dann die Gelenkentzündungen vorüber, so kann eine hochgradige Schwäche der befallenen Muskeln noch längere Zeit bestehen, es tritt aber niemals Entartungreaktion oder sonstige abnorme Reaktionen in den befallenen Muskeln auf.

Über die Ätiologie der Neuritis oder Polyneuritis bei dem akuten Gelenkrheumatismus herrscht keine Klarheit, besonders auch deswegen, weil die Zeit, in welcher die neuritischen Symptome im Verlauf des akuten Gelenkrheumatismus auftreten, sehr wechselnd ist. Ferner muß ganz besonders darauf hingewiesen werden, daß Gelenkschwellungen auch offenbar bei einer reinen Polyneuritis auftreten, also ein Symptom der Polyneuritis sein können. Für die Fälle letzterer Art scheint es aber doch charakteristisch zu sein, daß sehr bald die Gelenkaffektion ganz zurück und die Polyneuritis in den Vordergrund des klinischen Bildes tritt. Sehr selten scheinen die Fälle zu sein, bei welchen erst nach völligem Ablaufe der Gelenkerscheinungen sich noch nachträglich eine Polyneuritis entwickelt.

Das Hinzutreten von mononeuritischen Symptomen zu akuter (und chronicsher) Polyarthritis hat Bury in einer großen Reihe von Fällen aus Dreschfelds Beobachtungen beschrieben. Es wurde eine Mononeuritis besonders häufig am N. ulnaris, seltener am Peroneus gefunden. Auch hat Bury Atrophie der Interossei, mitunter mit Hyperextensionsstellung des 4. und 5. Fingers und Verminderung der Hautsensibilität im Bereich des Ulnargebietes, welches zuweilen den Gelenkrheumatismus lange Zeit überdauerte, beobachtet.

Steiner glaubt bei 28 Fällen von akutem Gelenkrheumatismus eine Polyneuritis nachgewiesen zu haben, welche sich in Schmerzhaftigkeit der Nervenstämme auf Druck äußerte. In 7 Fällen von mit Endokarditis, Purpura kompliziertem akutem Gelenkrheumatismus stand die von dem Autor supponierte Perineuritis im Vordergrunde des klinischen Krankheitsbildes. Von amytrophischen Erscheinungen oder Sensibilitätsstörungen ist aber bei seinen Fällen nicht die Rede.

Nun ist aber sicherlich die Polyneuritis im Verlauf des akuten Gelenkrheumatismus nicht so häufig, wie man anfangs auf Grund der Publikationen von Pierson, Kast, F. C. Müller, C. Böck u. a. anzunehmen geneigt war. Bei dem Löwenfeldschen Falle entwickelten sich bei einem Rheumatismus nodosus der oberen Extremitäten zunächst ebendaselbst chronische neuritische Symptome, dann an den unteren Extremitäten Anschwellung des rechten Kniegelenkes mit Fieber, Lähmungserscheinungen und bei erhaltenen Patellarreflexen Sensibilitätsstörungen. Löwenfeld nahm an, daß durch das Virus des Gelenkrheumatismus sowohl dieser als eine Polyneuritis erzeugt werden kann.

Nach dem Angeführten dürfte es aber doch zweifelhaft sein, ob bei den Fällen, bei welchen die Gelenkaffektion das erste Symptom war, die folgende Polyneuritis eine selbständige Affektion oder gleicher Ätiologie wie der akute Gelenkrheumatismus ist. Anatomische Befunde über etwaige Besonderheiten der polyneuritischen Gelenkaffektionen oder der rheumatischen Polyneuritis stehen noch aus.

Was nun die Häufigkeit des Vorkommens der Polyneuritis bei dem akuten Gelenkrheumatismus überhaupt anlangt, so haben wir unter 7564 Fällen von akutem Gelenkrheumatismus unserer Klinik nur 18 mal eine solche feststellen können. Und zwar entwickelte sich in all diesen Fällen die Neuritis auf der Höhe des akuten Gelenkrheumatismus oder direkt im Anschluß an denselben. Es waren meist mehrere Nerven befallen, seltener nur einer (besonders der Nervus facialis). Die Neuritis unterschied sich in nichts von der ohne Gelenkaffektionen einhergehenden und wurde durch Salizyl meist sichtlich günstig beeinflußt.

Es ist demnach doch nicht ganz ausgeschlossen, daß dem unbekannten rheumatischen Virus eine gewisse Bedeutung wenigstens bei dem Auftreten von Neuritis im Verlauf des akuten Gelenkrheumatismus zukommt. Sicher behaupten kann man dies allerdings nicht, zumal da die neuritische Komplikation so enorm selten bei dem akuten Gelenkrheumatismus in Erscheinung tritt. Man müßte denn gerade annehmen, daß die Nerven im allgemeinen eine große Widerstandskraft gegenüber der rheumatischen Noxe besitzen, daß aber doch in einzelnen Fällen diese Widerstandskraft durch uns unbekannte Einflüsse stark vermindert worden ist.

Eine noch seltenere Komplikation des akuten Gelenkrheumatismus ist der Herpes zoster. Ich habe ihn überhaupt nur einmal beobachtet. Da die Ätiologie des Herpes zoster noch unklar ist, ist über ätiologische Beziehungen dieser Krankheit zu dem akuten Gelenkrheumatismus nichts Sicheres zu sagen. Wegen der enormen Seltenheit der Komplikation ist es gerade nicht unwahrscheinlich, daß solche bestehen.

Wie schon oben erwähnt, kann sich an eine Gelenkaffektion in der Umgebung des Gelenkes eine Myositis per continuitatem anschließen, es wäre aber auch daran zu denken, daß sich „rheumatische Entzündungsherdchen" ähnlich denjenigen im Herzmuskel und denjenigen an den Sehnen etc. aufsitzenden beim Rheumatismus nodosus unabhängig von der Gelenkerkrankung bilden. Derartige Myositiden geben gelegentlich — allerdings sehr selten — Veranlassung zu Bildung von den sog. rheumatischen Muskelschwielen. Prior berichtet von einem hierhergehörigen Caput obstipum, dem eine echte Polyarthritis rheumatica der Halswirbelgelenke vorausgegangen war.

Es kann nicht meine Aufgabe sein, die Literatur der Muskelschwielen hier anzuführen, betonen möchte ich nur, daß die Erkrankungsformen, die man in der Literatur als rheumatische Muskelschwielen beschrieben hat, nicht dem eigentlichen Muskelrheumatismus angehören, sondern Entzündungsformen darstellen, welche von Anfang an die Tendenz zur Schwielenbildung haben. Lorenz will deswegen auch bei der rheumatischen Muskelschwiele die Bezeichnung „rheumatisch" vermieden wissen und er unterscheidet so zwei Arten von Muskelschwielen: 1. die eigentliche Myositis fibrosa, bei welcher es sich primär um einen entzündlichen Prozeß in der Muskulatur mit intestitieller Bindegewebsneubildung handelt, und 2. Schwielenbildung als Ersatz für verloren gegangenes Parenchym.

Rheumatoide.

Unter Rheumatoide (C. Gerhardt) oder Pseudorheumatismen versteht man Erkrankungen der Gelenke, welche eine gewisse größere oder geringere Ähnlichkeit mit dem akuten Gelenkrheumatismus haben, aber nicht durch die rheumatische Noxe, sondern durch bestimmte, uns zum Teil unbekannte Bakterien hervorgerufen werden. Man sieht diese Erkrankungen im Verlaufe oder im Anschluß an verschiedene Infektionskrankheiten (Gonorrhöe, Skarlatina, Morbilli, Variola, Varizellen, Erysipel, Typhus, Rekurrens, Dysenterie, Pneumonie, Influenza, Pyämie etc.) auftreten, und es entstehen dann fieberhafte Gelenkentzündungen, Endokarditis usw.

Die Krankheitserscheinungen zeigen oftmals das typische Bild eines akuten Gelenkrheumatismus. Viele Autoren haben deshalb auch die Meinung vertreten, daß der akute Gelenkrheumatismus und die Infektionskrankheiten einen direkten inneren Zusammenhang haben. Einige glauben, daß durch das Auftreten einer Infektionskrankheit der spezifische Erreger derselben das auslösende Moment der Polyarthritis ist, andere daß durch die Infektionskrankheit der im Menschen schlummernde, aber noch nicht virulente Erreger des Gelenkrheumatismus vielleicht mobil oder wachgerufen würde und nunmehr dann das typische Bild des Gelenkrheumatismus hervorriefe. Das Zustandekommen der Gelenkerkrankungen beruht aber darauf, daß die Infektionserreger der genannten Infektionskrankheiten, welche im Blute der Patienten mit ziemlicher Regelmäßigkeit — wenn auch nur zu gewissen Zeiten — kreisen, sich in den Gelenken und Endokard ansiedeln.

Allerdings kann im Verlauf der verschiedensten Infektionskrankheiten auch einmal ein akuter Gelenkrheumatismus selbständig nebenher auftreten, und es dürfte dann manchmal recht schwer sein, sofort zu entscheiden, ob hier ein regelrechter akuter Gelenkrheumatismus oder eine rheumatoide Erkrankung oder eine Mischinfektion vorliegt. Verschiedentlich zeigen aber die rheumatoiden Erkrankungen ein vom echten akuten Gelenkrheumatismus in manchem abweichendes Krankheitsbild, so daß in den meisten Fällen schon allein durch die klinischen Symptome die richtige Diagnose gestellt werden kann. In Zweifelsfällen wird natürlich stets die bakteriologische Untersuchung das letzte Wort bei der Stellung der Diagnose sprechen.

Wir folgen bei der Benennung der Rheumatoide einem Vorschlag Quinckes, indem wir die verschiedenen Polyarthriden einfach nach ihrer Ätiologie abhandeln.

Polyarthritis gonorrhoica.

Schon gegen Ende des 16. Jahrhunderts hatten Peter Forestus (1597), später Musgrave (1703), Hunter (1786), Brodie (1818) und andere Beziehungen zwischen Gonorrhöe und Gelenkaffektion gekannt (zit. nach Pribram).

Nach Lorain (1866) gibt es drei Formen des Tripperrheumatismus:

1. Der gewöhnliche monartikuläre, der meist gefahrlos, aber zur Ankylose führt;
2. allgemeiner subakuter Rheumatismus mit langsamem Verlauf;
3. allgemeiner Rheumatismus mit Herzaffektion.

Eine große Anzahl Autoren (s. Pribram) hat nach diesen ersten Veröffentlichungen die Beziehungen der Tripperinfektion zu den Gelenkentzündungen erkannt und u. a. hat besonders C. Gerhardt (1866) unter 928 Gelenkrheumatismen 69 (7,43%) mit Tripper behaftete beobachtet, auf Grund dieses Materials das klinische Krankheitsbild des Tripperrheumatismus und der Rheumatoiderkrankungen überhaupt beschrieben und genau präzisiert.

Es wurden aber auch, sogar bis in die 90er Jahre Stimmen laut, welche die Gelenkerkrankungen für rheumatischer Natur und nur als zufällige Komplikationen der Gonorrhöe betrachtet wissen wollten, z. B. Gläser (1892).

Nach der Entdeckung des Gonokokkus (1879 durch Neißer) gelang es Petrone (1883) und dann Cammerer 1884), den Gonokokkus im Inhalt erkrankter Gelenke nachzuweisen.

Die positiven Gonokokkenbefunde blieben jedoch spärlich, viele Autoren fanden sogar andere Kokken in den Gelenkexsudaten, so daß manche Autoren (Löb 1886) glaubten, daß der Gonokokkus nur den andern Bakterien den Weg durch die Urethralschleimhaut in den Körper einzudringen, vorbereite.

Demgegenüber vertritt Bloch (1899) den Standpunkt, daß das Mißlingen der Züchtung von Gonokokkenreinkulturen angesichts des leichten Absterbens und der schlechten Züchtbarkeit der Gonokokken nicht als Gegenbeweis einer nicht gonorrhoischen Gelenkaffektion zu verwerten sei, insbesondere seitdem Cammerer u. a. bewiesen hätten, daß die Gonokokken in den Metastasen sehr bald zugrunde gingen und deswegen im freien Exsudat nur selten zu finden seien.

Später hat dann Rindfleisch den Gonokokkus in 18 unter 30 Gelenkexsudaten bei gonorrhoischer Gelenkentzündung gefunden, und er glaubt aus seinen Befunden schließen zu können, daß die Anzahl der Gonokokken nach dem 4.—5. Tage im Gelenkexsudat sehr schnell abnehme.

1893 ist es dann von Leyden gelungen, in den Klappenauflagerungen einer im Verlauf eines Trippers entstandenen akuten ulzerösen Endokarditis Gonokokken nachzuweisen, und Ahmann hat im Jahre 1897 aus dem strömenden Blute Reinkulturen von Gonokokken gezüchtet.

Ferner fand man, daß Gelenkentzündungen sich direkt an eine frische Tripperinfektion anschlossen und mit all diesen Beobachtungen war der Beweis erbracht, daß die Ansiedlung des Gonokokkus auf der Urethra das Primäre, und die Erkrankungen der Gelenke, Herzklappen usw. durch Metastasen auf dem Blutweg zustande gekommen sein müssen.

Über die Häufigkeit des Auftretens einer Arthritis bei einer Gonorrhöe werden in der Literatur sehr verschiedene Angaben gemacht.

Nach Fournier tritt in nicht ganz 2% der Gonorrhöen eine Gelenkaffektion auf, nach Besnier in 3%, nach Holdheim in 7,43% (davon 53 Männer und nur 16 Weiber).

Nach unseren Erfahrungen übersteigt die Prozentzahl der Gelenkaffektionen bei gonorrhöekranken Frauen die der gonorrhoischen Männer stets um 1—2%. Nach unserer Statistik (s. Weicksel) war die absolute Zahl der gonorrhoischen Arthritiden bei Frauen in der Klinik (dermatologische und innere Abteilung) wohl geringer als die der Männer, jedoch wurden die Frauen um über 2% häufiger von einer Gelenkentzündung befallen (Männer — 4,5 % — Frauen — 6,37 %).

Weicksel hat aus unserem Krankenmaterial in einem Zeitraum von 5 Jahren 128 sichere gonorrhoische Arthritiden finden können, davon 92 Männer und 33 Frauen. Die Männer standen im Alter von 20—45 Jahren, bevorzugt war das 28.—35. Lebensjahr. Von den Männern war die große Hälfte Kaufleute und Markthelfer, bei den Frauen stellten das größte Kontingent die Buffetmädchen und Kellnerinnen, 5 Frauen waren verheiratet.

Das Tripperrheumatoid ist im Vergleich zu den übrigen Rheumatoiderkrankungen die häufigste Rheumatoiderkrankung; im Vergleich zu den rheumatischen Gelenkerkrankungen ist sie allerdings weit seltener. An unserer Klinik kamen innerhalb 5 Jahre 2322 Fälle von akutem Gelenkrheumatismus und nur 125 gonorrhoische Gelenkerkrankungen zur Beobachtung, die Häufigkeit beträgt also nicht ganz 6%.

Die Zeit des Auftretens der Gelenkentzündung nach dem Einsetzen der Gonorrhöe schwankte bei unseren Männern, bei welchen sich dies genau feststellen ließ, zwischen 3 und 27 Tagen, seltener war der Zeitraum ein längerer, später als nach 6 Monaten trat die Gelenkaffektion nur in 1 Falle auf.

Die Frauen hatten wenigstens zur Hälfte entweder eben einen Partus durchgemacht (das Kind war gewöhnlich an Blennorrhoe erkrankt), oder hatten eine Fehlgeburt gehabt, andere waren gravid und litten an Ausfluß. Zwei hatten angegeben, daß der Mann an Tripper leide, bei den übrigen waren im Ausfluß Gonokokken gefunden worden.

Von den Gelenken sind am häufigsten die Kniegelenke erkrankt, sowohl einzeln, doppelt, oder mit anderen Gelenken zusammen.

Wir fanden unter den 128 gonorrhoischen Arthritiden 46 Monartikulär-Erkrankte, davon allein 20 Frauen; das Kniegelenk war in 28 Fällen allein erkrankt (12 mal bei Frauen). In 9 Fällen bestand eine Monarthritis eines Fußgelenkes (1 mal davon das rechte Fußgelenk bei Frauen, 4 mal Alleinerkrankung eines Handgelenkes nur bei Frauen), 1 mal männlicher Ellbogen, 1 mal weibliches Hüftgelenk, 3 mal bestand eine Schultergelenkerkrankung, davon war 1 mal die linke Schulter bei einer Frau erkrankt.

2 Gelenke waren in 40 Fällen ergriffen, beide Kniegelenke 8 mal, nur bei Männern; gleichfalls 8 mal beide Fußgelenke, davon nur 1 mal bei einer Frau; 1 Knie- und 1 Fußgelenk war in 10 Fällen erkrankt (gewöhnlich gleichseitig und 3 mal bei Frauen), 1 Hand- und 1 Fußgelenkerkrankung bestand 3 mal bei Frauen und nur 1 mal bei einem Mann. Außerdem waren gemeinsam ergriffen: 2 mal beide Schultergelenke, 1 mal Fuß- und Kiefergelenk, 1 mal Knie- und Schultergelenk, 1 mal Knie- und Hüftgelenk, 1 mal Fuß- und Hüftgelenk, 1 mal Ellbogen- und Handgelenk, 1 mal Schulter- und Handgelenk und 1 mal Knie- und Ellbogengelenk; gewöhnlich waren die ungleichseitigen Gelenke ergriffen.

In 39 Fällen waren mehr als 2 Gelenke befallen, gew. 3, nur in 4 Fällen waren 5 Gelenke erkrankt und dann je 2 gleichnamige und 1 einzelnes Gelenk. Bei Frauen waren nur in 5 Fällen mehr als 2 Gelenke befallen, dabei bestand stets eine Erkrankung des Handgelenkes mit 2 oder 3 anderen Gelenken zusammen.

Die Metakarpophalangealgelenke waren in 3 Fällen, jedoch nie einzeln affiziert; 4 mal waren die Tarsometatarsalgelenke betroffen, 1 mal mit dem Talokruralgelenk zusammen, sonst in Kombination mit 2 anderen großen Gelenken.

In 67 Fällen (53,6%) waren demnach die Kniegelenke teils einzeln, teils in Verbindung mit anderen, am häufigsten mit dem Fußgelenk beteiligt, häufiger bei Männern als bei Frauen, während bei letzteren die Handgelenke in bedeutend höherem Prozentsatz ergriffen waren, als bei den Männern. Es neigen also die Frauen mehr zur Erkrankung der Gelenke der oberen Extremität (30,3% gegenüber 10,86% bei Männern). Auch andere Autoren haben dieselbe Gesetzmäßigkeit gefunden; so waren z. B. bei Bennecke in 31% der Fälle die oberen Extremitäten allein bei Frauen erkrankt gewesen.

Unterscheiden sich demnach die gonorrhoischen Gelenkentzündungen von den rheumatischen schon dadurch, daß bei ihnen meist nur 1 oder 2 Gelenke befallen werden, so zeigen auch im übrigen die gonorrhoischen Gelenkentzündungen klinisch ein ganz anderes Krankheitsbild. Denn während bei der Polyarthritis rheumatica nach Ergriffensein eines neuen das früher affizierte Gelenk oft sehr rasch von der Entzündung befreit wird — der Prozeß also „springt" — hört bei der gonorrhoischen Gelenkentzündung mit dem Ergriffenwerden eines neuen Gelenkes die Affektion des früher erkrankten nicht auf, sondern die Erkrankung des einzelnen Gelenkes dauert bei der gonorrhoischen Arthritis häufig wochen- ja monatelang; die Schmerzen und Schwellungen gehen oft erst nach 2 und mehr Monaten zurück, während in gleicher Zeit die Muskeln an den erkrankten Extremitäten atrophieren und die Gelenke häufig durch Schrumpfung des infiltrierten Gewebes und durch Organisierung und Verwachsung der Fibrinauflagerungen auf den Gelenkflächen versteifen, was alles beim akuten Gelenkrheumatismus lange nicht in diesem Maße und dieser Häufigkeit beobachtet wird.

Die Temperatur ist bei der Arthritis gonorrhoica gewöhnlich nicht so hoch und hält auch nicht solange an, wie beim akuten, nicht mit spezifischen Mitteln behandelten Gelenkrheumatismus. Nur in den seltensten Fällen wird eine Temperaturerhöhung von über 39° erreicht, welche aber dann nach 2—3 Wochen gewöhnlich zur Norm heruntergeht, resp. zu dieser Zeit nur noch geringe abendliche Erhöhungen zeigt, während in gleicher Zeit die Gelenkaffektion oft in beinahe unvermindertem Maße weiterbesteht.

Eine Polyarthritis gonorrhoica kann aber auch mit sehr hohem Fieber, mit schweren Allgemeinerscheinungen und mit Beteiligung von zahlreichen

Gelenken einhergehen. Ein Beispiel hierfür zeigt folgender von uns beobachteter Fall:

Wilhelm Sch., 22 Jahre alt, Kellner, aufgenommen in die Klinik am 14. IV.

Anamnese: Früher kein Rheumatismus und nie krank, nur in der Schulzeit will Patient beim Treppensteigen etc. schnell kurzatmig geworden sein. Seit 8 Tagen eitrigen Ausfluß aus der Harnröhre und eitrige Entzündung an der Eichel. Vor 2 Tagen traten plötzlich Schwellung und Schmerzen im rechten Handgelenk, dann auch im linken und rechten Fußgelenk auf.

Bei der Aufnahme am 14. IV. in die Klinik (s. Temperaturkurve) Herz nach links und rechts leicht vergrößert, systolisches Geräusch an der Herzbasis und klappender 2. Pulmonalton. Präputium und Eichel geschwollen, stark eitrig belegt, im Eiter Gonokokken. Rechtes Hand- und Fußgelenk, auch linkes Handgelenk stark gerötet, geschwollen und schmerzhaft.

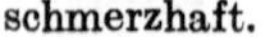

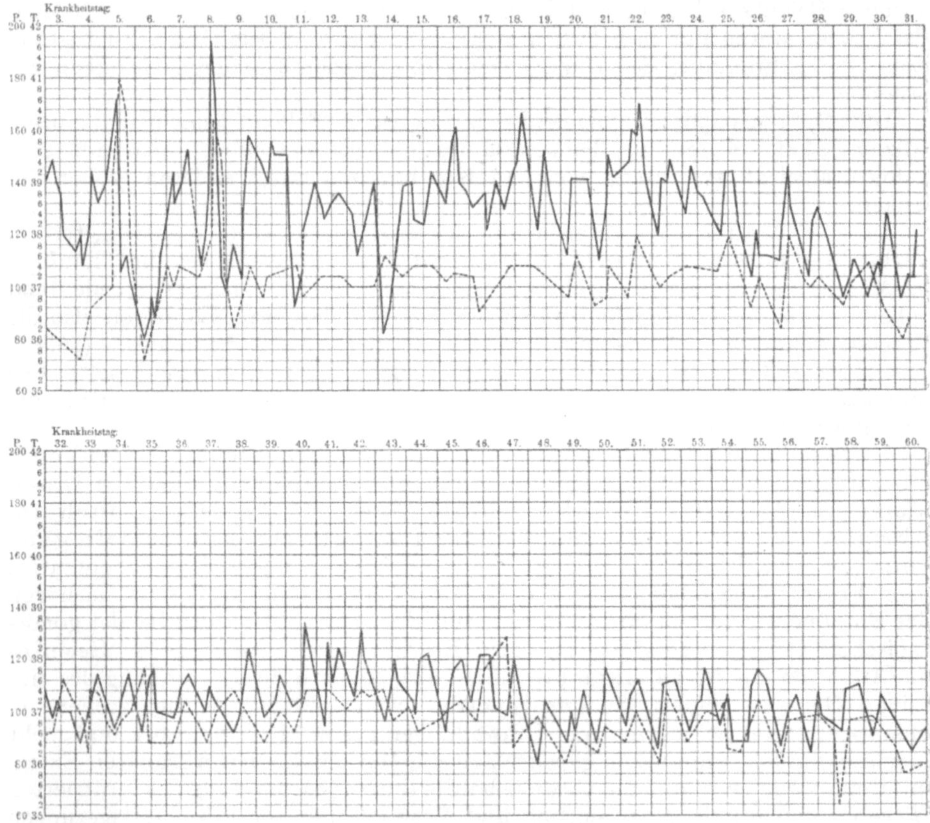

Abb. 22. Tripperrheumatismus.

22. IV. Unregelmäßiges, zum Teil hohes Fieber (s. Abbildung 22). Auf 0,1 resp. 0,2 Arthigon intravenös am 5. und 8. Krankheitstag sehr hohe Temperatursteigerung und schwere Allgemeinerscheinungen verbunden mit Delirien. Nach der Arthigon-Fieberreaktion wieder Temperaturabfall bis zur Norm mit deutlichem Rückgang der Gelenkbeschwerden. Aspirin- und Atophan haben auf die Gelenksymptome keinen Einfluß. Von Gelenken sind jetzt befallen: beide Hand-, rechtes Fuß- und rechtes Handgelenk, auch Wirbelgelenke. Kopfbewegung ist nach vorne und hinten behindert, seitlich frei. Schleimhaut des Mundes und Rachens trocken, gerötet, Zunge stark belegt. Herzbefund wie anfangs; Puls regelmäßig. Leib etwas meteoristisch aufgetrieben, Milz nicht palpabel; Inguinaldrüsen etwas geschwollen und druckempfindlich. Aus dem Präputium fließt stinkender

Eiter, Exkoriationen an der Glans penis; im Eiter plumpe Stäbchen, Kokken und Gonokokken. — In 20 ccm steril entnommenen Blutes sind keine Bakterien nachzuweisen.

27. IV. Starke Schwellung, Rötung und Schmerzhaftigkeit auch der beiden Kniegelenke. — Die Probepunktion des rechten Kniegelenkes ergibt eine bernsteingelbe, sehr trübe Flüssigkeit, in welcher reichlich Leukozyten und reichlich meist intrazellulär gelagert Gonokokken, keine anderen Bakterien gefunden werden.

29. IV. Lumbalpunktion ergibt klaren Liquor, Druck 110 mm H_2O, Nonne schwach +, Pandy —, keine Pleozytose; bakteriologische Untersuchung: steril.

15. V. Nach 14tägiger Stauungstherapie sind die Schmerzen und Schwellungen der Hand- und Fußgelenke etwas zurückgegangen.

15. VI. Gelenke immer noch etwas geschwollen, namentlich rechtes Kniegelenk, und schmerzhaft; auch Schmerzen in beiden Hüftgelenken. Stellung des Beckens schief.

20. VI. Streckverband des rechten Beines wegen der Coxitis; da Spitzfußstellung zu gleicher Zeit Gegenzug.

12. VII. Auftreten einer Angina (auf der Temperaturkurve nicht mehr angeführt) mit schmierigem konfluierendem Belag auf Tonsillen, Gaumenbögen und Rachen; im Belag neben Streptokokken auch gramnegative Diplokokken, welche auch kulturell als Gonokokken anzusprechen sind.

16. VII. Temperatur wieder normal, Beläge im Rachen stoßen sich ab. Die rechten Fuß-, Knie- und Hüftgelenke sind immer noch geschwollen und schlecht beweglich, jedoch keine besonderen Schmerzen mehr bei Bewegungen, dabei ziemlich beträchtliche Versteifung des rechten Hüftgelenkes zu konstatieren; lautes Krepitieren bei Bewegungen, auch im rechten Handgelenk. Im rechten Kniegelenk ist noch Exsudat nachzuweisen. Herzdämpfung ziemlich beträchtlich nach beiden Seiten und nach oben um je 2 cm verbreitert, Spitzenstoß hebend und auch sonst sichtbare starke Pulsation über dem ganzen Herzen; systolisches Geräusch, verstärkter 2. Pulmonalton.

Diagnose: Akute Gonorrhöe, Polyarthritis gonorrhoica, Endocarditis gonorrhoica — während der Beobachtung außerdem eine Angina gonorrhoica.

König unterscheidet pathologisch anatomisch 4 Formen der Gelenkentzündung:

1. Hydrops,
2. serofibrinöse Entzündung,
3. Empyem,
4. phlegmonöse Entzündung.

Die 1. Form, der Hydrops, ist die leichteste Form der gonorrhoischen Gelenkentzündung. Sie tritt akut auf. Es besteht kein Fieber, kein besonders allgemeines Unwohlbefinden; im Gelenk ist ein Erguß nachweisbar. Die Palpation des Gelenkes ist kaum schmerzhaft, die Beweglichkeit vielleicht durch den Hydrops etwas beschränkt. In 2—3 Wochen ist die Krankheit meist abgelaufen, eine Neigung zum chronischen Verlauf oder zu Rezidiven ist nur selten vorhanden.

Bei der 2. Form, der serofibrinösen Entzündung wird das Exsudat trüb durch Zunahme von Eiterkörperchen, Faserstoffflocken und Membranen. Es besteht Schwellung der Kapsel, die Palpation und Bewegungen sind schmerzhaft. Die Niederschläge von Fibrin im Gelenkexsudat können Adhäsionen im Gelenk bedingen, wodurch die Beweglichkeit im Gelenk wenigstens für eine gewisse Zeit beschränkt wird. Bei den reinen serofibrinösen Formen tritt gewöhnlich völlige Restitutio ad intregrum ein.

Bei der 3. Form wird das Exsudat rein eitrig. Die verdickte Kapsel besonders an den Umschlagstellen ist deutlich durchzufühlen. Die Temperatur ist immer erhöht. Schmerzen in den Gelenken bestehen sogar in völliger Ruhe. Der Eiter kann wenigstens bei längerer Erkrankung die Gelenkknorpel arrodieren und einen dauernden Funktionsdefekt zur Folge haben. Das Allgemeinbefinden des Patienten ist etwas, aber nicht wesentlich alteriert.

Die 4. Form, die phlegmonöse Entzündung, ist die bösartigste. Der Erguß ist quantitativ und qualitativ verschieden. Die Entzündung greift bald auf die umgebenden Weichteile und endlich die Haut über, welche ödematös und gerötet wird. Die Konturen in der Gelenkgegend verstreichen. Jede Berührung und jeder Bewegungsversuch ist äußerst schmerzhaft. Der Erguß durchtränkt die umgebenden Weichteile und lockert sie, die Bänder quellen auf und verlieren die Fähigkeit, das Gelenk in normaler Weise zusammenzuhalten, wodurch sich sehr bald fehlerhafte Stellungen ausbilden können. Wo kein flüssiger Erguß vorhanden ist, findet man im Gelenk nur geringe Mengen festen, derben Faserstoffs, der in kurzer Zeit bindegewebige und knöcherne Verwachsungen bedingen kann.

Nach unserer Erfahrung in der Klinik ist die 4. Form, bei welcher die Gelenkphlegmone, Schwellung, Rötung, Hitze der Haut verbunden mit enormer Schmerzhaftigkeit und chronischem ad malam partem sich wendendem Verlauf der Erkrankung das klinische Krankheitsbild charakterisieren, die häufigste Form der gonorrhoischen Arthritis. Das Bild des reinen Hydrops scheint demgegenüber ziemlich selten zu sein. Auch nach Bennecke folgt in der Häufigkeitsskala der Hydrops auf die Phlegmone.

Unter unseren 128 gonorrhoischen Gelenkentzündungen fanden sich 18 mit Komplikationen von seiten des Herzens, und zwar unter diesen waren von den 18 Herzaffektionen 15 leichte Endokarditiden, die später anscheinend ausheilten; 3 mal bildete sich eine sicher dauernde Mitralinsuffizienz aus, davon 2 mal bei Frauen.

Um nun einen Vergleich der Häufigkeit der Herzerkrankungen bei der Polyarthritis gonorrhoica mit der Polyarthritis rheumatica zu haben, hat Weicksel die Häufigkeit der in unserer Klinik in demselben Zeitraum beobachteten Herzkomplikationen bei dem akuten Gelenkrheumatismus im Vergleich mit der gonorrhoischen Gelenkentzündung berechnet und dabei gefunden, daß in den einzelnen Jahren das Herz in 25—30% der Fälle häufiger bei der Polyarthritis rheumatica als bei der Arthritis gonorrhoica befallen ist, und zwar bei Frauen wieder relativ mehr als bei Männern. Als Durchschnittswerte ergaben sich Herzkomplikationen für die gonorrhoischen Arthritis bei Männern 10% und für die Polyarthritis rheumatica 40%; bei Frauen für die gonorrhoische 20% und für die rheumatische Gelenkerkrankung 45%.

Da nach unseren Beobachtungen nur in 3 von den 18 gonorrhoischen Herzerkrankungen sich ein dauernder Herzfehler ausgebildet hatte, während bei der Polyarthritis rheumatica in mehr als der Hälfte der Fälle Herzfehler nach Endokarderkrankungen zurückblieben, so ist die Prognose für die gonorrhoische Endokarditis im allgemeinen gut und viel besser als für die rheumatische. Hervorheben möchte ich dabei, daß bei der ziemlich seltenen Monarthritis rheumatica nie eine Herzaffektion und bei den 18 gonorrhoischen Herzerkrankungen nur 2 mal eine Monarthritis bestand; es scheint demnach die Gefahr für eine Herzaffektion um so größer zu sein, je mehr Gelenke im allgemeinen befallen sind.

Was nun die klinische Diagnose betrifft, so ist man jetzt mehr und mehr zu der Ansicht gekommen, daß die Gelenkentzündungen gonorrhoischen Ursprungs häufiger sind, als man früher anzunehmen geneigt war (Bennecke). Eine akute Gelenkentzündung nach Tripper ist dringend verdächtig des gonorrhoischen Ursprungs.

Differentialdiagnostisch kommen für frische Fälle von Gelenkaffektion nur noch die Polyarthritis rheumatica und sekundäre Gelenkerkrankungen nach akuten Infektionskrankheiten in Betracht, welch letztere sich durch die Anamnese erklären und sofort ausschließen lassen.

Abgesehen von der Verschiedenheit des klinischen Krankheistbildes der gonorrhoischen Gelenkentzündung im Vergleich zu der rheumatischen ist das differente Verhalten beider Gelenkerkrankungen gegenüber den als besonders wirksam anerkannten antirheumatischen Mittel ganz besonders zu betonen. Die Salizylsäuredarreichung bewirkt bei der gonorrhoischen Arthritis wohl in manchen Fällen eine Ermäßigung bzw. ein Verschwinden des Fiebers, vielleicht auch eine Verminderung der Schmerzen; auf den Gelenkprozeß als solchen indes hat sie nicht den mindesten Einfluß. Auch das Antipyrin ist gleich der Salizylsäure bei der Behandlung der Gelenktripperaffektion ohne Erfolg.

Wie bereits betont, ist eine Endokarditis im Gefolge von Tripperrheumatismus selten, wenigstens viel seltener als bei der Polyarthritis rheumatica; ist also eine Endokarditis bei einer Gelenkaffektion erkennbar, so spricht dies mehr für eine rheumatische als gonorrhoische Affektion.

Meist läßt sich bei den akuten Fällen aus der klinischen Beobachtung allein die Diagnose stellen, ohne daß eine bakteriologische Untersuchung nötig wäre, kannte man doch das Bild der gonorrhoischen Gelenkaffektion schon ehe der Neißersche Kokkus entdeckt war. Sicher ist natürlich die Diagnose, wenn der Nachweis von Gonokokken im Gelenkexsudate erbracht wird, und auch wenn sich an eine primäre gonorrhoische Erkrankung der Urethra eine Gelenkaffektion anschließt, oder wenn im Anschluß an eine Conjunctivitis gonorrhoica ein Gelenkrheumatismus auftritt.

Was nun die Prognose einer gonorrhoischen Gelenkentzündung im allgemeinen anlangt, so ist dieselbe quoad vitam als relativ gut zu bezeichnen, da wir keinen Todesfall unter unseren oben angeführten Patienten hatten; quoad sanationem als ungewiß. Von unseren gesamten Fällen haben wir ungefähr 25 % als völlig geheilt entlassen, 60 % als gebessert aber arbeitsfähig und 15 % als gebessert aber arbeitsunfähig. Die Dauer der Erkrankung schwankte zwischen 3 Wochen und 7 Monaten.

Im Vergleich zu unserem Material ist es auffällig, daß in der Literatur doch recht häufige Fälle von tödlicher ulzeröser Gonokokken-Endokarditis existieren; ich selbst habe auch 2, welche hier bei der Bearbeitung nicht verwandt worden sind, erlebt. Pribram beschreibt einen Fall, bei welchem im Verlauf eines Trippers eine ulzeröse Endokarditis mit Hirnembolie, Sprachverlust, Halbseitenlähmung und Tod eingetreten ist.

Neuerdings hat man zur Erkennung, ob eine Gelenkentzündung gonorrhoischen Ursprungs ist, Einspritzungen von Arthigon empfohlen. Es ergab sich (Brück), daß Männer mit noch bestehenden gonorrhoischen Prozessen auf 0,1 Arthigon intravenös fast ausnahmslos um so regelmäßiger und höher fieberten, je mehr erkrankte Gelenke und Komplikationen von seiten der Gonorrhöe bestanden. Bei nicht gonorrhoischen Männern blieb die Temperatursteigerung bei der nämlichen Dosis Arthigon unter 1,5°. Demnach dürften „Anstiege der Temperatur von 1,5° und höher spezifisch für gonorrhoische Prozesse sein".

Nach Habermann (daselbst Literatur) tritt ein nach der Injektion auftretendes aber nur wenige Stunden anhaltendes, mitunter auch hohe Grade erreichendes Fieber oft auch bei Normalen auf und ist daher als unspezifisch anzusehen. Dagegen ist nach ihm ein längeres, ev. bis zum Tage nach der Injektion anhaltendes Fieber charakteristisch für ein gonorrhoisches Leiden.

Absolut zuverlässige Diagnosen über gonorrhoische Genese der Arthritiden kann man nach meiner Erfahrung aber weder durch die intramuskuläre noch intravenöse Injektion von Arthigon machen, da man auch manchmal bei völlig Gesunden nach der Injektion sehr rasche und hohe Temperaturerhebungen sieht, welche sogar ganz vereinzelt bis zum nächsten Tag noch anhalten können, wenn auch im allgemeinen Gonorrhoiker höheren Temperaturanstieg und ein längeres Fieberstadium als Nichtgonorrhoiker zeigen (s. Therapie S. 164).

Polyarthritis bei Scharlach.

Nach Senator haben anscheinend Pidoux und Graves zuerst auf das Auftreten der rheumatischen Gelenkerkrankungen nach Scharlach hingewiesen, dann Murray Chornel-Grisolie und Valley, später, da die Publikation dieser Autoren in Vergessenheit geraten waren, Trousseau.

In eingehender Weise hat Bokai den Scharlachrheumatismus bearbeitet. Nach seiner Ansicht fällt der Ausbruch der Gelenkerkrankung mit der beginnenden Desquamation zusammen; er faßt deshalb die Fälle, in denen die Synovitis dem Ausbruche des Exanthems vorausgeht, nicht als Scharlachrheumatismus, sondern als selbständige, rheumatische Polyarthritis auf, welche der Kranke im Inkubationsstadium des Scharlachs seiner Meinung nach zufälligerweise akquiriert hat.

Nach Litten soll der Scharlachrheumatismus mehr zur Vereiterung der Gelenke neigen als der genuine und man war ursprünglich auch der Ansicht, daß bei den Fällen, in denen primäre Eiterungen einsetzen, das Scharlachgift selbst die Eiterung hervorriefe. Henoch und Bokai widersprachen dem; sie glauben, daß an der Umwandlung einer serösen Scharlacharthritis in die eitrige Form eine Sekundärinvasion von Eiterkokken die Schuld trage, welche auf rheumatoid vorbereiteten Boden treffend der Gelenkaffektionen den eitrigen destruierenden Charakter geben.

Man ist deshalb ja auch zu dem Resultat gekommen, daß — da besonders Streptokokken, seltener Staphylokokken, in den eitrigen Exsudaten gefunden wurden — diese Art vom rheumatischen Scharlach abzutrennen und der Pyämie zuzurechnen sei. Jürgensen vertritt diese Ansicht, indem er sagt, daß die eitrige Gelenkerkrankung nur Teilerscheinung einer Sepsis, nicht eine echte Komplikation ist. Auch Löffler, Fränkel u. a. haben als konstanten Befund Streptokokken gefunden, welche sie auf Sekundärinfektion vom Rachen und Tonsillen aus zurückführen.

Jedenfalls ist man jedoch heute allgemein der Ansicht, daß der Scharlachrheumatismus mit vollem Recht seinen Namen trägt und daß wir den Erreger der Erkrankung wie beim echten Gelenkrheumatismus noch nicht kennen. Die Erkrankung der Tonsillen durch das Scharlachkontagium bereitet den Boden für das Einwandern des Giftes in den Organismus und die Gelenke vor; unsicher ist, da wir weder das Scharlach- noch das Gelenkrheumatismusvirus kennen, ob das Gift beider Erkrankungen dasselbe oder verschieden ist und ob im letzteren Falle der Scharlachrheumatismus durch dasselbe Gift wie der akute Gelenkrheumatismus verursacht wird.

Für die letztere Annahme eines gleichen Virus bei dem Scharlachrheumatismus und dem akuten Gelenkrheumatismus könnten die Beobachtungen sprechen, nach welchen von Gelenkerkrankungen bei Scharlach sehr häufig solche Individuen betroffen werden, welche bereits früher an Gelenkrheumatismus gelitten haben. Garrod und Peter betonen z. B., daß rheumatische Leute, wenn sie an Scharlach erkranken, leichter einen Scharlachrheumatismus bekommen als andere. Unter unseren Fällen (43 Gelenkrheumatismen unter 2227 Scharlachpatienten) fand Mehnert 11 mal in der Anamnese angegeben, daß die betreffenden Patienten bzw. Familienangehörigen bereits vorher an Gelenkrheumatismus gelitten haben. Mithin ein Prozentsatz von über 25, eine Zahl, die immerhin zu beachten ist.

Allerdings ist auch das relativ häufige Auftreten von rheumatismusähnlichen Gelenkaffektion im Verlauf des Scharlachs in der Weise zu erklären, daß die Gelenke bei solchen Kranken minderwertig und im allgemeinen leichter erkranken als bei anderen Menschen und daß es deswegen dem uns unbekannten

Scharlachvirus hier viel leichter ist, sich in den Gelenken zu etablieren und eine rheumatismusähnliche Entzündung der Gelenke hervorzurufen.

Die Angaben der Literatur über die Häufigkeit des Auftretens von Gelenkerkrankung bei Scharlach sind sehr schwankend. So berichtet Hodges, daß er unter 3026 Scharlachfällen 117 Rheumatismen (3,8%) gefunden hat; Purker sah unter 870 Scharlachfällen 53 mal Gelenkaffektionen (6,09%); Ashby unter 500 — 12 (2,4%); ferner beobachtete Föhr 1,04%; Koren 6,3%; Gerhardt sogar 37,5% Gelenkerkrankungen bei Scharlach.

Unter unseren 2227 Scharlachfällen haben wir nur 43 mal (1,9%) Gelenkerkrankungen auftreten sehen, und zwar waren darunter 20 Männer und 23 Frauen.

Über die Verteilung der skarlatinösen Gelenkerkrankungen auf die verschiedenen Lebensalter berichtet uns Tiktin-Hausmann aus der Züricher Klinik, daß bei 4032 Scharlachfällen bis zum 10. Lebensjahre 2,19%, von 10 bis 20 Jahren 4,57%, von 20 bis 30 Jahren 13,33% und im Alter von über 30 Jahren 4% von Gelenkerkrankung betroffen waren. Er fand also, daß die Häufigkeit der Gelenkerkrankungen bei Scharlach mit dem Alter steigt und ihre Höhe zwischen dem 20. und 30. Lebensjahre erreicht, von da ab wieder sinkt. Bei unseren Fällen verteilten sich die Prozentzahlen folgendermaßen: bis zum 10. Lebensjahre 2 mal = 4,65%, zwischen 20. und 30. Lebensjahre 16 mal = 37,21% und 2 mal über 30 Jahre = 4,65%. Es zeigt sich demnach nach unseren Beobachtungen bereits ein Sinken der Frequenz von 20. Lebensjahre an.

Gewöhnlich erscheinen die Gelenkerkrankungen bereits in den ersten 10 Krankheitstagen oder seltener erst in der Rekonvaleszenz bis gegen die 4. Woche. Ein späterer Beginn ist noch seltener. Bei unserem Material traten sie bis zum 10. Tage nach Beginn des Scharlach 27 mal (ca. 62%); vom 10. bis zum 20. Tag 5 mal; vom 20. bis zum 30. Tag 6 mal; dann bis zum 40. Tag 4 mal und darüber hinaus nur einmal auf.

Die Dauer der rheumatischen Gelenkerscheinungen ist sehr verschieden. Bei unseren Patienten dauerten sie in der Mehrzahl nur 4 bis 6 Tage an, doch währten sie auch 20 Tage und länger. Je 2 Fälle hatten eine Dauer von 3, 8, 9, 10, 11 bzw. 14 Tagen; je 3 von 5 Tagen; je 4 von 12 Tagen; je 5 von 6 bzw. 7 Tagen, während eine 17, 19, 24, 27, 28, 32 bzw. 40tägige Dauer nur je einmal zur Beobachtung kam.

Bezüglich der Lokalisation der Gelenkerkrankungen gehen die Angaben der Literatur kaum auseinander. Nach Trousseau sind die Erkrankungen der Finger-, Hand- und Mittelfußgelenke am häufigsten; weniger häufig werden nach Cadet de Gassicourt die Kniegelenke befallen; selten die übrigen Gelenke, z. B. Halswirbel und Hüftgelenke (Graves). Regelmäßig sind mehrere Gelenke affiziert. Es tritt in denselben mehr oder weniger ein seröses Exsudat mit starker Schmerzhaftigkeit, mit Schwellung und Rötung des ganzen Gelenkes auf. Auch nach unseren Erfahrungen stehen die Erkrankungen der Finger-, Hand-, Ellbogen-, Fuß- und Kniegelenke an erster Stelle; bevorzugt werden wiederum die Gelenke der oberen Extremitäten. Weniger häufig sind die Zehengelenke befallen; selten die Halswirbel-, Sternoklavikular- und Sternokostalgelenke.

Und zwar waren: Handgelenke 13 mal bei männlichen Individuen, 18 mal bei weiblichen = 31 mal; Fingergelenke 8 bzw. 12 = 20-, Ellbogen 5 bzw. 7 = 12-, Schulter 4 bzw. 9 = 13 mal befallen; Fußgelenke 9 + 12 = 21 mal, Zehen 5 + 7 = 12-, Kniegelenke 7 + 9 = 16 mal.

Nur je einmal fanden sich Erkrankungen der Halswirbel-, Sternokostal- und Sternoklavikulargelenke.

Es überwiegen also die Erkrankungen der Handgelenke (43 Fälle mit 31 mal = 72%) bei weitem alle anderen Gelenke; dann folgen Fußgelenke 21 mal = 48,8%; Fingergelenke 20 mal = 46,5%; Kniegelenke 16 mal = 37,2%; Schultergelenke 13 mal = 30,2%; ferner Ellbogen- und Zehengelenke 12 mal = 27,9%; alle übrigen Gelenke waren mit weniger als 3% beteiligt.

Was nun das Krankheitsbild im allgemeinen anlangt, so kann man zwei Arten von Scharlachrheumatismus unterscheiden, eine leichte und eine schwere Form. Letztere ist sehr selten und dann meist Teilerscheinung einer allgemeinen Pyämie, ist deswegen unter die Scharlachrheumatismen nicht zu rechnen und endet in der Regel tödlich.

Die erste Erkrankungsform verläuft wie ein gewöhnlicher Gelenkrheumatismus mit einer mehr oder weniger starken Schmerzhaftigkeit der von der Krankheit befallenen Gelenke, die häufig Rötungen und Schwellung aufweisen, ohne daß ein größerer Erguß festgestellt werden kann. In den meisten Fällen findet sich ein nur geringer Temperaturanstieg bis 38 und 39°, selten höher. Fast nur bei Komplikationen sieht man höheres Fieber. Bei etwas längerer Dauer ist dann ein mäßiger Erguß im Gelenk nachweisbar, während das Gelenk auffallend empfindlich ist. Innerhalb einer Woche gehen dann die krankhaften Erscheinungen gewöhnlich langsam wieder zurück und das Allgemeinbefinden bessert sich.

Wie beim akuten Gelenkrheumatismus, so finden sich auch beim skarlatinösen Rheumatismus Komplikationen von seiten des Herzens (Endokarditis, Perikarditis, Myokarditis).

Unter unseren 43 Kranken war das Herz in 11 Fällen, die Nieren in 3 Fällen beteiligt; zweimal bestand Otitis media und Purpura rheumatica, je einmal Angina, Diphtherie und Pleuritis exsudativa.

Gegenüber dem gewöhnlichen Gelenkrheumatismus unterscheidet sich der Scharlachrheumatismus demnach vielleicht dadurch, daß er regelmäßiger verläuft, gewöhnlich keine Exazerbationen und Schübe zeigt, ungefähr 1 Woche und darunter, selten darüber dauert und scheinbar seltener eine Endokarditis der Klappen nach sich zieht.

Die zweite, schwere, seltenere Form ist meist eine Allgemeinerscheinung einer Pyämie und geht mit einer eitrigen Gelenkentzündung einher. Dieselbe konnten wir unter den 43 Fällen nur 4 mal = 9,3% beobachten, während die leichtere Form 39 mal = 90,7% vertreten war. Sie entsteht dadurch, daß infolge der Mandelentzündung bei Scharlach die auf den Mandeln vorhandenen Streptokokken in das Innere des Körpers gelangen und sich an den Gelenken und verschiedenen anderen Orten etablieren und Krankheitserscheinungen hervorrufen.

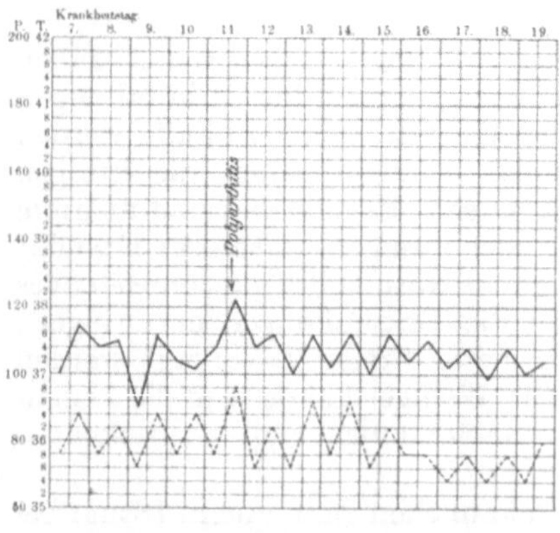

Abb. 23. Scharlachrheumatismus.

Zur Illustration des Krankheitsbildes und verschiedener Komplikationen des Scharlachrheumatismus will ich einige klinische Beobachtungen mit Kurven hinzufügen.

Abb. 23 zeigt die Temperaturkurve eines 18jährigen Patienten, bei dem am 11. Krankheitstage nach normal verlaufendem Scharlach eine Temperatursteigerung auftritt, die durch den Beginn einer leichten Polyarthritis bedingt ist. Herz weist normalen Befund auf; auch der Puls ist ziemlich normal. Patient klagt über mäßige Schmerzen in beiden Fußgelenken; sie wurden durch Antipyrin schnell gebessert. Bereits am 14. Krankheitstage ist die Temperatur auf normal zurückgegangen. Befinden ist gut. Harn blieb stets eiweißfrei. Beginnende Abschuppung. Patient wurde schließlich als völlig geheilt entlassen.

Im Vergleich zu den beschriebenen leichten Fall, zeigt der Patient der Abbildung 24 ein schweres Krankheitsbild, kompliziert mit Perikarditis; tödlicher Ausgang.

Patient der Abb. 24 fand am 26. Januar Aufnahme ins Krankenhaus wegen Gelenkrheumatismus, an dem er bereits seit zwei Wochen erkrankt war. Befallen waren beide Handgelenke, die Schultern und beide Kniegelenke. Die Anamnese ergibt 7 mal Lungenentzündung und einmal mit 14 Jahren Gelenkrheumatismus. Der Verlauf des Gelenk-

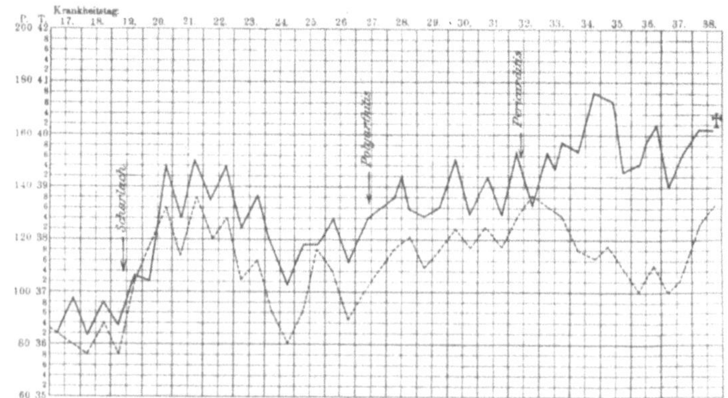

Abb. 24. Scharlachrheumatismus mit Perikarditis.

rheumatismus ist durchaus normal; am 11. Tage kann Patient bereits aufstehen, da keine Beschwerden mehr vorhanden sind. Am 19. Krankheitstage plötzlicher Temperaturanstieg. Patient klagt nach bisherigem Wohlbefinden abends über Halsschmerzen bei starker Rötung der Gaumenbögen; am folgenden Tage deutliches Scharlachexanthem. Darauf typischer Verlauf des Scharlachs. Am 27. Krankheitstage plötzliches Einsetzen erhöhter Temperatur verbunden mit Schwellung und starker Schmerzhaftigkeit der Hand-, Schulter-, Knie-

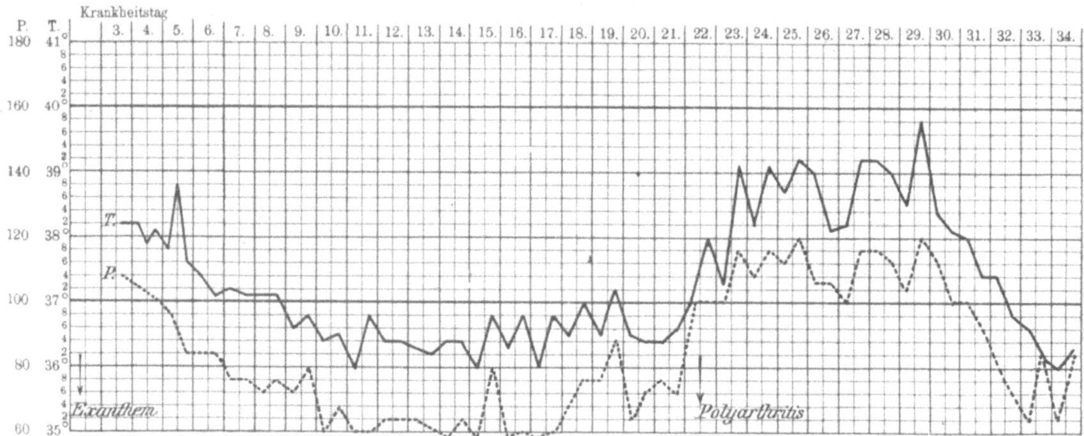

Abb. 25. Polyarthritis bei Scharlach in der Rekonvaleszenz.

und Fußgelenke. Patient ist unruhig und aufgeregt. Puls gut gefüllt und gespannt. Nach weiteren fünf Tagen fortschreitende Verschlimmerung. Es ist deutliches perikardisches Reiben zu hören. Exsudat nicht vorhanden. Schwellung und Schmerzhaftigkeit der oben erwähnten Gelenke noch stark vorhanden, Herztätigkeit zeitweise erhöht. Patient ist sehr erregt, spricht öfters unklar, Puls frequent. Der Urin zeigt während der ganzen Krankheitsdauer normalen Befund; Eiweiß und Blut stets negativ. Dieser Zustand hält sich bis zum 38. Krankheitstage, wo unter Zunahme von Herzschwäche Exitus letalis eintritt. Die mehrere Tage vorher hergestellten Blutkulturen ergeben durch Verunreinigung Kulturen von Staphylococcus albus.

Eine mittelschwere Erkrankung an Gelenkrheumatismus in der Rekonvaleszenz des Scharlach ohne jegliche Komplikation zeigt der Patient der Abbildung 25.

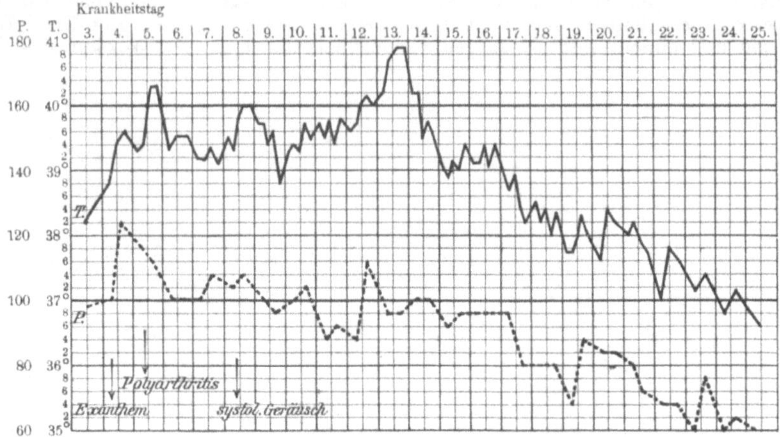

Abb. 26. Scharlachrheumatismus mit Endokarditis.

Es handelt sich um einen 18jährigen Patienten, bei welchem erst am 22. Krankheitstage nach einem verhältnismäßig leichtem Scharlach eine Polyarthritis auftrat, wobei fast die meisten Gelenke befallen waren. Am Herzen konnte während der ganzen Beobachtungszeit

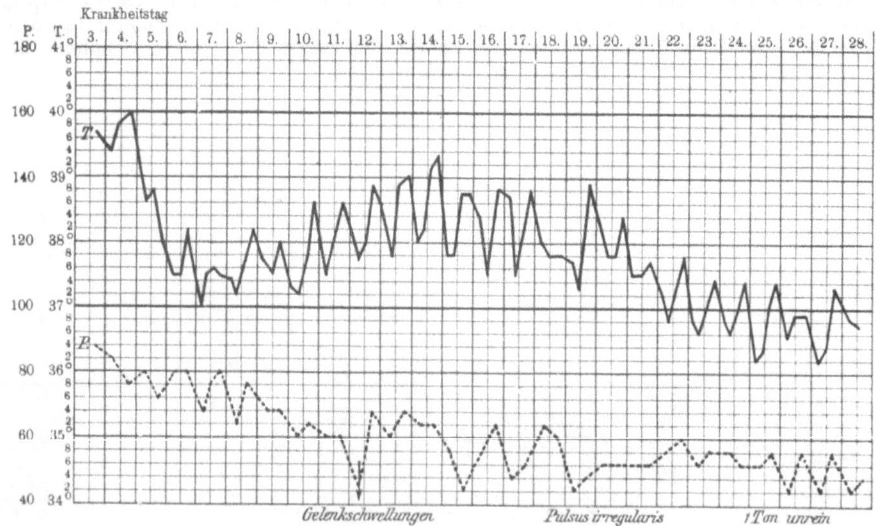

Abb. 27. Scharlachrheumatismus mit Myokarditis.

niemals etwas Krankhaftes nachgewiesen werden. Patient wurde schließlich als völlig geheilt entlassen.

Patient der Abb. 26 wurde am 3. Krankheitstage mit Angina in das Krankenhaus eingeliefert; am 4. zeigte sich ein typisch skarlatinöses Exanthem, am 5. Gelenkschwellung des linken Handgelenks, wozu an den folgenden Tagen Schwellung des anderen Handgelenks, der Ellenbogen-, Kniegelenke, außerdem Schmerzen der Halswirbelsaäle, des linken Sternoklavikular- und der Mehrzahl der Sternokostalgelenke hinzukamen. Am 8. Krankheitstage erschien am Herzen ein systolisches Geräusch, die Herzdämpfung vergrößerte sich, im Urin wurde eine Spur Eiweiß nachgewiesen. Die Schmerzhaftigkeit der Gelenke hält bis zum 22. Krankheitstage an, das systolische Geräusch an der Mitralis nebst verstärktem 2. Pulmonalton ist in der Folgezeit stets vorhanden. Entlassung des Patienten späterhin mit einer manifesten und gut kompensierten Mitralinsuffizienz.

Patient der Abb. 27 ist 22 Jahre alt und zeigt während eines mittelschweren Scharlachs bereits am 4. Krankheitstage einen leicht irregulären und im Verhältnis zur Temperatur langsamen Puls. Die Irregularität nahm in den nächsten Tagen zunächst nicht zu, die Temperatur fiel beinahe bis zur Norm herab, stieg aber dann wieder, während erneute Schluckbeschwerden auftraten; am 12. Krankheitstage setzten Gelenkschwellungen mit starker Schmerzhaftigkeit, besonders an den Hand- und Fußgelenken ein. Der Puls wurde noch langsamer, stärker, irregulär und weich; die Herzdämpfung erschien etwas verbreitert, der 1. Ton unrein, Patient klagte über Herzklopfen. Vom 25. Krankheitstage ab waren die Gelenke schmerzfrei, abgeschwollen, der Puls war aber noch in der späteren Rekonvaleszenz irregulär, weich, die Herztätigkeit besserte sich nur sehr langsam. Am 68.—70. Krankheitstage schnellte der Puls ziemlich plötzlich für ein paar Stunden von 70 auf 160 resp. 170 Schläge in der Minute in die Höhe; erst am 101. Krankheitstage konnte Patient zur weiteren Erholung in seine Heimat entlassen werden. Die Herztöne waren schon vorher wieder völlig rein geworden.

Polyarthritis bei Pyämie.

Bei keiner Infektionskrankheit mehr als bei den septischen und pyämischen Erkrankungen, zumal bei der Streptokokken- oder Staphylokokkeninfektion können Gelenkerkrankungen zutage treten, die die klinischen Symptome einer schweren akuten Polyarthritis unter Umständen aufweisen. Die Literatur weist dementsprechend zahlreiche Abhandlungen auf, die sich mit der Frage beschäftigen, ob ein innerer Zusammenhang zwischen septischen und rheumatischen Erkrankungen besteht. Singer, dem der Nachweis von Eitererregern in Gelenkexsudaten Rheumatismuskranker geglückt war (s. Ätiologie), nimmt an, daß der Gelenkrheumatismus durch dieselben Kokken wie die septischen Erkrankungen bedingt und nur als abgeschwächte Form einer Sepsis anzusprechen sei.

In der Folgezeit haben eine Menge Autoren sich für, mehr aber noch zum Teil mit guten Beweisen gegen die Singersche Anschauung gewandt. Da ich dies alles bereits bei Besprechung der Ätiologie des Gelenkrheumatismus abgehandelt habe, so möchte ich hier nur noch die Ansicht Nothnagels anführen, der vollständig den von Singer vertretenen Standpunkt verwirft und sagt, daß die Staphylokokken und Streptokokken wohl imstande sind, Polyarthritiden hervorzurufen, daß dieses Krankheitsbild jedoch mit den genuinen Gelenkrheumatismus nichts außer der großen Ähnlichkeit, die leicht das typische Bild eines schweren Gelenkrheumatismus vortäuschen kann, gemein hat. Und es kann nach unseren so zahlreichen und anderen Untersuchungen gar kein Zweifel mehr sein, daß jene Forscher, wie z. B. Singer, unzweifelhaft septische Kranke, nicht aber Patienten mit echtem Gelenkrheumatismus bei ihrem positiven bakteriologischen Untersuchungen vor sich gehabt haben.

Jochmann schreibt bei der Differentialdiagnose von septischen und rheumatischen Gelenkerkrankungen folgendes: „Es gibt Fälle von Sepsis, bei denen lebhafte Gelenkschmerzen ohne Ergüsse auftreten. Es sind das meist Kranke, bei denen gleichzeitig eine septische Endokarditis besteht. Bei der Differentialdiagnose mit dem echten Gelenkrheumatismus ist dabei neben anderen Symptomen, wie Milzschwellung, Netzhautblutungen u. dgl., die bakteriologische Untersuchung oft eine Stütze, die bei der Sepsis in der Regel ein positives Resultat bringt, beim akuten Gelenkrheumatismus jedoch niemals pathogene

Keime nachweisen läßt. Sind Ergüsse vorhanden, so kann auch die Untersuchung des Gelenkexsudates zum Ziele führen. Eitrige, kokkenhaltige Ergüsse mit polynukleären Leukozyten sprechen für Sepsis. Bei serösen Ergüssen gibt die bakteriologische Untersuchung Fingerzeige; freilich sind dabei nur positive Resultate zu verwerten. Der Nachweis von Kokken macht eine Sepsis wahrscheinlich, während der negative Befund nichts dagegen beweist, da es bei manchen Formen, z. B. bei der Gonokokkensepsis, nicht immer gelingt, die Erreger im serösen Gelenkexsudat nachzuweisen, und wir in vielen Fällen solche seröse Ergüsse, wie sie z. B. bei der Streptokokkensepsis vorkommen, als Toxinwirkung zu betrachten haben."

Auch wir stehen auf dem Standpunkt, daß die Gelenkerkrankungen bei Sepsis etwas ganz anderes als die bei dem Gelenkrheumatismus darstellen. Ebenso ist das klinische Krankheitsbild, wenn es auch bei oberflächlicher Beobachtung manche Ähnlichkeit aufweist, gewöhnlich ein ganz anderes.

Wir haben an der Leipziger medizinischen Klinik im Verlauf von 25 Jahren 606 Patienten an Sepsis beobachtet, bei welchen in 46 Fällen (= 7,8%) mehr oder weniger heftige rheumatische Gelenkerscheinungen konstatiert wurden. Den ungünstigen Verlauf dieser septischen Erkrankungen zeigen folgende Zahlen: Im ganzen konnten nur 13 Patienten entlassen werden — 28,26%, hiervon wiederum nur 5 vollständig geheilt, während 8 gebessert und teilweise arbeitsfähig wurden. Der Tod trat unter den 46 Fällen 33 mal ein, d. i. 71,74% und die meist ausgeführte Sektion bestätigte stets die klinische Diagnose.

Die Sepsis puerperalis mit der Endokarditis ulcerosa war bei weitem am häufigsten unter den Sepsisfällen vertreten, und zwar trat nach Abortus unter den 46 Fällen 12 mal, das ist 26,08%, unter dem klinischen Bilde eines akuten Gelenkrheumatismus eine septische Erkrankung ein. Endocarditis ulcerosa zeigte sich 8 mal = 17,39%. Die übrigen septischen Erkrankungen waren durch anderweitige Infektion zustande gekommen.

Was die Lokalisation der durch die Sepsis hervorgerufenen Gelenkerkrankungen betrifft, so werden nach unserer Erfahrung diejenigen Gelenke am häufigsten befallen, die vom Bewegungsapparat am meisten in Anspruch genommen wurden. Die oberen wie die unteren Extremitäten waren bei unseren Kranken ziemlich gleichmäßig befallen; weniger häufigere Erkrankungen zeigten nur die Gelenke der Wirbelsäule. Und zwar wurden befallen: die Kniegelenke 19 mal; Fußgelenke 18 mal; Hüftgelenke 14 mal; Zehen 4 mal; von den oberen Extremitäten: Handgelenke 14 mal; Ellbogen 13 mal; Schulter 10 mal und Fingergelenke 7 mal. In 3 Fällen wurden heftige Schmerzen in dem Kreuzbein konstatiert, nur einmal in dem Sternoklavikulargelenk; sämtliche Gelenke der oberen und unteren Extremitäten zeigten in 5 Fällen krankhafte Erscheinungen.

Der Beginn der Gelenkerscheinungen setzte zwischen dem 2. bis 44. Tage nach Beginn der Sepsis ein. Am häufigsten, etwa in $^2/_3$ der Fälle, setzten die Schmerzen zwischen dem 10. und 20. Tage ein.

In allen, außer in 5 Fällen wurden multiple Gelenke befallen; bei diesen 5 Fällen (Sepsis puerperalis) trat sehr bald der Exitus ein.

Ganz besonders hervorheben möchte ich, daß von den 46 Patienten nur 3 früher bereits ein oder mehrere Male an Gelenkrheumatismus erkrankt waren. Es dürfte dies demnach unter anderem auch ein Beweis dafür sein, daß ein innerer Zusammenhang zwischen Polyarthritis rheumatica und Sepsis nicht besteht.

Wenn dennoch gewisse Symptome des akuten Gelenkrheumatismus — schnell vorübergehende Gelenkschwellungen oder länger bestehende Ergüsse — nicht selten im Vordergrund des klinischen Bildes der Sepsis stehen, so ist eine Verwechslung einer septischen oder rheumatischen Erkrankung doch meist nicht möglich. Durch die Diagnose der Grundkrankheit — und diese Diagnose ist gewöhnlich leicht — wird man schon vor Irrtümern verschont bleiben. Schließlich verrät der ganze Fieberverlauf, die Milzschwellung, sowie die bei Sepsis typisch auftretenden Schüttelfröste, Netzhautblutungen, Hautembolien und vor allem die bakteriologische Blutuntersuchung auch die bakteriologische Untersuchung der Gelenkexsudate die wahre Genese der Krankheit, ganz abgesehen von dem gänzlichen Versagen der Salizylmedikation und der Hartnäckigkeit der Gelenkentzündungen bei den septischen Erkrankungen.

Polyarthritis bei Pneumonie.

Nach Pribram sind Fälle von Pneumonie mit Gelenkerscheinungen aller Art häufig beobachtet worden. Er führt u. a. Grisolle an, der vier Fälle beschrieben hat, ferner Parise, Andral, Gintrag und Bourcy. Am häufigsten sind Gelenkerkrankungen während der Rekonvaleszenz gesehen worden, seltener während der Fieberperiode der Pneumonie. In den Punktaten der erkrankten Gelenke zeigten sich stets Pneumokokken, mitunter auch Streptokokken. Nach den Erfahrungen des Autors gehören die Gelenkaffektionen nach Pneumonie zu den bakteriologisch bestbekannten.

Betreffs der Lokalisation sollen Monarthriden häufiger als Polyarthriden sein. Nach der von Pribram angeführten Statistik der preußischen Universitätskliniken hatten während der Jahre 1887—1889 unter 1213 Pneumonien nur 3 mal Gelenkkomplikationen vor. Die Münchner Statistik weist unter 650 Pneumoniekranken nur 1, eine Statistik der Berliner Charité innerhalb 16 Jahre nur 2 Arthritiden. Singer berichtet über rheumatische Affektionen aller Arten bei Pneumonie. Er zeigt uns Fälle, wo Arthralgie und Myalgie, die einfache vorübergehende Arthritis, die seröse Synovitis, ferner die multiple Form, welche das Bild des akuten Gelenkrheumatismus vollkommen immitiert und endlich die rein eitrigen Gelenkmetastasen bei der Pneumonie vertreten sind.

Schon Traube (1876) erwähnt einen Fall von Pneumonia dextra superior, bei dem sich im Rekonvaleszenzstadium eine mit Endokarditis komplizierte Polyarthritis rheumatica entwickelte. Oswiecimski (1896) sah einen Fall von eitriger Kniegelenkentzündung im Verlaufe von Lungenentzündung, bei dem die bakteriologische Untersuchung des Eiters, sowie der aus demselben gezüchteten Kulturen typische Friedländersche Pneumobazillen ergab. Es handelte sich hier um einen bisher ganz gesunden Mann, bei dem am 4. Tage einer kruppösen Pneumonie eine starke Schwellung des linken Kniegelenkes auftrat. Nach Entleerung von etwa $^1/_2$ l dicken rahmartigen Eiters erfolgte bald vollständige Heilung sowohl der Pneumonie wie des erkrankten Gelenkes.

Nettor sah bei 52 Gelenkerkrankungen 17 mal Polyarthritis, 35 mal Monarthritis. Hirz und Weintraud fanden die monartikuläre Form etwas häufiger als die polyartikuläre. Durch die richtige Erkenntnis der Grundkrankheit kann man nach Weintraud kaum eine Fehlerdiagnose machen, da alle bei Infektionskrankheiten vorkommenden Gelenkmetastasen leicht von einer akuten Polyarthritis zu unterscheiden sind. Diese Gelenkmetastasen sind nach ihm, abgesehen von einem völligen Versagen der Salizylmedikation, sowohl durch die Intensität des lokalen Entzündungsprozesses, durch meistens monartikuläres Auftreten und durch sofortige starke Schmerzhaftigkeit und Steifigkeit der betroffenen Gelenke, verbunden mit Kapselschrumpfung, erkennbar.

In der Revue d'orthopédie Nr. 3 (1900) schildert uns Gasne eingehend seine Erfahrungen über Pneumokokkenarthritis, besonders bei Kindern. An der Hand von 52 meistens selbst beobachteten Fällen geht er auf dieses Krankheitsbild näher ein. Meist sah er Osteoarthritiden, die nach seiner Ansicht infolge von Verschleppung der Keime in der Blutbahn hervorgerufen worden waren. Als Ausgangspunkt führt er 7 mal Otitiden an, ferner 16 mal Bronchopneumonie, weiterhin aber auch Stomatitis, Angina, Peritonitis u. a. Das Auftreten der Gelenkerscheinungen nach der primären Erkrankung war zeitlich sehr verschieden. Beim Kinde bezeichnet er das Knochenwachstum als auslösendes Moment. Unter 52 Fällen konnte er 33 mal dieses Krankheitsbild bei Kindern im ersten Lebensjahre beobachten, meistens wurden die großen Gelenke befallen, vor allem die Kniegelenke (17 mal). Die Punktion ergab teils serösschleimigen, teils dicken rahmigen Eiter. Auf Grund seiner Erfahrungen teilt er die Pneumokokkenarthritiden in zwei Arten ein: eine rheumatische Form mit Gelenkschwellung und geringen Schmerzen, eine seröse Arthritis, bei welcher die bloße Punktion Heilung bringt, dann die akute eitrige Mono- oder Polyarthritis mit mächtiger periartikulärer Schwellung, Ödem des ganzen Gliedabschnittes und Fehlen der Hautröte. Die Mortalität gibt er mit 30% an. Therapeutisch empfiehlt er Punktion eventuell mit Jodoforminjektionen, außerdem auch Arthrotomie mit einmaliger Spülung und Drainage. Nur in schwersten Fällen ist Resektion am Platze.

Für Pfisterer (1902) kommt für die Erkrankung der Gelenke bei der Pneumonie auch der Lymphweg, auf dem die Pneumokokken von den Lungen an den Ort der Metastasen gelangen können, in Betracht. Als Beispiel führt er 7 Fälle an, bei denen nach einseitigen Lungen- und Schulterlokalisationen 5 mal Lungen und Schultergelenk der gleichen Seite erkrankte. Gelenkeiterungen sah er unter 22 Fällen 14 mal innerhalb der ersten 9 Tage der Pneumonie auftreten und 7 mal in der Zeit vom 10. bis zum 16. Tage.

Hirz (1900) stützt seine Erfahrungen auf 43 Fälle von Gelenkerkrankungen bei Pneumonie. Nach seinen Beobachtungen kommen die Gelenkerscheinungen ziemlich unabhängig vom Lebensalter vor. Im Prozentsatz überwiegt das männliche Geschlecht. Ungünstig wirken Alkohol, Syphilis und Gelenkrheumatismus auf die Prognose. Auch er sah ein häufiges Auftreten der monartikulären Form, wobei Knie- und Schultergelenk bevorzugt waren. Dem Zeitpunkt nach traten in jeder Phase der Pneumonie die Gelenkkomplikationen auf. Die Mortalität ist bei ihm auffallend hoch, sie beträgt 53%; er führt sie jedoch zum größten Teil auf Metastasen in anderen Oragnen zurück. Bei 28 untersuchten Fällen ergab die bakteriologische Nachuntersuchung das Gelenkexsudat meist den Diplokokkus Fränkel-Weichselbaum, daneben aber auch den Staphylococcus und Streptococcus pyogenes.

Unter den 4477 Pneumonien der medizinischen Klinik zu Leipzig während der Jahre 1889 bis 1914 — davon 3289 Männer und 1191 Frauen — zeigten sich nur in 36 Fällen = 0,8% (24 Männer = 0,53% und 12 Frauen = 0,27%) neben Pneumonie Gelenkkomplikationen, und zwar waren es 26 mal eine kruppöse und 10 mal eine lobuläre Pneumonie. Mit Ausnahme von fünf Patienten, die infolge der kruppösen Pneumonie ad exitum kamen, konnten 31 = 86,1% geheilt entlassen werden.

Die Patienten standen in der Mehrzahl zwischen dem 20. bis 40. Lebensjahr (20 mal = 55,5%).

Nur 9 Patienten (= 25%) waren bereits früher ein oder mehrere Male an Polyarthritis erkrankt, während sich bei 27 (= 75%) vorher noch niemals irgendwelche rheumatische Gelenkerscheinungen gezeigt hatten.

Die Gelenkaffektionen traten ziemlich gleichmäßig verteilt, sowohl während des fieberhaften Stadiums der Pneumonie auf (16 mal), wie in der Rekonvaleszenz (15 mal). 6 mal war eine Pneumonie im Anschluß an einen Gelenkrheumatismus unter heftigsten Schüttelfrösten aufgetreten. Diese 6 Fälle gehören streng genommen eigentlich gar nicht hierher, ich habe dieselben aber bereits oben mit hinzugenommen.

Eine Beteiligung des Herzens zeigte sich allein in 10 Fällen, eine Pleuritis in 4 Fällen, ferner Bronchitis, Emphysem, Nephritis und Puerperalsepsis je zweimal. Von anderen Krankheiten war noch Aszites mit Leberzirrhose, dann Gastroenteritis, Furunkulose, starke Kyphosis und Bantische Krankheit je einmal vorhanden.

Die Monarthriden überwogen an Zahl bei unseren Fällen nicht. Monarthritiden und Polyarthritiden waren je 18mal vertreten. Bevorzugt waren die großen Gelenke, und zwar: Kniegelenk 24mal = 66%; Ellbogengelenk 14mal = 38,8%; Hand- und Fußgelenke je 13mal = 36,1%; Schultergelenk 10mal = 27,7%; Finger- und Zehengelenke je 9mal = 25%; Hüft- und Wirbelgelenke je 4mal = 11,1%. Alle Gelenkerkrankungen nahmen einen günstigen Verlauf. Selbst einige auf chirurgische Station verlegte Fälle heilten nach überstandener Operation ohne Einschränkung der Beweglichkeit. Schwere Gelenkkomplikationen waren es nur 9mal. In dem durch chirurgischen Eingriff gewonnenen eitrigen Gelenkexsudat wurden meistens Pneumokokken gefunden, daneben aber auch Streptococcus pyogenes und Staphylokokken.

Die Dauer der Gelenkaffektionen erstreckte sich auf wenige (4—6) Tage, aber auch auf Wochen und Monate (2—3).

Die Temperaturerhöhungen waren sehr verschieden. Teils traten die Gelenkerkrankungen ohne merklichen Temperaturanstieg auf, teils wurden aber gleich im ersten Stadium der arthritischen Erscheinungen Fieber bis 40° und höher beobachtet.

Auch bei anderen Lungenerkrankungen sind multiple Gelenkaffektionen beschrieben worden, die eine gewisse Ähnlichkeit mit dem akuten, mehr subakuten Gelenkrheumatismus hatten. So hat z. B. Gerhardt 2 hierhergehörige Fälle publiziert, von welchem der eine sehr rasch starb, bei dem andern im Vergleich zu dem Gelenkrheumatismus die geringe Anzahl der befallenen Gelenke (2 Knie- und 1 Handgelenk), die Hartnäckigkeit und lange Dauer der Gelenkaffektion auffallend war.

Polyarthritis bei Lues.

Während in früheren Zeiten syphilitische Gelenkerkrankungen für selten gehalten wurden, so beweisen doch die zahlreichen in der Literatur veröffentlichten Abhandlungen, daß auch die Gelenke gar nicht so selten von dem syphilitischen Prozeß ergriffen werden.

Rosenbach hat sich eingehend mit diesem Thema beschäftigt. Er unterscheidet die syphilitischen Knochen- und Gelenkerkrankungen 1. bei erworbener, 2. bei hereditärer Lues. Bei der erworbenen Lues wieder unterscheidet er frühe Erkrankungen in der sekundären Periode von der Gelenksyphilis der tertiären Periode. Die Erkrankungen in der sekundären Periode verlaufen nach seiner Ansicht leichter und weisen nur vorübergehend entzündliche Reaktionen auf. Er sah sowohl reine Arthralgien, als auch Entzündungen der Gelenke, welch letztere, wenn sie polyartikulär auftreten, leicht einen akuten Gelenkrheumatismus vortäuschen können. Äußern sie sich aber in der Form einer monoartikulären Synovitis, so kommt es zu Flüssigkeitsansammlung im Gelenk, und die Diagnose ist leicht zu stellen.

Die syphilitischen Arthralgien entwickeln sich während, aber auch nach der Eruption der sekundären Erscheinungen und rezidivieren nicht selten. Abgesehen von Reiben oder Knacken kann objektiv kaum etwas an den Gelenken Krankhaftes festgestellt werden. Die Schmerzen, welche, falls keine spezifische

Behandlung eintritt, Wochen und Monate dauern können, sind verschiedenartig; teils sind es spontane, bohrende Schmerzen, die besonders nachts auftreten, teils werden sie bei Bewegungen, vor allem nach längerer Ruhe ausgelöst; zuweilen besteht auch Druckschmerzhaftigkeit. Eine ausgesprochene Bevorzugung einzelner Gelenke konnte Rosenbach nicht konstatieren, nur zeigte sich eine etwas häufigere Beteiligung der großen Gelenke.

Die polyartikuläre Synovitis erinnert nach Rosenbach oft ganz an das Bild eines akuten Gelenkrheumatismus. Es waren stets große Schmerzhaftigkeit bei aktiven und passiven Bewegungen, meistens Temperaturschwankungen und Schwellungen und Erguß in den Gelenken nachweisbar. Bei antiluetischer Kur tritt stets schon nach wenigen Tagen Besserung ein. Bezüglich der Differentialdiagnose der luetischen Polyarthritis mit dem akuten Gelenkrheumatismus hebt er hervor, daß bei der syphilitischen Arthritis nur eine geringe Zahl von Gelenken, und zwar meist große befallen werden, ein Überspringen von einem Gelenk zum anderen ist ausgeschlossen; ferner fehlen die Schweiße, die Endokarditis und andere Symptome des akuten Gelenkrheumatismus.

Typisch für die tertiär syphilitischen Gelenkerkrankungen ist nach Rosenbach die chronische syphilitische Arthritis, die die häufigste Form der luetischen Gelenkerkrankungen sein soll. Hierher rechnet er den Pseudotumor albus, die chronisch-hypertrophierende Synovitis, ferner die Chondritis und die Chondroarthritis syphilitica. Die letztere, die meist einer tuberkulösen Arthritis sehr ähnlich sein kann, ist klinisch dadurch gekennzeichnet, daß das syphilitische Gelenk nicht in der Weise steif ist wie ein fungöses, sondern passiv und aktiv nur mit geringer Beschränkung und fast ohne Schmerzempfindung bewegt werden kann. Anschließend an diese Art von Gelenkerkrankungen unterscheidet Rosenbach noch die sogenannten gummösen Arthritiden und solche bei ostalen Gummata. Wenn auch bei einer antiluetischen Behandlung die Prognose dieses syphilitischen Gelenkleidens günstig ist, so kommen aber doch Gelenkkomplikationen wie fibröse Ankylosen, Osteophytenbildungen an den Epiphysen, Deformationen der Gelenkenden, ferner knöcherne Ankylosen vor. Selbst Resektionen und Amputationen können zuweilen angebracht sein. Bei der hereditären Lues kommen nach Rosenbach dieselben Formen der Gelenkerkrankungen wie bei der tertiären Periode vor.

Nach Defontaine (1882) unterscheiden sich die luetischen Gelenkkomplikationen durch das langsame, schleichende Entstehen, Indolenz und Schmerzlosigkeit, nur unterbrochen von akuten Schmerzen und Exazerbation derselben zur Nachtzeit, Fehlen des Fiebers und der Suppuration. Die einzelnen Erscheinungen, die er sowohl bei erworbener wie bei hereditärer Lues beobachten konnte, kommen getrennt und gemengt in allen Stadien der Lues vor.

Nach Renveuz (1894) sind im Primärstadium der Lues die Gelenkerscheinungen klinisch durch fieberlosen Verlauf ausgezeichnet und nur bei Lymphdrüsenschwellung kann geringe Temperaturschwankung auftreten; ferner sind sie durch die nachts sich steigernden Schmerzen ohne nachweisbare Gelenkveränderung, durch die Lokalisation an den am meisten angestrengten Gelenken, durch die Anämie und Zeichen einer frischen und abgelaufenen Primäraffektion charakterisiert. Die im Sekundärstadium auftretende Form verläuft unter dem typischen Bilde eines akuten Gelenkrheumatismus mit remittierendem Fieber, allgemeiner Abmagerung, Anämie und Schmerzsteigerung nachts. Eine Mitbeteiligung des Endokards und der serösen Häute ist nicht vorhanden, die Salizylmedikation versagt völlig. Im Tertiärstadium ist die multiple Chondritis syphilitica mit chronischem Verlauf und Vergesellschaftung mit viszeraler Syphilis, ferner das häufige Auftreten der monoartikulären Form als besonders kennzeichnend hervorzuheben.

Am wenigsten scheinen die Gelenke der Wirbelsäule befallen zu werden Ziesche (1910) hat bei 86 Fällen von Spondylitis luetica in der Literatur einen eigenen Fall von syphilitischer Karies des 2. und 3. Halswirbels bei einer 38jährigen Frau beschrieben. Aus einem schmierigem Geschwür an der hinteren Rachenwand wurde bei dieser Patientin ein großer Sequester extrahiert; einen weiteren hustete die Patientin später aus. Unter Stützkorsettbehandlung stabilisierte sich die Wirbelsäule wieder auffallend gut.

Schlesinger (1909) beschreibt einen Fall, der dadurch ausgezeichnet ist, daß die Gelenkaffektionen erst nach Jahren in Erscheinung traten. Ein 38jähriger Mann bekommt 13 Jahre nach der Injektion plötzlich Fieber, Schwellung am rechten Handrücken und an der Außenseite des rechten Sprunggelenkes, eine hochgradige schmerzhafte Schwellung beider Kniegelenke, Sprung- und Handgelenke. Die Haut über den Gelenken war gerötet, Druck auf die Gelenke sehr schmerzhaft. Im ganzen bot der Kranke das Bild eines schweren polyartikulären Gelenkrheumatismus. Die anfangs eingeleitete Arthritistherapie versagte; die positive Wassermannsche Reaktion brachte Klarheit über den wahren Charakter der Krankheit. Die Röntgenuntersuchung ergab periostale gummöse Knoten in den letzteren. Antiluetische Behandlung brachte bald wesentliche Besserung.

Es kann nach dem Auszuge der Literatur nicht zweifelhaft sein, daß bei Syphilis besonders im sekundären Stadium nicht selten multiple Gelenkentzündungen auftreten, die das klinische Bild eines akuten oder subakuten Gelenkrheumatismus vortäuschen können, so daß manchmal nur der negative Erfolg der Salizyltherapie, die positive Wassermannsche Blutreaktion oder schließlich das Auftreten von Papeln, Roseolen usw. erst auf die richtige Diagnose führen.

Unter den 1309 Krankengeschichten von Lues (694 Männer und 615 Frauen), die Mehnert aus dem Material der Leipziger Medizinischen Klinik durchgesehen hat, konnte 35mal = 2,67% (18 Männer = 1,37% und 17 Frauen = 1,30%) eine Beteiligung der Gelenke festgestellt werden. Zum größten Teil (25 unter den 35) wurden diese Patienten unter der Diagnose eines akuten Gelenkrheumatismus ins Krankenhaus eingeliefert. Erst durch Erkennung der primären Krankheit wurde man über das Zustandekommen der Gelenkaffektionen aufgeklärt. Und zwar führten die bekannten Merkmale der hereditären Lues, die Anamnese, die positive Blutreaktion nach Wassermann, der Röntgenbefund der befallenen Gelenke, der ganze Verlauf des angeblichen Gelenkrheumatismus, der negative Erfolg der Salizylmedikation, das Nichtbefallensein anderer Organe (Herz usw.) und schließlich manchmal auch erst das auffallend schnelle Verschwinden der Gelenkschmerzen bei Anwendung einer antiluetischen Kur dazu, daß hier nicht ein gewöhnlicher Gelenkrheumatismus, sondern eine luetische Erkrankung vorlag.

Nur im sekundären und tertiären Stadium der Lues fanden sich Gelenkerscheinungen. Bei Lues II waren sie unter unseren Fällen 7mal vorhanden = 20%. Bei 4 von den Patienten bestand Fieber, bei 3 nicht; Schwellung und Rötung der erkrankten Gelenke zeigte sich in 6 Fällen. Bei Kranken mit Lues III fanden sich 24mal = 68,57% Gelenkerkrankungen. Dieselben gingen meist ohne Fieber (19mal) und ohne Schwellung und Rötung (18mal) einher. Hereditäre Lues war 4mal = 11,43% vertreten. Nur bei einem Patienten war dabei Fieber, Schwellung und Rötung der befallenen Gelenke vorhanden.

Die Anamnese ergab, daß 12 Patienten = 1/3 aller Fälle — bereits vor der akquierierten Lues an Gelenkrheumatismus erkrankt waren. Demnach werden also solche Patienten, welche bereits früher an Polyarthritis rheumatica erkrankt waren, in relativ hohem Prozentsatz nach der luetischen Infektion von Gelenkaffektionen befallen. Dem Alter nach war bei unseren Beobachtungen ein Überwiegen der mittleren Lebensjahre — das 30. bis 50. Jahr stellte allein 25 Patienten = 71,43 % — erkennbar.

Was die Lokalisation anbetrifft, so war auch bei unseren Fällen eine Beteiligung der großen Gelenke bei weitem am häufigsten; polyartikulär trat die Krankheit 33 mal = 94,28 % auf, monoartikulär nur 2 mal = 5,72 %, und zwar beide Male als Gonitis. Die Kniegelenke waren 18 mal = 51,43 %; die Schulter 14 mal = 40 %; Hand- und Fußgelenke je 10 mal = 28,57 %; Ellbogen 8 mal = 22,85 %; Fingergelenke 7 mal = 20 %; Zehengelenke 4 mal = 11,42 %; Hüftgelenk und Wirbelgelenk je 2 mal = 5,71 % und schließlich Sternoklavikulargelenk 1 mal = 2,85 % befallen.

Im allgemeinen war der Krankheitsverlauf ein durchaus günstiger. Ad exitum kam kein Fall. Die Gebrauchsfähigkeit der Gelenke blieb bis zu einem gewissen Grade stets erhalten, selten nur zeigte sich eine Herabsetzung der Mobilität. Nur bei hereditärer Lues, sowie bei schweren chronischen luetischen Arthritiden wurden knöcherne Wucherungen und periostitische Auflagerungen sowie leichte Deformationen, Gelenk- und Kapselverdickungen nachgewiesen. Einmal zeigte sich ein zerfallenes Gumma am linken, neben einem nicht zerfallenen am rechten Ellbogen.

Als Komplikationen fanden sich bei allen Fällen von hereditärer Lues eine Keratitis, außer einer Myokarditis bei einem Falle keine Herzerkrankung, je einmal Ischias, Anämie, Aortitis luetica, Arteriosklerose, Stomatitis mercurialis, Endometritis gonorrhoica, chronische Gonorrhöe, Abortus mit Thrombophlebitis inkl. Peritonitis und Onychia syphilitica hereditaria.

Ein interessantes Beispiel einer luetischen Polyarthritis zeigt der Krankheitsverlauf von Patient der Temperaturkurve 28. Patient wurde vom Arzt wegen typischen rheumatischen Gelenkerscheinungen beider Schultergelenke, des rechten Ellbogen- und rechten Handgelenkes, welche schon längere Zeit bestanden, ins Krankenhaus geschickt. Die Therapie bestand anfangs in Aspirin dreimal täglich 1 g und Einpackung der erkrankten Gelenke. Ein totales Schwinden der rheumatischen Erscheinungen ließ sich jedoch nicht erzielen. Am 37. Krankheitstage trat plötzlich unter Temperatursteigerung am ganzen Rumpf und an beiden Extremitäten ein typisches syphilitisches Exanthem auf, das mit einer Verschlimmerung der Gelenkschmerzen einherging. Eine intensive antiluetische Kur brachte die durch die Lues secundaria hervorgerufene Gelenkkomplikation bald zum Schwinden, so daß Patientin nach weiteren fünf Wochen, in welcher Zeit keine Gelenkschmerzen mehr vorhanden waren, als völlig geheilt und arbeitsfähig wieder entlassen werden konnte.

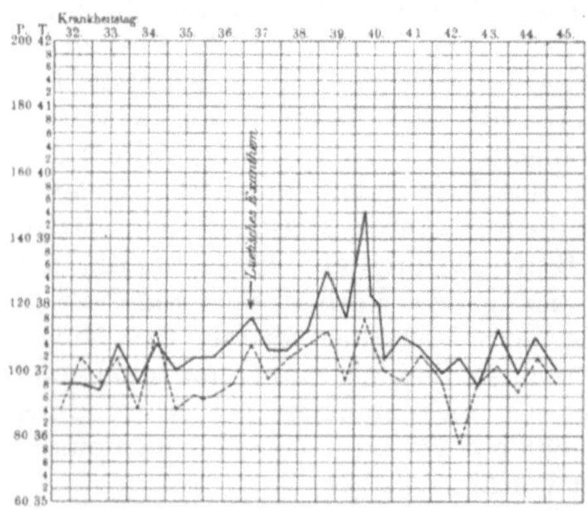

Abb. 28. Luetischer Gelenkrheumatismus.

Polyarthritis bei Diphtherie.

Grießhammer berichtet 1876 über den Zusammenhang von Diphtherie und Gelenkrheumatismus und teilt einen solchen Fall mit nachfolgendem

Diabetes mit. Pauli (1883) erwähnt zwei Fälle, die er bei Ausbruch einer Epidemie in einem Kadettenhaus beobachtet hatte. In dem einen Fall war es eine rheumatische Gelenkerkrankung beider Kniegelenke, in dem anderen zeigte sich ein dem Verlaufe der akuten Polyarthritis ähnlicher Prozeß. Bei dem Falle Dauriacs handelt es sich um ein zehnjähriges Mädchen, bei dem acht Tage nach Ausbruch einer Rachendiphtherie die meisten Gelenke der oberen und unteren Extremitäten ohne Fiebererscheinungen unter dem typischen Bilde eines akuten Gelenkrheumatismus erkrankten.

Ebenso spärlich wie die Fälle der Literatur sind auch unsere Beobachtungen über Gelenkaffektionen bei Diphtherie. Unter 2832 Fällen (1242 Männer und 1590 Frauen) zeigte sich nur 8 mal (2 Männer, 6 Frauen) eine Polyarthritis. Und drei von diesen gehören eigentlich streng genommen noch nicht einmal hierher, da die Diphtherie erst in der Rekonvaleszenz des Gelenkrheumatismus auftrat. Ich habe sie aber doch hier angeführt, weil bei allen 3 Fällen durch das Hinzutreten der Diphtherie sich der rheumatische Prozeß auffallend verschlechterte. Sämtliche Fälle verliefen gutartig. Die rheumatischen Symptome verschwanden in wenigen Tagen und reagierten prompt auf Salizyl.

Der Patient der Kurve 29 erkrankte 3 Tage vor seiner Einlieferung in die Klinik an heftigen Halsbeschwerden, zu denen am Aufnahmetage noch Schwellung und rheumatische Beschwerden der Fingergelenke und der Steißgegend hinzugetreten sind. Objektiv wurde grauer Belag des Rachens, der Tonsillen etc. und Diphtheriebazillen bakteriologisch festgestellt. Über den Lungen vereinzeltes Giemen. Das Herz zeigt keine Verbreiterung; jedoch leises systolisches Geräusch über Spitze und Betonung des 2. Pulmonaltones. Puls ohne Besonderheiten. Bei aktiven und passiven Bewegungen der Fingergelenke sind heftige Schmerzen auszulösen. Die Temperatur siehe Kurve. Patient reagiert prompt auf Antipyrin und ist vom 9. Krankheitstage an völlig beschwerdefrei. Die Rekonvaleszenz verläuft durchaus normal.

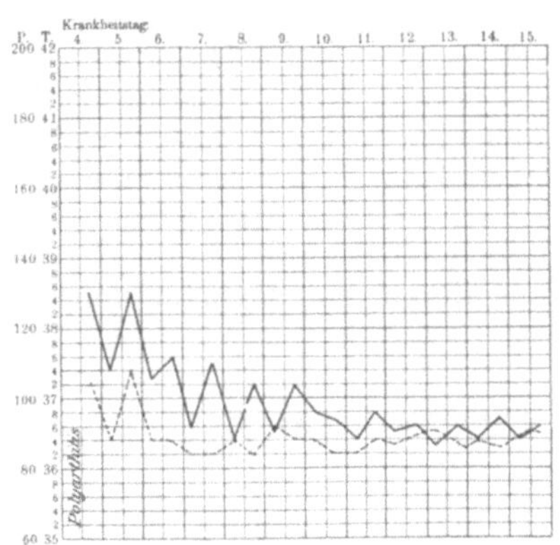

Abb. 29. Diphtherie, Polyarthritis.

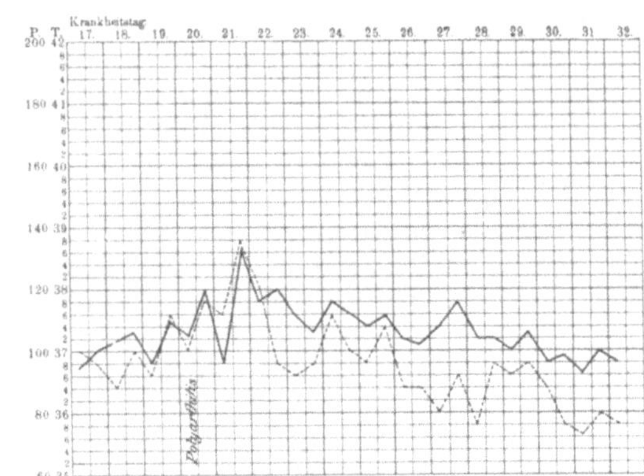

Abb. 30. Diphtherie, Polyarthritis.

Bei der Patientin der Kurve 30 traten nach vollständig normalem Verlauf der Diphtherie plötzlich am 20. Krankheitstage unter Temperatursteigerung und beschleunigter Herzaktion rheumatische Schmerzen in den Gelenken des linken Armes und der rechten Schulter mit Schwellung und Rötung auf. Patientin hat noch niemals an rheumatischen Gelenkerkrankungen gelitten. Auch war in der Familie kein Gelenkrheumatismus bekannt. Irgendwelche Komplikationen von seiten des Herzens oder der Nieren zeigten sich nicht, und 10 Tage nach dem Auftreten der Gelenkerscheinungen waren unter Antipyringabe die Temperatur usw. wieder normal.

Was die Lokalisation der erkrankten Gelenke betrifft, so ist dieselbe gleich der des gewöhnlichen Gelenkrheumatismus. Finger-, Hand-, Ellbogen-, Schulter-, Fuß- und Kniegelenke wurden befallen, und zwar waren bei unseren

Patienten die Handgelenke 5 mal; Ellbogen 4 mal; Finger-, Schulter-, Fußgelenke 3 mal; Kniegelenke 2 mal und Steißbein 1 mal beteiligt. In einem Fall setzten die rheumatischen Beschwerden gleich mit Beginn der Diphtherie ein, in 4 Fällen nach Verlauf von 11, 17, 20, 23 Tagen und im letzten Fall erst nach $4^1/_2$ Monaten. Die Dauer der Gelenkschmerzen ebenso wie die Temperatursteigerung hielt wie bereits erwähnt nur kurze Zeit (bis 10 Tage) an, die Schmerzhaftigkeit der Gelenke währte manchmal noch einige weitere Tage. Das Allgemeinbefinden der Patienten war abgesehen von den subjektiven lokalen Beschwerden gut. Von Komplikationen anderer Organe zeigte sich je einmal eine leichte Endocarditis mitralis und eine leichte Nierenaffektion. Ein Fall wies außer der Diphtherie und Polyarthritis noch ein Erythema nodosum, eine Otitis media duplex und Rhinorrhagie auf. Nicht in die vorhin angeführte Statistik habe ich die Gelenkerscheinungen, welche Folge der Diphtherieseruminjektionen sind, aufgenommen. Über unsere Erfahrungen bei dieser sog. Serumkrankheit habe ich bereits oben, S. 19, berichtet. Hier möchte ich nur noch die Ansicht Jochmanns mitteilen, der sich hierüber folgendermaßen äußert: Es treten in einem oder mehreren Gelenken schmerzhafte Schwellungen auf, die mitunter mit Fieber verbunden sind und sehr häufig von urtikariaähnlichen Exanthemen begleitet wurden; auch zeigt sich dabei meist eine allgemeine Drüsenschwellung. Die große Flüchtigkeit der Erscheinungen — sie sind meist nach drei bis vier Tagen abgeklungen — sowie die Überlegung, daß eine Serumeinspritzung vorangegangen ist, werden vor Verwechslungen dieser Gelenkaffektion mit der Polyarthritis schützen.

Ein innerer Zusammenhang zwischen Diphtherie und Gelenkrheumatismus ist nach unseren Beobachtungen kaum vorhanden. Tritt ein Gelenkrheumatismus im Verlauf der Diphtherie auf, so ist er von einem gewöhnlichen Rheumatismus nicht zu unterscheiden und die geringe Anzahl der beobachteten Fälle scheint doch dafür zu sprechen, daß der Diphtheriebazillus keine Affinitäten zu den Gelenken besitzt und daß auch der diphtherische Prozeß der Tonsillen nicht die Veranlassung zum Einwandern des Rheumatismusvirus in den Körper abgibt, während man a priori eigentlich erwarten sollte, daß durch den Entzündungsprozeß — wie bei den Anginen anderer Ätiologie — die Einwanderung des Virus erleichtert würde. Insofern besteht eben allerdings eine Beeinflussung der beiden Erkrankungen, als bei einem Rheumatismus durch eine hinzukommende Diphtherie der Gelenkprozeß wieder aufflackert.

Polyarthritis bei anderen Erkrankungen.

Die Rolle der Angina bei den rheumatischen Gelenkerkrankungen ist bereits oben abgehandelt.

Über Rheumatismus bei Dysenterie existiert eine reichliche Literatur (s. Pribram). Die Häufigkeit des Auftretens wird von den verschiedenen Autoren sehr verschieden angegeben: Fradet, Roubitschek und Laufberger gaben 10%, andere wieder nur 1—2% an. Singer hat unter 600 Ruhrfällen 7 mal polyarthritische Rheumatoide gesehen; nach Dorendorf und Kolle (zitiert nach Steltner) kommt er nach Beobachtungen während des Krieges in 0,27% vor. Wir selbst haben keine Erfahrung, trotzdem wir eine ganze Reihe von Dysenteriefällen beobachtet haben.

Die Gelenkerkrankungen treten gewöhnlich erst in der ersten Zeit der Rekonvaleszenz auf; es kann nur ein Gelenk, aber auch mehrere betroffen sein. Bei einer großen Anzahl der Fälle Steltners waren nicht die Gelenkschwellungen, sondern eine mehr oder weniger heftige Bindehautentzündung und eine Harnröhreentzündung die ersten Symptome der Krankheit. Am häufigsten wurden die Knie- und überhaupt die großen Gelenke der unteren Extremitäten, seltener die der oberen Extremitäten befallen. Es treten seröse Gelenkexsudate mit Rötung und Schwellung der Gelenke, aber auch periartikuläre Entzündungen und Sehnenscheidenentzündungen auf. Der Verlauf ist im allgemeinen ein leichter und gutartiger und weicht nicht im wesentlichen von dem des gewöhnlichen Gelenkrheumatismus ab. Funktionsstörungen der Gelenke können noch längere Zeit anhalten, meist aber tritt eine Restitutio ad integrium ein. Salizylpräparate haben gewöhnlich einen guten therapeutischen Erfolg. Herzkomplikationen sind selten, nach Rhò nur 2%, bei den Fällen Steltners jedoch war in $^1/_3$ aller Fälle eine Miterkrankung des Herzens vorhanden.

Erwähnen möchte ich noch, daß A. Mayer rheumatoide Erkrankungen bei scheinbar nicht spezifischen Kolitiden, meist 2 Wochen nach der Erkrankung auftreten sah. Die Gelenkerkrankungen waren in der Mehrzahl der Fälle afebril, recht stabil, nicht flüchtig und reagierten nicht auf Salizyl.

Neuerdings haben Schittenhelm und Schlecht nach Dysenterie und andersartigen Darmschädigungen eine Gelenkerkrankung gesehen, welche sie Polyarthritis enterica nannten. Als Charakteristika der Krankheit im Vergleich zu dem akuten Gelenkrheumatismus bezeichnen sie den subakuten Beginn, den hartnäckigen Verlauf, die intensive Exsudation in den Gelenken bei geringem Hervortreten des akut-entzündlichen Charakters, so gut wie nie Herzkomplikationen, sehr selten Schweiße, häufiges Auftreten von Konjunktivitis und Urethritis, schlechte oder fehlende Reaktion auf Salizylmedikation. Die betr. Autoren stellten sich vor, daß bei der Polyarthritis enterica im allgemeinen ein enteraler Infektionsmodus vorliegt. Da die Krankheit sowohl nach Dysenterie wie auch nach andersartigen Enteritiden und häufig auch spät in der Rekonvaleszenz, wenn der Darmprozeß längst abgelaufen ist, auftrat, so halten sie den Dysenteriebazillus oder dessen Toxin nicht für den Erreger. Der Nachweis eines Erregers bei der Polyarthritis enterica ist den Autoren nicht gelungen; sie erwähnen bei der Diskussion über die Ätiologie noch, daß bereits Reiter über die Spirochäte Forans (Zentralblatt für Bakteriologie 1917, Bd. 79) bei einem Falle, bei welchem es sich ebenfalls um eine Polyarthritis enterica gehandelt hat, im steril entnommenen Venenblut eine Spirochäte nachgewiesen hat.

Gelenkerkrankungen bei Influenza sind unserer Erfahrung nach nicht häufig, einfache Arthralgien ohne objektiven krankhaften Befund des Gelenkes sieht man schon öfter. Eine multiple Gelenkerkrankung kommt besonders beim Abklingen des Fiebers bei solchen Patienten vor, welche in früheren Jahren bereits öfter an Gelenkrheumatismus gelitten haben. Es ist deswegen sehr wahrscheinlich, daß wir es bei diesen Kranken mit einem echten Gelenkrheumatismus zu tun haben, wobei die Influenzaerkrankung das auslösende Moment abgegeben hat. Andererseits können aber auch bei solchen Kranken, welche früher noch nicht an Rheumatismus erkrankt waren, Gelenkerscheinungen im Verlaufe der Influenza auftreten, und es ist dann immer die Frage offen, ob die vorliegende Erkrankung ein echter Gelenkrheumatismus, oder der Influenzabazillus die Erscheinungen an den Gelenken verursacht hat.

In ganz seltenen Fällen kommt es im Verlauf der Influenza auch zu Vereiterungen der Gelenke, also zu Prozessen, welche mit einem Rheumatismus nichts zu tun haben.

Auch bei Dengue sind Gelenkaffektionen beobachtet worden; dieselben sind aber nach der Beschreibung schon durch die klinischen Erscheinungen leicht von den Rheumatoiden abzugrenzen. Die Gelenkaffektion erfolgt dabei plötzlich mit heftigen Schmerzen, es werden meist die großen, besonders Hüftgelenk, dann die kleinen Gelenke unter hohem Fieber, sehr frequentem Pulse, großer Schwäche und beschleunigter Atmung ergriffen. Die Gelenke können leicht geschwollen und gerötet sein. Die Haut ist trocken, gerötet, die Konjunktiven sind injiziert. Nach 2—3 Tagen weicht mit Diarrhöe und Schweißen das Fieber und nach weiteren 2—3 Tagen tritt der charakteristische Dengueausschlag auf unter ev. erneuter Gelenkaffektion.

Im Verlauf der epidemischen Meningitis cerebrospinalis sind von verschiedenen Autoren (Mannkoff, Strümpell u. a.) multiple Gelenkschwellungen, häufiger auch bloß Schmerzen in den Gelenken ohne Schwellungen gesehen worden. Dieselben waren besonders am Handgelenk, Ellbogen und Kniegelenk lokalisiert. In einigen Gelenkexsudaten — auch serösen — hat man den Meningokokkus nachweisen können (Fronz u. a.). In der letzten Zeit hat noch Herzog die Krankengeschichte eines Musketiers mitgeteilt, bei dem der Meningokokkus sowohl eine Polyarthritis als eine Meningitis hervorgerufen hatte. Das Gelenkexsudat kann ohne zu vereitern zurückgehen und der Gelenkprozeß spontan heilen.

Fälle von Gelenkerkrankungen im Verlauf oder der Rekonvaleszenz des Unterleibstyphus scheinen nach unserer Erfahrung sehr selten zu sein. Es kommt wohl manchmal zu Arthralgien ohne Schwellung der Gelenke, ich habe auch einmal ein seröses Gelenkexsudat mit Typhusbazillen in der Exsudatflüssigkeit gesehen, über Vereiterung der Gelenkflüssigkeit mit Versteifungen der Gelenke wird nur ganz ausnahmsweise berichtet. Andererseits ist natürlich auch verschiedentlich ein echter Gelenkrheumatismus im Verlaufe des Typhus beobachtet worden.

Therapie.

Prophylaxe: Da der akute Gelenkrheumatismus sehr häufig nach Erkältungen auftritt, so sind namentlich bei solchen Patienten, welche zu der Erkrankung eine gewisse Disposition oder schon einmal einen Gelenkrheumatismus durchgemacht haben, strenge Vorsichtsmaßregeln am Platze. Aber auch Gesunde können alle Erkältungsschädlichkeiten vermeiden. Namentlich nach anstrengenden Arbeiten in überhitzten Räumen, bei Heizern, Bäckern usw. ist auf eine langsame Abkühlung des Körpers nach der Arbeit großes Gewicht zu legen.

Patienten, welche stark transpirieren, setzen sich besonders leicht bei allen möglichen Gelegenheiten Erkältungen aus. Durch Tragen von leichtem wollenem Unterzeug, welches den Schweiß leicht aufnimmt und so kein Frösteln hervorrufen kann, und durch abhärtende hydrotherapeutische Maßnahmen kann man derartige Schädlichkeiten bis auf ein Minimum reduzieren. Regelmäßig fortgesetzte, anfangs warme und allmählich kühlere (28°—18° und noch niedriger) tägliche Waschungen verbunden mit kräftigen nachfolgenden Frottierungen in einem warmen (16—18° R) Zimmer, oder auch tägliche ganz kurze warme Bäder mit kühler Dusche werden allmählich einen hohen Grad von Abhärtung erreichen lassen. Tritt nach solchen Prozeduren Frösteln auf, so ist dem durch sofortiges Trinken von heißem Tee, Kaffee ev. Wein, durch festes Einreiben mit spirituösen Lösungen (Franzbranntwein, Kampferspiritus, Ameisenspiritus, Eau de Cologne etc.) entgegenzuarbeiten. Ist auf diese Weise das Kältegefühl trotzdem nicht zu beseitigen, so sind die Prozeduren weniger eingreifend zu wählen.

Auch häufiges Gurgeln besonders bei Patienten, welche zu Anginen neigen, ist zu empfehlen. Feuchte Wohnungen, besonders feuchte Schlafzimmer, wo die Sonne nicht hinkommt, müssen vermieden werden. Einen Klimawechsel und sogar Berufswechsel wird man Personen vorschlagen müssen, welche zu der Krankheit veranlagt sind.

Allgemeine Behandlung.

Alle fieberhaften Kranken und so auch die Rheumatismuskranken gehören ins Bett. Aber auch Leichtkranke, welche beinahe keine Temperatursteigerung zeigen, sollen möglichst Bettruhe beobachten.

Das Krankenzimmer soll groß sein und derartig gelüftet werden können, daß die Patienten keiner Zugluft ausgesetzt sind. Es ist das deswegen wichtig, weil die Patienten gewöhnlich reichlich schwitzen und alsdann Frösteln eintreten könnte. Dumpfe, nicht gut lüftbare, oder feuchte moderige Krankenzimmer, wohin keine oder nur wenige Sonne scheint, sind ganz zu vermeiden. Überhaupt ist eine trockene warme Wohnung anzuraten. Die Temperatur des Zimmers sei gleichmäßig warm (14—16° R).

Da die Kranken schwerbeweglich sind, so ist ganz besondere Sorgfalt auf eine gute Lagerstätte zu legen. Dauert die Krankheit länger und magert der Patient stark ab, so ist ein Luftkissen unter das Gesäß zu legen oder ein Wasserbett zu verwenden. Auch empfiehlt es sich in diesen Fällen, zwei Betten zum Wechseln und Umbetten des Kranken im Krankenzimmer aufzustellen. Wird trotzdem die Haut des Gesäßes rot, so ist öfteres Waschen dieser Gegend mit spirituösen Lösungen und häufiger Lagewechsel, Seitenlagerung etc. am Platze.

Die Decke, mit welcher Patient zugedeckt ist, sei warm, aber nicht schwer. Sollte sie durch Druck auf die affizierten Gelenke Schmerz bereiten, so sind diese Stellen durch Reifen am Bett, besondere Gestelle etc. zu entlasten. Vorteilhaft wird es stets sein, um die Gelenke Watte und einen leichten Verband anzulegen, auch die Verwendung von Schienen zwecks Ruhigstellung der Gelenke und dadurch Verminderung der Schmerzen sind öfter sehr zweckmäßig. Einfetten der Haut mit Öl oder Vaseline vor der Watteeinpackung wird von dem Patienten angenehm empfunden.

Von verschiedenen Autoren werden anstatt der trockenen warmen Watteverbände Prießnitzsche Umschläge, feuchte kalte Umschläge überhaupt, Eisumschläge und Alkoholverbände empfohlen. Es kann keinem Zweifel unterliegen, daß derartige feuchte kühle Prozeduren bei manchen Individuen sehr gut wirken, im allgemeinen dürften jedoch, wenn nicht besondere Indikationen vorliegen, die trockenen warmen Verbände für die Mehrzahl der Patienten zweckmäßiger sein, besonders auch deswegen, weil eine gleichmäßige Wärme in hohem Maße schmerzlindernd wirkt. Gewöhnlich wird man dabei ohne besondere lokale Wärmeapplikationen auskommen.

Selbst wenn keine Angina vorhanden ist, müssen die Patienten öfter gurgeln, den Mund öfters ausspülen, die Zunge reinigen. Man kann dazu gewöhnlich Kochsalzlösung oder auch Wasserstoffsuperoxyd, Perhydrol, chlorsaures Kali, essigsaure Tonerde, Alsol, Alaun u. dgl. nehmen Ganz besonders ist auch auf eine ev. vorhandene Erkrankung der Nebenhöhlen der Nase, Ohren, Zähne (Pulpitis, Peritonitis, ulzeröse Pyorrhöe) zu achten (Päßler, Schichhold).

Da, wie bei der Ätiologie bereits bemerkt, es durch eine chronische Tonsilitis öfter zu Rezidiven des akuten Gelenkrheumatismus kommen kann, so hat Gürich in Anbetracht dessen, daß sehr häufig in der Tiefe der Tonsillen infektiöses Material, Mandelpfröpfe usw. sitzen, darauf hingewiesen, daß man mit der einfachen Tonsillotomie fast nie auskommt, da auf diese Weise nicht sämtliches erkranktes Gewebe und alles infektiöses Material entfernt wird. Gürich empfiehlt deswegen die Schlitzung und nachfolgende Ätzung der Gruben (Fossulae) mit eventueller Entfernung einzelner Stücke der Tonsille. Nach Päßler ist, um Rezidive des akuten Gelenkrheumatismus zu verhüten, die einzig sichere Methode zur Heilung der chronischen Tonsillitis, die radikale Tonsillektomie, da die konservativen und verstümmelnden (Schlitzen, Quetschen, Absaugen etc.) operativen Behandlungsmethoden nach seinen Erfahrungen einen Erfolg mit absoluter Sicherheit nicht gewährleisteten. Irgendwelche Kontraindikationen gegen die Vornahme der radikalen Tonsillektomie ergaben sich nach Päßler weder aus praktischen noch aus theoretischen Gründen, und ungünstige Nachwirkungen der Operation hat Päßler nicht beobachtet.

Nach Umbers und auch unseren Erfahrungen ist eine radikale Tonsillektomie doch nicht ganz gefahrlos, insofern auch wir tödliche Fälle durch Blutung während und nach der Operation bei Kindern erlebt haben.

Ob die von Röder u. a. für Rheumatiker empfohlene Anwendung des Prymschen Saugers für die Gaumentonsillen Erfolg hat, fehlt uns die Erfahrung. Die betreffenden Autoren behaupten, daß durch Absaugung der Mandeln und Fingermassage eine Besserung des Lymphstromes, Hebung der Retention von Bakterienproteinen etc. an den Tonsillen und dadurch Besserung der Gelenkerscheinungen erreicht wird.

Die Diät sei leicht, vorwiegend flüssig (Milch Eier, Suppen, Bouillon mit Einlagen, Gelees), dabei reichlich, um einer abnormen Einschmelzung von Körpersubstanz vorzubeugen. Sollten die Patienten aber gänzlich appetitlos sein, so kann man einige Tage schon eine Reduktion der Speisen eintreten lassen. In der Regel haben die Kranken viel Durst, besonders da sie sehr reichlich schwitzen. Man gibt dagegen viel leichten kalten Tee, koffeinfreien Kaffee, Limonaden, abgebrauste Mineralwässer u. dgl. Alkohol wird man nur dort empfehlen, wo die Patienten daran gewöhnt sind, oder wo besondere Indikationen (besonders Herzschwäche und Appetitlosigkeit) vorliegen.

Über die Frage, ob Bäder bei dem gewöhnlichen akuten Gelenkrheumatismus anzuwenden sind, gehen die Meinungen der Autoren auseinander. Darüber kann ja kein Zweifel sein, daß bei verschiedenen Komplikationen (Hyperpyrexie, chronischer Versteifung eines Gelenkes etc.), von denen später noch die Rede sein wird, die Bäderbehandlung ausgezeichnete Erfolge bringt. So werden von der Winternitzschen Schule Halbbäder von 8—12° mit Übergießen des Kranken, kalte Waschungen des Körpers, Einpacken in kalte Lacken angewandt und die Erfolge dieser Prozeduren gerühmt.

Besonders von englischen Autoren werden lauwarme Vollbäder von ca. 26° R empfohlen, in welche der Patient auf einem Lacken liegend, 1/4 Stunde und länger, unter gleichzeitiger Abkühlung des Wassers bleibt. Die Dauer des Bades und der Grad der Abkühlung soll nach diesen Autoren sich nach der Abnahme der Körpertemperatur richten. Sind Bäder wegen der Schmerzhaftigkeit der Gelenke und wegen Komplikationen nicht angängig, so werden kühle Ganzpackungen mit in kühlem Wasser ausgerungenen Leinentüchern empfohlen, welche, sobald sie warm werden, wieder frisch gewechselt werden. Auch durch kalte Teilwaschungen, Teilpackungen etc. wurden große Erfolge verschiedentlich gesehen.

Wir kommen im allgemeinen in der Klinik und in der Praxis bei der Behandlung des komplikationslosen akuten Gelenkrheumatismus ohne eingreifende hydrotherapeutische Maßnahmen aus. Vor allen Dingen muß hervorgehoben werden, daß wir hydrotherapeutische Maßnahmen nicht in erster Linie zum Zwecke der Herabsetzung der Körpertemperatur, wenn wir von dem hyperpyretischen Gelenkrheumatismus absehen, sondern mehr deswegen anwenden, weil wir auf das Nervensystem, Herz und Gefäßsystem einwirken wollen. Infolgedessen ist man überhaupt bei allen Infektionskrankheiten von der Vorschrift Brands, welcher bei fieberhaften Kranken Vollbäder von 10—20°

zum Zwecke der Herabsetzung der Körpertemperatur gab, ganz abgekommen. Haben wir (Rolly und Meltzer) doch auch bei Tieren nachgewiesen, daß bei künstlichen Infektionen eine mäßige Temperatursteigerung bis ca. 39° die Bildung von Antikörpern begünstigt.

Wir würden demnach raten, Vollbäder bei dem akuten Gelenkrheumatismus nur bei folgenden Indikationen zu geben:

1. Zur Hautpflege. Da die Patienten sehr stark schwitzen, so dürfte ein kurzes warmes Vollbad (28—30° R 5 Minuten lang) 1—2 mal wöchentlich sehr wohltuend empfunden werden.
2. Bei komatösen, unruhigen und schlaflosen Patienten; hier dürfte die Dauer des Vollbades zu verlängern sein.
3. Bei Körpertemperaturen über 40° R; hier ist das anfangs 28° R warme Bad allmählich auf 24—20° R abzukühlen. Dauer des Bades 20 Minuten.
4. Bei Eintreten von chronischen Versteifungen. Hier sind warme Vollbäder ohne Abkühlung, ev. auch nur warme Teilbäder am Platze.

Stets ist darauf zu achten, daß das Badezimmer recht warm (20° C) ist, daß keine Zugluft entsteht und daß das Bett, die Decken etc. gut vorgewärmt sind.

Im allgemeinen wird man also, wie schon bemerkt, eine systematische Badekur schon deswegen nicht anordnen, weil die affizierten Gelenke bei der geringsten Bewegung äußerst schmerzhaft sind. Wenn nun manche Autoren sogar zu Schwitzbädern bei dem akuten Gelenkrheumatismus raten, so möchten wir dies nicht empfehlen. So gut solche bei chronischen Gelenkleiden, bei Gelenkversteifungen auch wirken, bei dem akuten Gelenkrheumatismus werden sie fast stets als lästig, schwächend von den Patienten empfunden und scheinen auch auf den ganzen Krankheitsverlauf und verschiedene Komplikationen nachteilig einzuwirken.

Da nun von verschiedenen Forschern angenommen wird, daß der akute Gelenkrheumatismus durch eine Infektion von Streptokokken infolge Invasion derselben vom Schlundrachenring aus hervorgerufen werde, so lag es natürlich nahe, den akuten Gelenkrheumatismus mit Streptokokkenserum zu behandeln. Bekanntlich soll dem Streptokokkenserum im Gegensatz zu dem antitoxischen Diphtherie- und Tetaniusserum in erster Linie eine antibakterielle Wirkung zukommen, d. h. es soll die Bakterien auflösen oder sie sonst irgendwie unschädlich machen.

Die zurzeit im Handel vorkommenden Streptokokkenseren werden sämtlich durch Vorbehandlung von Pferden mit Streptokokken gewonnen. Alle sind polyvalent, da den Tieren mehrere verschiedene Streptokokkenstämme injiziert werden. Zum Unterschied von diesen ist das zuerst gebräuchliche Marmoreksche Serum monovalent, d. h. es ist bei seiner Gewinnung nur ein, und zwar ein tierpathogener Streptokokkenstamm den serumspendenden Tieren einverleibt worden.

Da aber das Marmoreksche Serum sehr wenig Erfolge beim Menschen aufzuweisen hatte, so stellte Tavel ein neues Serum her, welches er von Pferden durch Injektionen von vielen direkt von Menschen stammenden Streptokokkenstämme gewann. Aronson erhielt sein Serum dadurch, daß er Pferde sowohl mit tiervirulenten als auch direkt vom Menschen gezüchteten Streptokokken behandelte. Das Paltaufsche Serum wird in Österreich nach denselben Grundsätzen wie das Aronsonsche hergestellt. Bei dem Meyer-Ruppelschen Serum, welches von den Höchster Farbwerken geliefert wird, werden verschiedene Pferde außer mit hochvirulenten menschlichen Streptokokkenstämmen auch mit tierpathogenen Passagestämmen in steigenden Mengen injiziert. Die Sera der Pferde, welche infolge dieser Behandlung eine Immunität gegen die verschiedensten Streptokokkenstämme erhalten, werden dann zu einem Mischserum vereinigt. Das Menzersche Serum wird durch die Vorbehandlung von Pferden mit verschiedenen, vom Menschen stammenden Streptokokkenstämmen ohne Tierpassage gewonnen. Alle, mit Ausnahme des Serums von Menzer, können durch den Tierversuch auf ihre Wertigkeit und Schutzwirkung geprüft werden.

Ich will nicht entscheiden, ob die Gründe, welche für die Autoren bei der Herstellung ihres Serums maßgebend waren, stichhaltig sind oder nicht. Die Ansichten der Forscher gehen über all diese Fragen noch sehr auseinander. So glaubt Marxer neuerdings wieder gefunden zu haben, daß ein durch einen tiervirulenten Passagestamm gewonnenes Serum gegen dierekt vom Menschen gezüchtete virulente Streptokokkenstämme mindestens ebensogut schützt, wie ein Serum, welches nach Meyer und Ruppel mit disen Stämmen selbst gewonnen worden ist. Dieselbe Ansicht hatte früher Aronson vertreten, und deshalb war dessen zuerst hergestelltes Serum auch nur durch Behandlung der Pferde mit tiervirulenten und nicht menschenvirulenten Stämmen hergestellt worden.

Nun müssen aber bei einer Anwendung von Streptokokkenserums bei dem akuten Gelenkrheumatismus 2 Vorbedingungen erfüllt sein:

1. muß dem Streptokokkenserum bei den Streptokokkeninfektionen des Menschen überhaupt ein Wert zukommen,
2. muß der akute Gelenkrheumatismus auch durch Streptokokken hervorgerufen sein.

Daß die 2. Vorbedingung nicht erfüllt ist, haben wir bei der Besprechung der Ätiologie hervorgehoben und daselbst ausgeführt, daß wir bis jetzt den Erreger des akuten Gelenkrheumatismus nicht kennen. Aber auch die erste Vorbedingung besteht unserer Meinung nach nicht zu Recht, da nach eigenen Erfahrungen von 21 mit Serum behandelten Streptokokkeninfektionen vorwiegend puerperaler Natur, und zwar meist Endometritis septica mit Bakteriämie, 15 gestorben sind. Außerdem haben wir dabei den bestimmten Eindruck gehabt, daß die 6, welche am Leben blieben, auch ohne Serum geheilt worden wären. Angewandt wurde von uns subkutan und in letzter Zeit auch intravenös das Höchster, Tavelsche, Mercksche und Aronosonsche Serum, eine Verschiedenheit der Wirkungsweise der einzelnen Seren haben wir nicht konstatieren können.

Besonders hervorheben möchte ich, daß wir in keinem einzigen Fall einen bakteriziden Einfluß des Serums auf die im Blute des Patienten befindlichen Streptokokken durch die bakteriologische Blutuntersuchung erkennen konnten. Wäre ein solcher vorhanden gewesen, so hätte die Anzahl der Streptokokken im Blute der Patienten nach der Serumanwendung abnehmen müssen. In der Mehrzahl der Fälle war aber gerade das Gegenteil der Fall, insofern auf den Blutagarplatten in derselben Menge Blutes nach den Seruminjektionen sogar gewöhnlich mehr Streptokokken zur Entwicklung gekommen waren als vorher. Auch in dem Allgemeinbefinden der Patienten trat nach den Seruminjektionen keine Besserung ein. Die Temperatur blieb meistens unbeeinflußt, in manchen Fällen stieg sie sogar noch in die Höhe, bei anderen ging sie herunter, ohne daß wir mit Sicherheit das Serum für die Ursache ansprechen konnten. Nach intravenösen, jedoch auch nach subkutanen Seruminjektionen hatten wir öfter Schüttelfröste wahrgenommen.

Nun hat ja z. B. von Meurer gute Erfolge bei der Anwendung seines Streptokokkenserums bei dem akuten Gelenkrheumatismus gesehen, auch berichtet v. Meurer, daß auf die Einspritzung des Serums eine spezifische

Reaktion der affizierten Gelenke (Rötung, Schwellung, Schmerzhaftigkeit usw.) stattfinde, welche aber von A. Schmidt niemals beobachtet worden ist. Auch hat der letzte Autor, ferner Sinnhuber, Bibergeil u. a. keine besondere Beeinflussung des Krankheitsbildes von der Serumtherapie gesehen.

Bei Beurteilung der durch die Serumtherapie angeblich hervorgerufenen Erfolge und Reaktionen bei dem akuten Gelenkrheumatismus ist stets zu entscheiden, ob dieselben spezifischer Natur sind, oder ob sie auch durch nicht spezifisches Serum erzeugt werden können, da nachgewiesenermaßen durch Injektion von gewöhnlichem Serum unter Umständen die verschiedensten Reaktionen im Körper ausgelöst werden (Veränderungen des Blutbildes, Erhöhung der Resistenz Bakterien gegenüber, Heilung von Haut- und anderen Krankheiten, Schwangerschaftstoxikosen, Pemphigus, Skorbut etc.).

Wenn ferner, z. B. Kißner über Heilung von Staphylokokkensepsis durch Antistreptokokkenserum, Bego über solche von einer Pneumokokkenmeningitis durch Antimeningokokkenserum, andere Autoren wie Rehak und Baranikow über Heilung von Erysipel durch Diphtherieserum, Deaucou über solche bei Puerperalsepsis, Benjamin und Witzinger über Erfolge bei Scharlach berichten, so kann diese Wirkung nur dem Serum selbst und nicht den spezifischen Bestandteilen im Serum zugeschrieben werden. Auch mit Abkömmlingen der Eiweißkörper sind Erfolge erzielt worden. So sah Weiß nach sterilen Albumoseninjektionen eine deutliche Beeinflussung des Gelenkprozesses, Abschwellung der Gelenke und Nachlaß der Schmerzen.

Die Erfolge Rosenthals mit seinem Serum, welches er durch Immunisierung von Pferden mit Kulturen der anaëroben Rheumatismusbakterien gewonnen hatte, sind vielleicht nur als Äußerungen einer allgemeinen und nicht spezifischen Reaktionswirkung aufzufassen. Das betreffende Serum soll nach der Angabe des Autors namentlich auf die Organerkrankungen auf Endo-Perikarditis, Rheumatismus cerebralis und Chorea wirken, während nach anderen Autoren das Streptokokkenserum auf diese Komplikationen ganz unwirksam sein soll.

Ich glaube, es wird bis jetzt kein Arzt sich veranlaßt fühlen, den akuten Gelenkrheumatismus sofort mit Seruminjektionen zu behandeln, da einerseits der akute Gelenkrheumatismus meist eine gute Prognose bietet, viel einfacher durch innere Medikation zu heilen ist und andererseits durch die Seruminjektionen dauernde Veränderungen in dem betreffenden Organismus entstehen, welche bei späteren Serumanwendungen zu den Erscheinungen der Serumkrankheit usw. führen können. Und ob bei dem chronischen Gelenkrheumatismus dem Serum ein kurativer Wert zukommt, ist meiner Meinung nach bis jetzt auch nicht bewiesen, da fast überall bei den in der Literatur publizierten Fällen neben der Serumbehandlung noch alle möglichen anderen Behandlungsmethoden zu gleicher Zeit angewandt worden waren, und es alsdann zweifelhaft ist, wieviel von den Erfolgen auf Kosten des Serums und wieviel auf Kosten der übrigen Methoden zu setzen ist.

Auch bin ich der Meinung, daß durch eine Streptokokken- oder andere Vakzine wir therapeutisch bei dem Gelenkrheumatismus so lange nichts erreichen, als wir den Erreger des akuten Gelenkrheumatismus nicht kennen. Nach Rosenthal soll zwar die Injektion der Wrightschen Rheumatismuslymphe, welche eine Emulsion von Rheumatismusbakterien in Hayem-Serum darstellt, den Erfolg der Serumtherapie noch erhöht haben. Aber auch dann, wenn wir den Rheumatismuserreger kennen, wird eine derartige Lymphe wohl mehr prophylaktisch als kurativ anzuwenden sein.

Erwähnt sei noch, daß Weiß Serum von Gelenkrheumatismusrekonvaleszenten, welche Schutzstoffe in ihrem Blute gegen die Krankheit besitzen mußten, andern akut an Gelenkrheumatismus Erkrankten injiziert hat, ohne anscheinend eine besondere Heilwirkung davon beobachtet zu haben.

Hat nun bis jetzt die spezifische Behandlung der Krankheit keine besonderen Erfolge aufzuweisen, so ist dies mit der medikamentösen Behandlung mit Salizylpräparaten ganz anders. Die Wirkung dieser Medikamente ist bei den meisten Fällen des akuten Gelenkrheumatismus derartig frappant, daß hnen von vielen Autoren ein spezifischer Einfluß auf die Krankheit zugesprochen wird.

Merkwürdig ist die Art und Weise, wie die Wirkung der Präparate entdeckt wurde. Maclagan (1874) ging von dem Gedanken aus, daß, da das Chinin die Malaria heile und die Mutterpflanze desselben die Cinchona ganz besonders gut in Malariagegenden gedeihe, auch das in den Weiden vorhandene Salizin gegenüber dem akuten Gelenkrheumatismus von Nutzen sein müsse, weil die Weiden vorzüglich in Rheumatismusgegenden zu gedeihen vermögen.

Die günstigen Wirkungen des Salizins wurden alsdann von einer großen Anzahl von Untersuchern bestätigt, und mehrere Autoren gaben sogar, auch später noch, dem Salizin vor der Salizylsäure den Vorzug. Die reine Salizylsäure wurde zuerst von Buß und Rieß (1875) besonders als Fiebermittel angewandt. Stricker berichtete 1876 zuerst über seine Beobachtungen bei 14 akuten Rheumatismuskranken aus der Traubeschen Klinik. Er gab 0,5—1,0 der reinen pulverisierten Salizylsäure in Oblaten stündlich in Tagesdosen von 5—15 g und bewirkte dadurch, daß das Fieber und die Gelenkaffektionen bei den akuten Erkrankungen innerhalb 48 Stunden schwanden; bei Tripper- und Ruhrrheumatismuskranken hatte er keine Erfolge, bei großen Dosen beobachtete er Vergiftungserscheinungen, F. Schultze u. a. bestätigten dann die günstigen Erfolge Strickers bei dem akuten Gelenkrheumatismus, publizierten aber auch viele Vergiftungsfälle.

Um die Giftigkeit der Salizylsäure, seine Reizwirkung, die auftretenden Magenerscheinungen abzuschwächen, hat Senator das salizylsaure Natron anstatt der Salizylsäuremedikation empfohlen. In der Folgezeit wurde daraufhin im allgemeinen mehr das salizylsaure Natron den Kranken verabreicht. Besonders Lenhartz hat dem Natronsalz deswegen den Vorzug gegeben, weil größere Dosen desselben im Vergleich zu der Salizylsäure den Patienten einverleibt werden konnten, wodurch eine schnellere Heilung der Krankheit erzielt werde. Zadeck bricht neuerdings wieder eine Lanze für die reine Salizylsäure und hält sie bei dem akuten Gelenkrheumatismus für viel wirksamer als ihre Verbindungen. Es kann aber kein Zweifel sein, daß die toxischen Nebenwirkungen der Salizylsäure, Übelkeit, Ohrensausen, Auftreten von Dyspnoe, Schädigungen des Magen-Darmtraktus, der Nieren, des Sehapparates, Gehöres, Auftreten von Hautausschlägen usw., nach Verabreichung der reinen Salizylsäure häufiger angetroffen werden.

Über die Art der Wirkung der Salizylpräparate ist man noch nicht völlig im klaren. Daß eine desinfizierende Wirkung im Organismus nicht statthaben kann, leuchtet sofort ein, wenn man bedenkt, daß z. B. nach den Untersuchungen von Buchholz erst ein Zusatz der Salizylsäure in einer Verdünnung von 1 : 312 zu einer Nährflüssigkeit, welche 10 Kandiszucker, 1 weinsaures Ammoniak und 0,5 phosphorsaures Kali auf 100 Wasser enthält, Bakterien vernichtet. Und nach den Untersuchungen von Jalan de la Croix wurden Bakterien in Fleischwaren erst bei einer Verdünnung von 1 : 60 abgetötet. Eine derartig hohe Konzentration wird aber im Körper selbst durch die größten Gaben von Salizyl niemals erreicht werden. Und außerdem ist noch zu berücksichtigen, daß die Konzentration der Salizylsäure in der Blutflüssigkeit des Körpers wahrscheinlich noch größer sein müßte, um eine desinfizierende Wirkung entfalten zu können, weil sie als salizylsaures Natron im Blute kreist und dieses eine viel geringere desinfizierende Kraft als die Salizylsäure besitzt. Auch werden durch die zelligen Bestandteile des Körpers und durch die Eiweißsubstanzen etc. Adsorptionsvorgänge eine Rolle spielen, welche große Mengen der eingeführten Salizylsäure sicherlich unwirksan zu machen imstande sind.

Nur eins wäre denkbar, daß nämlich die Salizylsäure sich ganz besonders in dem entzündeten Gewebe der Gelenke niederschlage (s. später Jacoby) und daselbst dann hier in viel höherer Konzentration eine abtötende Wirkung auf das Virus des Gelenkrheumatismus als im Blute ausübe. Aber auch dies ist nicht recht wahrscheinlich, da die Salizylsäure nur auf die rheumatischen Gelenkerkrankungen und z. B. gar nicht auf die gonorrhoischen einwirkt. Und doch sind die Gonokokken im allgemeinen sehr wenig widerstandsfähige Bakterien, welche durch eine höhere Konzentration sehr leicht zu schädigen wären. Eine sonstwie durch die Salizylsäure hervorgerufene erhöhte Bakterizidität des Blutes (Leukozytose, Vermehrung von Bakteriolysinen etc.) ist nicht bewiesen.

Bei der Beurteilung der Wirkungsweise der Salizylsäure sei weiterhin auf ihren Einfluß auf die Wärmeregulation, auf die Blutgefäße der Haut (Vasodilitation) und auf ihre schmerzlindernde Wirkung auf die sensiblen Nerven hingewiesen. Ganz besonders interessant sind in dieser Beziehung die Versuche, welche M. Dohrn, Wiechowski und Starkenstein angestellt haben. Die Betreffenden fanden, daß die Benzoesäure und die Salizylsäure, welche letztere bekanntlich eine Orthooxybenzoesäure ist, eine stark antiphlogistische Wirkung besitzen. Während nämlich bei gewöhnlichen Tieren die Instillation von Senföl eine starke Entzündung des Auges und der Lider hervorruft, ist dies bei solchen Tieren, welche vorher Salizylsäure bekommen haben, nicht oder nur in sehr geringem Maße der Fall. Dohrn kommt auf Grund seiner Untersuchungen zu dem wichtigen allgemeinen Schluß: „daß im allgemeinen Säuren, welche bereits antiseptische oder antipyretische Eigenschaften besitzen, auch entzündungswidrig wirken. Die Ester solcher Säuren sind ohne derartige Wirkung. Einführen von Alkylgruppen heben die Wirkung auf, während Hydroxylgruppen sie verstärken. Andere Substanzen, die ohne Zweifel antipyretische Eigenschaften besitzen und ihrer chemischen Konstitution nach keine Säuren sind, wie Antipyrin, Melubrin, Phenazetin und Phenokoll, fehlt in unsern bisherigen Versuchen eine antiphlogistische Wirkung."

Nach allem, was wir bis jetzt wissen, scheint demnach dieser antiphlogistischen Wirkung bei der Heilwirkung der Salizylsäure auf den akuten Gelenkrheumatismus eine große Rolle zuzukommen, zumal da auch M. Jacoby eine besondere Salizylanreicherung nach Salizylsäure-, salizylsaurem Natron- und Aspirinmedikation in den entzündlich infizierten Gelenken experimentell nachgewiesen hat.

Freilich, wie diese Wirkung zustande kommt, ist damit nicht erklärt. Auch muß vor allen Dingen hervorgehoben werden, daß nicht die temperaturherabsetzende Wirkung den Erfolg hervorruft, wir also nicht aus dem Grunde Salizyl geben, um das Fieber zu bekämpfen, wie das oben bei Besprechung der Bäderbehandlung ausgeführt worden ist.

Die Salizylpräparate wirken nun — allerdings nicht bei allen Fällen — geradezu spezifisch, und es ist diese Tatsache auch diagnostisch verwandt worden, indem man im allgemeinen behaupten kann, daß Gelenkerkrankungen, welche nicht auf Salizyl reagieren, nicht rheumatischer Natur sind. So sieht man von den Salizylpräparaten fast gar keinen Erfolg bei gonorrhoischem oder anderen rheumatoiden Gelenkentzündungen.

Nun wird von manchen Forschern eine Heilwirkung der Salizylpräparate gänzlich geleugnet. Dieselben geben allerdings zu, daß die Dauer des Fiebers, der Gelenkerscheinungen und der Gelenkschmerzen abgekürzt werden kann, daß aber die Krankheit selbst unbeeinflußt bleibe und nicht der geringste Erfolg auf die Komplikationen von seiten des Herzens, der serösen Häute, auf die Rezidive usw. ausgeübt werde. Ja, verschiedentlich ist sogar behauptet worden, daß die Salizylmedikation das Auftreten von Komplikationen und von Rückfällen nur begünstige.

Es ist sehr schwer und ganz unmöglich, auf Grund der in der Literatur veröffentlichten statistischen Zahlen eine Entscheidung in diesen Fragen zu treffen. Ich glaube, es würde auch keinen Wert haben, die einzelnen Zahlenergebnisse verschiedener Autoren hier anzuführen, da die Angaben sich hier direkt widersprechen und der eine Autor die, der andere eine andere Behandlungsmethode der Salizylbehandlung vorzieht. Wir stehen in dieser Beziehung völlig auf dem Standpunkt Pribrams, welcher schreibt: „Wir glauben die größere Zahl von Rezidiven und Relapsen, welche von anderen namhaften Beobachtern der Salizylsäurebehandlung gegenüber den anderen Behandlungsmethoden zur Last gelegt wird, nicht so auffassen zu müssen, als würden die anders Behandelten weniger Rückfälle bekommen, sondern so, als würden bei den mit Salizylsäure Behandelten im günstigsten Falle bei gleicher Dauer des Krankheitsverlaufes zwischen die ersten und die späteren Fieber- und Schmerzzustände schmerz- und fieberfreie Intervalle künstlich eingeschoben sein. Daß aber die mit Salizylsäure Behandelten im späteren Leben häufiger Rezidive bekommen sollten, als die nicht mit Salizylsäure Behandelten, das glauben wir auf Grund unserer vieljährigen Erfahrungen aus der außerklinischen Krankenbeobachtung mit aller Entschiedenheit in Abrede stellen zu müssen."

Ganz ähnlich verhält es sich mit den Herzkomplikationen. Wir glauben nicht, daß die Lokalisation der Herzklappenerkrankung bei dem akuten Gelenkrheumatismus irgendwie durch das Salizyl begünstigt wird. Den Statistiken welche dies beweisen sollen, fehlt irgendwelche innere Wahrscheinlichkeit. Denn es wäre doch ein Unding, hier statistische Zahlen verschiedener Autoren einander gegenüberzustellen, wenn man sieht, wie die einen (s. Menzer, Ätiologie des akuten Gelenkrheumatismus etc.) bei Alkalibehandlung in 0—10%, andere Autoren in 50—60% der Fälle bei Salizylbehandlung Herzkomplikationen konstatieren konnten. Das muß allerdings gesagt werden, daß scheinbar die Herzkomplikationen durch Salizyl nicht seltener geworden sind.

Dagegen scheint seit Einführung der Salizylbehandlung der hyperpyretische Gelenkrheumatismus seltener vorzukommen; von Strümpell hat auf diese Tatsache extra aufmerksam gemacht, und wir können sie auch nur bestätigen, wenn wir die Krankengeschichten aus früheren Jahren uns darauf ansehen: bei weitem die meisten derartigen Fälle unserer Klinik sind nicht mit Salizyl behandelt worden.

Wenn natürlich die Hyperpyrexie schon vorhanden ist, dann helfen auch die Salizylpräparate nichts oder nur wenig, es würde also demnach die Salizylmedikation hier mehr eine prophylaktische Wirkung besitzen. Aber, wenn auch eine prophylaktische Wirkung hier nicht vorhanden wäre, so wäre doch folgende Frage Meurers, welcher die Salizylmedikation bei dem akuten Gelenkrheumatismus verwirft, unseres Erachtens mit Ja zu beantworten: „Verdient eine Behandlungsmethode, welche gerade in den schwersten Fällen versagt, ja sogar kontraindiziert ist, wirklich den Namen einer spezifischen?". Wollte man hierauf mit einem Nein beantworten, so könnte man geradesogut z. B. das Diphtherieserum, welches ja auch bei den schwersten Fällen versagt, verwerfen und als unspezifisch bezeichnen.

Das muß allerdings — wie schon oben bemerkt — zugegeben werden, daß bei einer geringen Anzahl von Fällen des akuten Gelenkrheumatismus eine Heilwirkung durch Salizyl nicht erzielt wird. Aber diese Anzahl ist sehr gering, außerdem dürfte bei der Mehrzahl der in der Literatur beschriebenen Fälle kein echter Rheumatismus, sondern ein Rheumatoid vorgelegen haben.

Was die Dosierung der Salizylpräparate anlangt, so wird man meiner Erfahrung nach am besten die Dosis nach der Schwere des Falles, den besonderen Umständen und dem allgemeinen Eindruck bestimmen und nicht immer schematisch dabei vorgehen. Denn bekanntlich heilen ja leichte Fälle ohne jegliche Arzneibehandlung nur durch Bettruhe und allgemeines entsprechendes Verhalten des Patienten. Bekommt man demnach einen solchen Fall in Behandlung, so wird man keine so hohen Dosen geben. Handelt es sich aber um einen kräftigen, hochfiebernden Patienten, bei welchem viele Gelenke befallen und keine Herzerscheinungen erkennbar sind, so wird man sofort hohe Dosen verordnen.

Bei Darreichung von Acidum salicylicum crystallisatum gibt man am besten zuerst 0,5 g stündlich in Oblaten oder Geloduratkapseln, bis am 1. Tag 5—8 g dem Patienten einverleibt sind. Nach dem Einnehmen läßt man stets etwas Wasser oder Milch nachtrinken. Gehen nach diesen Dosen die Gelenkschwellungen, die Schmerzen und das Fieber zurück, so gibt man noch ca. 3 Tage lang täglich ungefähr 2—3 g, ebenfalls wieder in halben Grammdosen. Die Dosen für Kinder sind natürlich kleiner (0,1—0,3 g).

Nach Stricker soll am 1. Tage der Erkrankung die Salizylsäuredosis nicht unter 5 und nicht über 15 g betragen; in den folgenden Tagen sollen bei prompter Wirkung dieser Dosen nur 1,5—2,5 g Salizylsäure gegeben werden.

Höhere Einzel- und auch Tagesgesamtdosen sind zu vermeiden, da dann leicht toxische Erscheinungen eintreten. Dieselben bestehen in Übelkeit, Aufstoßen, Druck im Magen, Erbrechen, Schwindel, Schwerhörigkeit, Ohrensausen, und andere Hirnerscheinungen, wie Delirien, Aufgeregtsein, merkwürdig heitere Stimmung (Salizylrausch); auch Einwirkungen auf die Respiration, die sog. Salizyldyspnoe wird zuweilen beobachtet. Ganz besonders gefürchtet sind Beeinflussungen des Herzens, welche mit Kopfschmerzen, Benommenheit, Zyanose einsetzen und verschiedentlich mit dem Tode endigen.

Im allgemeinen sind jedoch die zuletzt genannten Zustände nach dem Salizylgebracuh sehr selten — wir haben sie nie gesehen — und scheinen auch nur bei sehr hohen Dosen und bei schon anderweitig durch frühere Endokarditis etc. geschwächtem Herzen aufzutreten. Ist demnach eine Herzschwäche bei einem Patienten schon vorhanden, so ist bei der Größe der Salizyldosis Vorsicht am Platze, ebenso muß unbedingt sofort, sowie bedrohliche Erscheinungen in Erscheinung treten, die Salizylmedikation vermindert, am besten ganz abgesetzt werden.

Wir geben unseren Kranken in der Regel anstatt der Salizylsäure das salizylsaure Natron, da dasselbe weniger toxisch wirkt und deswegen in größeren, somit auch selteneren Einzeldosen gereicht werden kann.

Am besten ist es, am ersten Tag der Erkrankung 6—8 g Natron salicylicum in 2—3 Dosen geteilt in Oblaten oder in einer Lösung von Aqua Menth. zu verordnen; andere Korrigentien zu nehmen ist nicht am Platze, da das Mittel hierdurch nur schlechter schmecken würde; höchstens käme noch Kognak, Ungarwein oder bitterer starker Kaffee dabei in Frage. Bei Kindern sind die Dosen selbstverständlich geringer. Man verabreicht deswegen heute meist nur uoch das Natronsalz.

Verkehrt ist es aber nun, sofort, nachdem die Gelenkerscheinungen, das Fieber usw. durch die Salizyldarreichung geschwunden sind, das Mittel auszusetzen. Es empfiehlt sich dann, kleinere Dosen des Mittels (von salizylsaurem Natron 3mal 1 oder auch nur 3mal 1/2 g) 1—2 Wochen noch weiter fortzugeben. Versäumt man dies, so werden recht häufig sehr bald Rezidive eintreten. Kommen aber trotzdem Rückfälle vor, so erhöhe man die Dosis sofort wieder, oder aber man verordne, falls ein Widerwillen gegen das Medikament sich eingestellt hat, ein anderes Mittel (Antipyrin etc.), oder setze es auch für ein paar Tage gänzlich aus und verabreiche alsdann wieder massive Dosen des Salizylpräparates.

Von den Salizylderivaten ist am meisten die Azetylsalizylsäure im Gebrauch, welche auch unter dem geschützten Namen Aspirin im Handel zu haben ist. Dieselbe ist ein in Wasser schwer lösliches Pulver, löst sich gar nicht im sauren Magensaft, weswegen sie wohl weniger als die vorgenannten beiden Mittel den Magen belästigt. Die Dosis ist dieselbe wie bei den anderen Präparaten: in den ersten Tagen gibt man je nach der Schwere des Falles 4—8 g; lassen die akuten Erscheinungen nach, dann nur täglich 3mal 1/2—1 g.

Ein weiteres Präparat, die mit dem Namen Diplosal bezeichnete Salizylo-Salizylsäure wird gewöhnlich vom Magen ebenfalls gut vertragen, ruft keine Übelkeit, Erbrechen, Albuminurie noch Intoxikationserscheinungen hervor (Minkowski). Diplosal ist der Salizylsäureester der Salizylsäure, enthält 107% reine Salizylsäure, ist ein geruch- und geschmackloses Pulver, in Wasser nur sehr schwer, leicht jedoch in verdünnten Laugen oder kohlensauren Alkalien löslich, bietet also ähnliche Löslichkeitsverhältnisse wie das Aspirin. Die Dosis ist dieselbe wie bei Aspirin.

Das Novaspirin, ein Methylenzitronensäureester der Salizylsäure, ist ebenfalls in Wasser unlöslich. Die Abspaltung der Salizylsäure soll bei diesem Präparat langsamer als beim Aspirin vor sich gehen und es soll deswegen eine noch geringere schädliche Einwirkung auf die Magenschleimhaut bei diesem Mittel stattfinden.

Unter den in Wasser löslichen Salizylsäurederivaten sind vor allen Dingen Apyron, eine Lithiumverbindung der Azetylsalizylsäure, dann das Aspirin. Löslich, eine Aspirin-Kalziumverbindung der Azetylsalizylsäure, das Hydropyrin Grifa, ebenfalls eine Lithiumverbindung der Azetylsalizylsäure. Die beiden ersten Mittel kann ich aus eigener Erfahrung empfehlen, sie dürften dem Aspirin in Wirkung kaum nachstehen, irgendwie schädliche Einwirkungen auf Magen, Nieren usw. habe ich nicht gesehen.

Unserer Erfahrung nach weniger zu empfehlen sind Salol und Salophen, beides Verbindungen der Salizylsäure mit Karbolsäure. Sie spalten sich im Körper — Salophen langsamer als Salol — in Salizylsäure und Karbolsäure. Der Harn wird durch das Phenol der Karbolsäure grünschwarz. Sie sind nur dann bei der Behandlung des akuten Gelenkrheumatismus insbesondere auch wegen der Gefahr der Karbolsäureintoxikation am Platze, wenn andere Mittel nicht vertragen werden.

Von besserer durchschlagender Wirkung als die beiden zuletzt genannten Mittel ist meist das Salipyrin (= salizylsaures Antipyrin); bei den akuten Krankheitserscheinungen gebe man Tagesdosen von 6 g, später 3 g.

Andere Medikamente wie Salazetol (Verbindung von Salizylsäure mit Azetol, wobei das Azetol in Gestalt von Azeton aus dem Körper ausgeschieden wird), Malakin (Verbindung von Salizylaldehyd mit Paraphenitidin), Salizin (ein in den Weiden vorkommender Stoff, welcher im Organismus in Salizylsäure übergeht), Saligenin (Oxybenzylalkohol — ein Spaltungsprodukt des Salizins), Antirheumatin oder Antirheumatikum (Kamm) (Verbindung von salizylsaurem Natron mit Methylenblau) usw. haben sich in die Praxis nicht einzubürgern vermocht, weil sie sämtlich den vorgenannten Salizylpräparaten in der Wirkung nachstehen und auch in der Verträglichkeit keine Vorzüge bieten.

Von den Nebenwirkungen der Salizylpräparate sind, wie bereits bemerkt, besonders Einwirkungen auf den Magen — Druck in der Magengegend, Aufstoßen, Übelkeit, Erbrechen zu nennen. Sodann sieht man toxische Einwirkungen — Schwindel, Ohrensausen, Schwerhörigkeit, profuse Schweiße usw. Auch Hautausschläge, Urtikaria und sonstige Exantheme und Idiosynkrasien gegenüber den Salizylpräparaten sind manchmal sehr unangenehme Beigaben. Alle diese Erscheinungen sind aber meist nur vorübergehender Natur, treten nur bei den höheren Dosen der ersten Tage der Erkrankung ein und gehen meist ohne weiteres mit abnehmenden Dosen des Medikamentes wieder zurück.

Kommt es dagegen im Verlauf der Salizyldarreichung zu starken Kopfschmerzen, Benommenheit, Delirien, einem förmlichen Rauschzustand (Salizylrausch) und zu einer stark vertieften dyspnoischen Atmung (Salizyldyspnoe), so muß unbedingt das Mittel ausgesetzt und ein anderes dafür gegeben werden.

Besonders wichtig sind die schädigenden Einwirkungen, welche die Verabreichung hoher Dosen Salizyls auf die Niere unter Umständen auszuüben imstande sind. Bereits 1876 haben Abelin bei Säuglingen, Sieveking bei einer Erwachsenen, dann Fürbringer und Schultze bei 2 Typhösen nach Salizylgebrauch eine Nephritis, welche nach Aussetzen des Mittels wieder heilte, entstehen sehen; von den Säuglingen starben sogar einige an Urämie. Von den späteren Autoren hat besonders Lüthje bei 33 Rheumatikern im Anschluß an den Gebrauch mäßiger Dosen von Salizylpräparaten (meist Natr. salicylic. vereinzelt auch Salol, Salipyrin und Aspirin) konstant Zylinder verschiedener Art, Zylindroide, bei nicht ganz der Hälfte der Fälle auch Eiweiß und fast konstant Nieren- und Harnwegepithelien im Urin auftreten sehen. Die Veränderungen im Urin verschwanden meist erst nach 9—14, einmal erst 30 Tage nach Aussetzen des Mittels. Eine leichte Nephritis konnte Lüthje auch bei 2 Hunden experimentell hervorrufen. Umber, Brugsch und Möller haben später festgestellt, daß Tagesdosen von über 3 g bei gesunden Männern und über 2 g bei gesunden Frauen nach 2 Tagen Nierenreizungen hervorriefen, daß dagegen 2—3 Wochen lang gegebene Tagesdosen von 3 g Aspirin oder salizylsaurem Natron keine Nierenschädigung im Gefolge hatten; durch gleichzeitige Alkaligaben (3mal $^1/_2$—1 Teelöffel Natr. bicarbonic.) konnte die Nierenreizung etwas abgeschwächt werden.

Nach unseren Erfahrungen kann die Möglichkeit einer toxischen Schädigung der Nieren durch hohe Dosen der Salizylsäure, aber auch in geringer Weise des salizylsauren Natrons, des Aspirins und anderer Salizylpräparate nicht ganz in Abrede gestellt werden. Hervorheben möchte ich allerdings, daß bei dem akuten Gelenkrheumatismus auch ohne Salizylmedikation offenbar durch den Einfluß von Toxinen eine Nierenschädigung sich finden kann (Klieneberger und Oxenius), man also nicht jede Albuminurie und Zylindrurie auf Kosten der Salizylmedikation setzen darf. Wir haben, wie bereits oben (S. 34) ausgeführt, in einem relativ hohen Prozentsatze leichte Nierenreizungen klinisch beobachtet.

Findet man demnach im Urin eines Rheumatikers Anzeichen von Nierenschädigung, so ist es unseres Erachtens zweckmäßig, anstatt der Salizyl- andere Präparate zu verabreichen, für direkt kontraindiziert würden wir die Salizylmedikation bei den Kranken halten, bei welchen von früher her bereits eine Nephritis besteht.

Unter den Ersatzpräparaten des Salizyls kommt vor allen Dingen das Atophan (Phenylchinolin-Karbonsäure) in Betracht. Ursprünglich für die Behandlung der Gicht empfohlen, sind Tschernikow und Magat unter

Georginoski wohl als die ersten einer Anregung der Darsteller des Präparates — Nicolaier und Dohrn — eingegangen, das Mittel bei denjenigen Erkrankungen anzuwenden, bei welchen die Salizylsäure wirksam ist. Weintraud, Heller, Neukirch, Oeller u. a. haben dann das Atophan bei der Behandlung des Gelenkrheumatismus empfohlen.

Die prompte therapeutische Wirkung des Atophans beim akuten Gelenkrheumatismus ist nun sicherlich nicht auf die durch das Atophan bewirkte vermehrte Harnsäureausscheidung wie bei der Gicht zurückzuführen, sondern man muß annehmen, daß hier ebenfalls wie bei dem Salizyl eine spezifische Wirkung des Atophans vorliegen muß. Bei den gonorrhoischen Arthritiden und Rheumatoiden versagt gewöhnlich Atophan ähnlich wie Salizyl.

Die Dosis des Atophans ist im Anfang 3—5mal 1 g täglich und, bei Nachlassen der akuten Erscheinungen genügt die Hälfte der Dosis. An Stelle des Atophans kann auch das besserschmeckende Novatophan und Isatophan in derselben Dosis gegeben werden. Wir selbst haben das alte Atophan meist bevorzugt, da bei verschiedenen Fällen die Wirkung desselben uns prompter als bei Novatophan erschien. Hervorheben möchte ich noch, daß die Schweiße nach der Einnahme von Atophan nicht so stürmisch und akut einsetzen und daß schon allein deswegen von den Patienten dem Atophan vor den Salizylpräparaten öfter der Vorzug gegeben wird.

Als gute Ersatzmittel des Salizyls sind weiterhin vor allen Dingen das Antipyrin und dann auch dessen Derivate zu nennen. Nur ist es beim akuten Gelenkrheumatismus notwendig, nicht kleine, sondern größere Dosen, von Antipyrin 4—5 g täglich zu geben, um eine prompte Wirkung auf die Krankheitserscheinungen hervorzurufen.

Irgendwelche ernste Schädigungen habe ich von Antipyrin innerhalb dieser Dosen nie gesehen, trotzdem in der Literatur sich verschiedene Angaben über Herzmuskelschädigungen, Kollapse nach Antipyrindarreichung finden. Das Auftreten eines meist juckenden, masernartigen, manchmal mit Fieber verbundenen Hautexanthems geht sofort nach Aussetzen des Mittels wieder zurück.

Manchmal sieht man, daß ein akuter Gelenkrheumatismus sich gegenüber Salizyl, Antipirin völlig refraktär verhält, aber sehr gut durch Antipyrin oder auch Atophan ad sanationem gelangt. Relativ häufiger findet allerdings das Umgekehrte statt. Es ergänzen sich also hier bis zu einem gewissen Grade die Wirkungen dieser Medikamente.

Das Pyramidon wirkt bei dem akuten Gelenkrheumatismus gewöhnlich weniger prompt als das Antipyrin. Man gibt zuerst 5mal 0,3 bis 5mal 0,5 g täglich, an den folgenden Tagen nur 3mal 0,3.

Ein weiteres gutes Ersatzmittel des Antipyrins ist das Melubrin (Löning), welches nach unserer Erfahrung bei den akuten Fällen von Gelenkrheumatismus vielleicht weniger prompt als das Antipyrin selbst wirkt, bei den subakuten Fällen aber manchmal noch bessere Erfolge als das Antipyrin aufzuweisen hat.

Aber auch andere Antipyretika wie Phenazetin (täglich 3—5 g), Laktophenin (5mal 0,3 g), Zitrophen (3—5mal 1,0 g täglich) wirken auf die krankhaften Erscheinungen bei dem Gelenkrheumatismus günstig und schmerzlindernd ein, erreichen aber im akuten Stadium nicht die Wirkung der Salizylpräparate. Sie sind mehr da am Platze, wo die Salizylpräparate, das Antipyrin und Atophan nicht vertragen werden, oder wo wegen der Länge der Erkrankung ein Wechsel mit den Mitteln aus irgend einem Grunde erwünscht erscheint. Auch das Antifebrin (Azetanilid mehrmals täglich 0,3) ist hier zu nennen, doch verursacht es manchmal Methämoglobinämie, Zyanose, Kollaps, Sinken der Körpertemperatur. Es ist mehr in Kombination mit anderen Antipyretizis oder Salizylpräparaten in geringeren Dosen zu empfehlen.

Ferner ist das Ervasin (Azetylparakreositinsäure) oder das lösliche Kalziumsalz des Ervasins als Ersatz für die Salizylpräparate von Rautenberg und Richter empfohlen worden. Es schmeckt angenehm, soll nicht die Nebenwirkungen des Aspirins besitzen, wirkt dagegen bei schweren Fällen von Gelenkrheumatismus nicht so prompt als Aspirin.

Unter bestimmten Verhältnissen dürfte es angezeigt sein, die genannten und namentlich die Salizylverbindungen per rectum zu applizieren. Von den Salizylverbindungen sind hier natürlich nur die wasserlöslichen, also das Aspirin-Kalzium resp. Aspirin löslich und das Apyron oder das Hydropyrin in den doppelten bis dreifachen gewöhnlichen Dosen anzuwenden.

Mendel hat die intravenöse Injektion von Salizylpräparaten empfohlen und zu diesem Zwecke 2 ccm einer Lösung, welche 8,0 Natr. salicyl., 2,0 Coffein natr. salicyl. auf 50,0 Aqu. destillat. enthielt, in Zwischenräumen von $^1/_2$—3 Tagen injiziert. Brugsch und Umber haben die intravenöse Behandlung des akuten Gelenkrheumatismus mit Salizylpräparaten nachgeprüft und gefunden, daß diese Behandlungsmethode vor den anderen keinen Vorteil bietet. Sie „hatten sogar den Eindruck, daß Aspirin nicht allein bei akuten, sondern auch bei subakuten und chronischen Formen der Polyarthritis rheumatica schneller, sicherer und schmerzlindernder wirkt als das intravenös verabreichte Natrium salicylicum".

Rubens hat täglich 4—5 intravenöse Injektionen von je 0,4375 Natron salicylic. mit 0,05 Koffein zusammen besonders bei chronischen Rheumatismen injiziert; bei akutem Gelenkrheumatismus war außerdem die innerliche Darreichung von Salizylpräparaten notwendig. Über ausgezeichnete Resultate der Behandlung des akuten Gelenkrheumatismus mit intravenösen Injektionen von Melubrin berichtet Reye (Ref. Münchn. med. Wochenschr. 1916. S. 467). 4—6 Injektionen genügten, um Fieber und Gelenkschwellungen zum Verschwinden zu bringen, unter 32 Fällen waren nur 2 Versager. Auch Halbey (Ther. Monatsh. 1916. Nr. 5) hat von intravenöser Injektion des Antiarthryl (=50% Melubrinlösung) bei 50 Fällen gute Erfolge gehabt. F. Löning (Münchn. med. Wochenschr. 1918. Nr. 49) empfiehlt besonders bei septischer Polyarthritis mehrfache intravenöse Injektionen von je 10—15 ccm einer 50%igen Melubrinlösung.

Über erfolgreiche besonders intramuskuläre schmerzlose Injektionen von Pyralgin, einer Melubrinlösung, beim akuten und chronischen Gelenkrheumatismus ist von Pataki berichtet worden.

Neben der inneren Verabreichung der Salizylpräparate kann man auch versuchen, durch äußere Anwendung resorbierbarer Salizylverbindungen auf die entzündeten Gelenke einen Einfluß auf den Krankheitsprozeß auszuüben. Daß in der Tat auf diesem Wege Salizyl, wenn auch in sehr geringen Mengen, in den Organismus gelangt, konnte man dadurch nachweisen, daß der nach einigen Stunden gelassene Urin eine positive Salizylsäurereaktion gibt. Zu empfehlen ist: Aufpinseln mit Mesotan (Methoxymethylester der Salizylsäure, gelbliche Flüssigkeit), gemischt mit Olivenöl āā, 2—3 mal 1 Teelöffel täglich, oder Einreiben mit 25% Mesotonvaselinsalben; 1—3 maliges tägliches leichtes Einreiben mit Rheumasan (= Salbenseife mit 10% Salizylsäuregehalt), alsdann Bedecken dieser Stelle mit Watte; Einreiben mit 1—2 Teelöffel Salit (Salizylsäureester des Borneols, ölige Flüssigkeit), mit täglich 2—3 mal 1 Teelöffel Spirosal (Monoglykolester des Salizyls) mit Spiritus āā und ebenso danach Bedecken des Gelenkes mit Watte.

Man muß sich aber bei der Anwendung dieser Mittel stets vergegenwärtigen, daß nur sehr geringe Mengen Salizyl auf diesem Wege in das Innere des Körpers oder in das Gelenk gelangen, so daß die innere Verabreichung von Salizyl niemals entbehrt werden kann. Als Unterstützungsmittel der Therapie jedoch dürfte die externe Anwendung besonders bei den subakuten und chronischen Formen manchmal recht gute Dienste leisten.

Weniger empfehlenswert resp. ganz zu verwerfen schon wegen der dabei auftretenden Schmerzen dürfte die intraartikuläre Injektion von 1—5 ccm einer 3—5%igen Lösung von Natr. salicylic. in Wasser, welche an verschiedenen Stellen des Gelenkes von manchen Autoren, z. B. von Bouchard und Santini, injiziert worden ist, sein.

Von dem Gedanken ausgehend, daß bei dem akuten Gelenkrheumatismus ein lebendes Virus ätiologisch im Spiele ist, hat man versucht, durch Anwendung bakterizider Substanzen, welche in den angewandten Dosen für die Körperzellen ganz unschädlich sind, die Heilung herbeizuführen. Derartige Substanzen sind die kolloidale Silberlösungen, unter denen das Kollargol auf chemischem Wege, das Elektrargol und Fulmargin auf elektrischem Wege hergestellt werden. Der Unterschied zwischen den beiden letzteren Präparaten und dem ersteren ist der, daß die durch den elektrischen Strom hergestellten Silberteilchen viel feiner und kleiner als die auf chemischen Wege erhaltenen sind.

Die Anwendung dieser Präparate geschieht am besten intravenös, und zwar werden von Kollargol 5—10 ccm einer 1—2%igen oder 2 ccm einer 5%igen Lösung injiziert; das Elektrargol ist in Ampullen im Handel, welche vor der Injektion noch mit Aqu. destillat. vermischt werden. Das Fulmargin wird ebenfalls in Ampullen zu 5 ccm abgegeben. Alle diese Mittel können täglich injiziert werden, nach Injektion von Kollargol tritt häufig 2—4 Stunden nach der Einverleibung ein Schüttelfrost ein, nach Elektrargol und Fulmargin dagegen nur ganz ausnahmsweise. Man sieht im Anschluß an die Injektion sehr häufig eine Besserung des Allgemeinbefindens, eine Abnahme der Gelenkschwellung, ein Heruntergehen der Temperatur eintreten.

Von der intramuskulären Injektion dieser Mittel möchte ich abraten, da sie sehr schmerzhaft sind, von der rektalen Anwendung des Kollargols, von welchem 50—200 ccm einer 2—5%igen Lösung in den Mastdarm 2 mal täglich langsam injiziert werden, habe ich niemals einen besonderen Erfolg wahrnehmen können. Auch die von manchen Ärzten empfohlene Einreibung auf die Haut der entzündeten Gelenke als „Unguentum Credé" dürfte nach unserer Erfahrung ohne besonderen Erfolg sein.

Die kolloidalen Silberlösungen wird man natürlich in frischen, noch nicht behandelten Fällen von akutem Gelenkrheumatismus nicht anwenden, sondern nur dann, wenn die Salizyl-Antipyrintherapie versagt. Bei derartigen subakuten und chronischen, auch gonorrhoischen, septischen Erkrankungen, bei Rheumatoiden etc. habe ich mitunter sehr schöne Erfolge von den intravenösen Injektionen des kolloiden Silbers zu verzeichnen gehabt, nur darf man sich bei diesen Erkrankungen nicht auf eine Injektion beschränken, sondern muß viele (40—80, sogar täglich oder jeden 3. Tag) ausführen.

Ferner werden intramuskuläre und intravenöse Injektionen von Farbstoffkombinationen des Silbers — Agrochrom, durch E. Merck, Darmstadt, beziehbar — bei Gelenkrheumatismus empfohlen. Bei Sepsis haben wir dies Mittel — scheinbar nicht ohne Erfolg — angewandt.

Auch die intravenöse Injektion von kolloidalem Golde ist neuerdings von Grenet (Presse médicale 1915, Nr. 50, zitiert nach Münchn. med. Wochenschr. 1916. S. 110) empfohlen worden. Grenet hat 1 steigend bis zu 2 ccm des unter dem Namen Goldkollobiase bekannten Präparates, welches $^1/_4$ mmg des Metalls pro ccm enthält, ein- bis viermal in Pausen von 1—2 Tagen intravenös injiziert und dabei regelmäßig Schmerzstillung, oft raschen Temperaturabfall, Verhütung von Komplikationen besonders von seiten des Herzens gesehen.

Über Injektionen von 25%igen Magnesiumsulfatlösungen haben wir keine Erfahrung; bei besonders refraktären Fällen war die intramuskuläre Injektion von 4 ccm dieser Lösungen mitunter wirksam.

Sind die entzündlichen Exsudate in den Gelenken bei dem akuten Gelenkrheumatismus sehr groß und schmerzhaft, zeigen sie keine Neigung zurückzugehen, so kann man sie unter strengster Asepsis punktieren und danach einen Kompressionsverband anlegen. Im allgemeinen wird man zu derartigen Maßnahmen nur äußerst selten greifen müssen.

Behandlung subakut verlaufender Fälle.

Es kann hier nicht meine Aufgabe sein, die Behandlung dieser Komplikationen eingehend zu besprechen. Nur eine kurze Zusammenfassung der hier in Betracht kommenden Behandlungsmethoden sei angeführt.

Was zunächst die medikamentöse Therapie anlangt, so wird man zuerst dieselben Mittel versuchen, die bei der akuten Form besprochen sind. Weiterhin kommen, namentlich wenn zu gleicher Zeit Blutarmut besteht, die verschiedenen Arsenpräparate, ev. in Verbindung mit Eisen, in Betracht. Man gibt das Arsen als Liquor arsenic.-Fowler (mit Aqu. Menth. āā mit 3—8 Tropfen tgl. beginnend, steigend jeden 3.—4. Tag um je 1 Tropfen bis 3 mal 20 und dann wieder in derselben Weise abwärts gehend), oder als Acid. arsenicos. (3 mal täglich 1 steigend bis zu 4 mmg täglich in Pillenform), oder als Elarson (3 mal 1 bis zu 3 Tabletten täglich, steigend) usw.; in Verbindung mit Eisen in Form von Eisen-Elarson-Tabletten (3 mal 1 bis zu 3 Tabletten steigend), Arsenferratose (3 mal 1 bis zu 3 Eßlöffel täglich steigend), Arsentriferrintabletten, Arsentriferrol usw. Auch Chinapräparate, Lebertran werden verschiedentlich gute Dienste leisten.

Sind die akuten Entzündungserscheinungen etwas abgeklungen, besteht nur noch leichte Schmerzhaftigkeit bei Bewegungen, so kommt es vor allen Dingen darauf an, durch frühzeitige passive und aktive Bewegungen der Versteifung der Gelenke vorzubeugen, zumal da verschiedene Gelenke, z. B. das Schultergelenk, erfahrungsgemäß relativ früh ankylotisch werden. Die Bewegungen werden sehr zweckmäßig im warmen Vollbade oder nach einer lokalen Erwärmung der Gelenkgegend, oder nach Bierscher Stauung usw. vorgenommen, da im Anschluß an solche Maßnahmen die Bewegungsschmerzen am geringsten sind.

Lokale Wärmeprozeduren sind schon relativ frühzeitig im Verlauf der Krankheit angezeigt. Die von Bier empfohlenen lokalen Heißluftbäder sind hier in erster Linie zu nennen. Alle diese Apparate haben ein zu- und abführendes Rohr für die heiße Luft und in das Innere dieser Wärmekästen, welche aus Holz, Pappe, Asbest usw. bestehen, wird das kranke Gelenk gelegt. Durch Spiritus, Gas, elektrische Glühlichtbirnen usw. kann die Luft im Innern der Kästen (Tallermannsche Apparate) bis auf 110—120° C erwärmt werden, ohne daß infolge des fortwährenden Luftzuges und des Abdünstens des Wasserdampfes von der Haut die hohe Temperatur dem Patienten lästig wird.

Lokale Glühlichtbestrahlung, Sandbäder, heiße Sandsäcke, Fango, Thermophor, elektrische Wärmekissen, Breiumschläge in Form von Dauerpackungen, Föhn sind je nach Umständen anzuwenden. Ganz besonders gute Resultate haben wir von der Anwendung der Tiefendurchwärmung oder Thermopenetration (Diathermie, Nagelschmidt) bei solchen Prozessen gesehen. Während die vorher genannten Wärmeprozeduren nur auf die Oberfläche einwirken, wird es durch die Hochfrequenzströme bei der Diathermie ermöglicht, Wärme in beliebiger Richtung mit bedeutender Intensität in große Tiefe des Körpers resp. Gelenks hineinzubringen und hindurchzuleiten.

Sind Hand-, Finger-, Ellenbogen- und Fußgelenke befallen, so werden öfter mit großem Vorteil kürzere oder auch protrahierte heiße Teilwasserbäder (von 32—38° C), denen ev. ein 2—3 und mehrprozentiger Salzzusatz beigegeben ist, angewandt. Nach dem Bade wird das Gelenk sofort in ein vorgewärmtes Laken gelegt, frottiert usw.

Durch die genannten Prozeduren kommt es zu einer aktiven Hyperämie der Gelenke. Bei subakuten Fällen hat aber auch die venöse Hyperämie nach Bier gute Wirkungen. Wir verwenden sie anfangs täglich 1—2mal $^1/_2$ Stunde, steigen alsdann bis zur Dauer beinahe eines ganzen Tages (ca. 8 Stunden).

Wie bereits erwähnt, ist es zweckmäßig, besonders nach Versteifungen des Gelenkes, die Mobilisierung derselben und Massage, sofort nach der Hyperämisierung der Gelenke anzuschließen. Man wird hierdurch auch die Resorption der Gelenkexsudate beschleunigen, die Muskeln bessern, die Beweglichkeit der Gelenke heben usw.

Galvanisation und Faradisation der manchmal atrophischen Muskulatur und der Gelenke wird verschiedentlich von großem Nutzen sein. Ferner können örtliche Einreibungen der Gelenke mit spirituösen Medikamenten, Chloroformöl, mit den bereits oben genannten salizylhaltigen Medikamenten, auch Schmierseifeneinreibungen, Alkoholumschläge usw. gute Wirkung haben. Mit solchen Prozeduren ist aber stets sehr vorsichtig und schonend vorzugehen; stellen sich nach diesen Maßnahmen vermehrte Schmerzen, Entzündungserscheinungen, Schwellungen usw. ein, so ist sofort damit aufzuhören und noch zu warten.

Mit der Verordnung von Vollbädern soll man bei dem akuten Gelenkrheumatismus sehr vorsichtig sein (s. o.); bei den subakuten und chronischen Fällen wirken sie aber, rechtzeitig und vorsichtig angewandt, meist ausgezeichnet.

Man beginnt am besten mit wöchentlich 2 indifferenten Wasserbädern von 35° C und 10 Minuten Dauer, nach dem Bade eine Trockenpackung und mehrstündige Bettruhe. Wird das Bad gut vertragen, erscheinen in keinem Gelenke Schmerzen oder Rötung und Schwellung, so gehe man die nächste Woche einen Schritt weiter und verordne die gleichen Bäder von doppelter Zeitdauer und gebe sodann einen Salzzusatz — am besten Staßfurter Badesalz oder Neurogensalz — von 1—3% (also auf ein Band von 200 Liter Wasser 2—6 kg) hinzu. Werden auch diese Bäder gut vertragen, so kann man gegebenenfalls Schwitzvollbäder oder auch Gasbäder (Sauerstoff oder Kohlensäure) verordnen.

Die Gasbäder sind, wenn nicht Herz- oder Gefäßerkrankungen eine Indikation hierzu geben, bei dem akuten Gelenkrheumatismus allgemein zu entbehren, die Schwitzbäder jedoch leisten bei den subakuten und chronischen Fällen ausgezeichnete Dienste. Kontraindiziert sind sie bei allen frischen Herz- und Gefäßerkrankungen, bei allen solchen Erkrankungen, welche mit Ödemen und Dyspnoe entweder nur anfallsweise (Asthma cardiale) oder dauernd einhergehen; ferner bei allen Hypertonien über 180 mm Hg Blutdruck nach Riva Rocci am Oberarm, bei früheren Hämoptysen und überhaupt bei jeder drohenden Blutung (z. B. Aneurysma, Lungenkavernen), bei schwerer Blutarmut, ausgesprochener Basedowscher Kranheit und hochgradiger Arteriosklerose. Bei all diesen Erkrankungen wird man besser anstatt der Schwitzbäder nur lokale Wärmeapplikationen neben indifferenten Warmwasserbädern verordnen.

Als Schwitzbäder kommen in Frage: heiße Wasserbäder über 35° C, Glühlichtbäder, Sandbäder, Fango-, Moorbäder, Dampf- und römisch-irische Bäder.

Die Lichtbäder sind in ihrer Wirkung abzustufen und anfangs vielleicht die weniger intensiven Wulfschen Lichtbäder und solche mit Blaulicht zu verordnen; natürlich zuerst ein geringerer Temperaturgrad und dann steigend. Zur Beurteilung der Wirkung und Intensität des Bades halten wir die

Bestimmung des Gewichtsverlustes durch Wägen vor und nach dem Bade für zweckmäßig. Sehr viel Schweißproduktion werden durch die Sandbäder, römisch-irische Bäder wie Moorbäder erreicht.

Bei den kohlensauren Bädern gelten ähnliche Kontraindikationen (Otfried Müller); bei der Verordnung der Sauerstoffbäder wird man im allgemeinen einen so strengen Maßstab wie bei den Kohlensäurebädern nicht anlegen, da durch sie der Blutdruck nicht in dem Maße gesteigert wird als bei den Kohlesäurebädern. Dabei ist zu beachten, daß indifferente Kohlensäurebäder, also solche von 34° C nur eine Herzwirkung und keine Gefäßwirkung haben, solche unter 34° C aber den Blutdruck beträchtlich erhöhen (insbesondere durch Verengerung der peripheren Gefäße); bei Kohlensäurebädern zwischen 34 bis 39° C erschlaffen die Gefäße und haben infolgedessen mehr einen schonenden Einfluß. Man wird auch hier zuerst mit den wenig eingreifenden Bädern beginnen und dann mit der Temperatur des Bades heruntergehen.

Sehr zweifelhaft in der Wirkung sind die künstlichen Radiumbäder. Sie werden angewandt in Form von Vollbädern, Teilbädern (mit Auflegepräparaten), Kompressen und Schlammschlägen, ferner als Trinkkuren, Inhalationen und Thorium-Injektionen. Es soll durch die genannten Anwendungsformen möglichst viel Radiumemanation dem Organismus einverleibt werden, was allerdings nach Lazarus wieder nicht nötig ist, da nach seiner Meinung der Hauptterfolg bei Krankheiten auf der direkten Strahlenwirkung der Emanation und ihrer Zerfallsprodukte beruht.

Bei einem Radiumvollbad wird, nachdem der Kranke in die Wanne gestiegen ist, dem Wasser das Radiumbadepräparat (30—90 000 M.E.) zugesetzt. Das Wasser soll 33—37° C haben, nicht mehr, da sonst die Emanation sehr rasch entweichen würde. Die Wanne wird alsdann mit einem undurchlässigen Stoffe bedeckt, und Patient bleibt bis zu 1 Stunde ohne sich zu bewegen ruhig im Bade liegen. Erst die letzten 5 Minuten soll er sich bewegen, worauf er in warme Decken eingepackt noch mindestens 30 Minuten im Baderaum sich aufhalten soll.

Bei der lokalen Behandlung werden von der Industrie hergestellte Radiumauflegepräparate, Radiumkompressen, Radiumschlammumschläge verwandt. Der Radiumschlamm wird mit heißem Wasser versetzt und dann auf dem betreffenden Gelenk 6—12 Stunden liegen lassen. Für die Radiumtrinkkur sind besondere Apparate konstruiert, welche Wasser hoch emanationshaltig machen, so daß ein Patient von 5000 M.E. pro Tag beginnend bis zu 30, ja 30—100 000 M.E. täglich steigen kann. Auf diese Weise gelangt die Emanation durch den Darm in den Organismus und, sorgt man dafür, daß durch langsames Einnehmen die Kur auf einen großen Teil des Tages verteilt wird, so steht der Organismus relativ lange unter hohen Dosen Radium.

Bei der intravenösen Injektion von Thorium X muß man mit hohen Dosen (5 000 000 M.E.) etwas vorsichtig sein, da Orth eine hämorrhagische Diathese und Exitus letalis bei einer Frau beobachtete, und die gleichen Erscheinungen sich bei Tieren erzeugen ließen. Kraus hat dagegen bei Dosen bis zu 5 000 000 M.E. nur in einem Falle bei einem Phthisiker Albuminurie gesehen.

Für Inhalation der Radiumemanation sind besondere Emanatorien gebaut worden, in welchen die Atmosphäre durch Apparate auf einen hohen konstanten Emanationsgehalt gebracht wird. Die Wände dieser Emanatorien sind abgedichtet, es ist ferner Sorge getragen, daß der für die Patienten nötige Sauerstoff zugeführt und die Kohlensäure absorbiert wird. In diesem Raum halten sich die Patienten täglich kürzere oder längere Zeit auf.

Auch ist behauptet worden, daß im Vierzellenbald durch Emanationskataphorese die Emanation durch die intakte Haut geht und in ausreichender

Menge alsdann im Körper anwesend ist. Man will durch diese Maßnahmen gute Heilwirkungen erzielt haben.

Wir haben in der Leipziger medizinischen Klinik bei einer großen Patientenzahl von akutem, subakutem, chronischem Gelenkrheumatismus alle die genannten Radiumbehandlungen systematisch angewandt, uns aber nicht von einem besonderen Heileffekt dieser Kuren überzeugen können. Infolgedessen wenden wir heute nur ab und zu einmal ein Radiumvollbad bei dem subakuten und chronischen Gelenkrheumatismus an; die von uns gebaute Emanationskammer haben wir wieder abgebrochen und die Radiumtrinkkur ist ebenfalls ganz von uns verlassen.

Dabei möchte ich trotzdem Kuren in Radiumbädern angelegentlichst empfehlen (s. später). Ich habe den Eindruck, daß in solchen Bädern weniger dem Aufenthalt in den Emanationskammern als der ausgiebigen Trinkkur, den Bädern, und zwar besonders auch den übrigen in diesen Bädern vorhandenen Faktoren und vorgenommenen Maßnahmen der Heileffekt zugeschrieben werden muß.

Manchmal sieht man von der Röntgenbestrahlung (Steuber, Grunmach, Wetterer, Wilms) bei subakutem und chronischem Gelenkrheumatismus Erfolge. Wir selbst können dies bestätigen; wir haben — allerdings selten — bei Fällen, welche durch andere Therapie nicht beeinflußt wurden, durch Röntgen eine Besserung und Heilung erzielt. Man kann nach unserer Erfahrung im voraus über den zu erwartenden Erfolg einer Röntgentherapie nichts Sicheres aussagen, soll aber — namentlich beim Versagen der übrigen therapeutischen Maßnahmen — einen Versuch damit machen.

Edelmann hat bei frischen Fällen von akutem Gelenkrheumatismus 10 ccm Milch in die Streckmuskeln des Oberschenkels injiziert und zu gleicher Zeit große Dosen Salizylnatrium gegeben. 4—5 Stunden nach der Injektion trat ein Schüttelfrost mit kurzem Temperaturanstieg, am nächsten Tage Entfieberung ein. Innerhalb 12 Stunden wurden die Gelenke schmerzfrei und beweglich und in 3 Tagen erfolgte völlige Heilung; eine Endokarditis trat nur in 2 unter 70 behandelten Fällen auf. Edelmann glaubt, daß es durch die parenterale Milchzufuhr zur Hyperämie und Transsudation an den erkrankten Stellen und zu erhöhter Speicherung des im Blute in großer Menge kreisenden salizylsauren Natrons kommt.

Was nun speziell die Frage nach der Wahl eines Kurortes bei dem akuten Gelenkrheumatismus anlangt, so ist im allgemeinen daran festzuhalten, daß im akuten Stadium und auch im subakuten und chronischen Stadium bei beträchtlicher Reizung und noch vorhandener Entzündung der Gelenke es am besten ist, die Patienten nicht in ein Bad zu schicken.

In Betracht kommen:

1. einfache warme Quellen (Akratothermen, Wildbäder, Schlangenbad, Warmbrunn, Wildbad, Gastein, Ragaz-Pfäfers, Schlangenbad, Badenweiler, Teplitz u. a.).
2. Warme Kochsalzquellen (Wiesbaden, Münster am Stein, Baden-Baden, Kreuznach).
3. Warme kohlensäurehaltige Quellen besonders bei Herzkomplikationen (Nauheim, Kissingen, Oeynhausen).
4. Moorbäder (Elster, Schmiedeberg, Rippoldsau, Cudowa, Pöstyén, Nenndorf u. a.).
5. In seltenen Fällen schwefelhaltige Quellen (Aachen, Neudorf).
6. Auch der Gebrauch der radioaktiven Heilbäder (Baden-Baden, Brambach, Gastein, Johannisthal, Teplitz u. a.) weist bei subakuten und chronischen Fällen gute Erfolge auf (s. o.).

Die Indikation der verschiedenen Bäder hier zu besprechen, würde mich zu weit führen. Hervorheben möchte ich noch, daß in den meisten der genannten Bäder vorzügliche Einrichtungen zur medikomechanischen Behandlung versteifter Gelenke usw. vorhanden und daß die in einigen der genannten Bäder noch vorhandene eisen-, arsenhaltige Quellen usw. den Heilungsprozeß zu befördern imstande sind.

Menschen, welche zu Rheumatismus neigen, müssen wie oben bereits bei der Prophylaxe des akuten Gelenkrheumatismus besprochen, alle rheumatischen Schädlichkeiten vermeiden. Namentlich in der Rekonvaleszenz der Erkrankung, in der rauhen Jahreszeit sind derartige Menschen vor Nässe und Kälte zu bewahren; man sorge für wollene oder seidene Unterkleidung, gutes Schuhwerk, großes, trockenes Schlafzimmer, welches täglich geheizt werden kann, so daß stets nachts eine gleichmäßige Temperatur von 14° R vorhanden ist. Nach Erhitzung des Körpers ist derselbe sofort warm zu frottieren, Zugluft ist auf das sorgfältigste zu vermeiden.

Sehr zweckmäßig ist es, derartigen Patienten eine genaue vorgeschriebene Abhärtungskur zu verordnen, da die Neigung zu Rezidiven durch die Erkrankung sehr gesteigert ist. Man kann dies z. B. mit kühlen Abreibungen erreichen, indem man mit Wasser von über 30° C beginnt und dann allmählich in 1 bis 4 Wochen auf Wasser unter 20° C heruntergeht. Dabei kann man anfangs auch nur einzelne Teile des Körpers, dann später die ganze Hautoberfläche abreiben, oder auch nur anfangs feucht abklatschen. Hat Patient nach diesen Prozeduren bei der nachfolgenden Frottierung nicht sofort das Gefühl einer wohligen Durchwärmung des Körpers, so sind nach der Wasserabreibung solche mit einer spirituösen reizenden Flüssigkeit (Franzbranntwein, Ameisenspiritus, Eau de Cologne etc.) am Platze.

Liegt die Wohnung eines Rheumatikers in einer feuchten Gegend, so ist Wohnungswechsel zu empfehlen; bei großer Neigung zu Rezidiven ist eine klimatische Kur in der Höhe mit intensiver Sonnenbestrahlung wie Meran, Gries, Bozen, Oberengadin, Leysin, auch eine Winterkur in diesen Orten oder den sonnenreichen trockenen Wüstenorten Heluan, Biskua, Assuan am Platze.

Ist eine frische Endokarditis erkennbar, oder bestehen auch nur Herzbeschwerden ohne eine sofort erkennbare Herzaffektion, so ist sofort absolute Ruhe, Unterlassung von Bädern anzuordnen. Eine Eisblase oder ein Leiterscher Kühler, oder einfach feucht-kühler Umschlag auf das Herz, ev. nur stundenweise appliziert, wird die Beschwerden lindern; ist dies nicht der Fall, so sind geringe Dosen von Morphium, Pantopon, Kodein, Bromural am Platze. Zu empfehlen ist, wenn irgendwie Störungen in der Schlagfolge, Tachykardie, also Myokarderscheinungen allein oder in Verbindung mit Endokarditis usw. auftreten, bereits früh Digitalispräparate in Gestalt von Digipuratum, Digitalisat etc. zu verordnen. Außerdem gebe man Koffein und Kampfer; Wein etc. am besten erst bei größerer erkennbarer Herzschwäche.

Derartige Patienten lasse man lange Zeit Bettruhe beobachten und kontrolliere in der Rekonvaleszenz stets den Einfluß jeder neuen therapeutischen Maßnahme auf die Herztätigkeit. Allerdings soll man mit der Schonung des Herzens nicht zu weit gehen und zu richtiger Zeit die Übungstherapie in Form von Bädern, Aufstehen, Spazierengehen, Arbeiten etc. beginnen.

Eine Perikarditis, Polyserositis reagiert gewöhnlich prompt auf energische Salizyldosen, das Perikardexsudat resorbiert sich meist dann von selbst; geschieht dies aber nicht, ist das Perikardexsudat sehr groß und macht Herzschwäche, so ist in seltenen Fällen die Perikardpunktion auszuführen (s. o.)

Behandlung des Tripperrheumatoid.

Erst durch die Einführung der spezifischen Immuntherapie wurde der Behandlung der gonorrhoischen Arthritis eine zukunftsreiche Grundlage gegeben. Die spezifische Behandlung, die sich auf das Vorhandensein von Immunsubstanzen im Blute Tripperkranker stützt, wurde in Europa zuerst von Bruck (1909) mit seinem aus abgetöteten Gonokokkenkulturen hergestellten Vakzine-Präparat Arthigon versucht. Dasselbe stellt eine wässerige, mit 0,4% Trikresol versetzte Emulsion von abgetöteten verschiedenen Gonokokkenstämmen dar, welche Schering in Fläschchen à 6 ccm Inhalt in den Handel gebracht hat und von denen 1 ccm ca. 20 Millionen Gonokokken enthält. Auch von den Höchster Farbwerken wird ein Gonokokken-Vakzin „Gonargin" hergestellt, über welches ich aber keine eigene Erfahrung besitze.

Auf die theoretischen Grundlagen der Vakzination hier einzugehen, würde mich zu weit führen. Bruck hat die Wirkung seines Präparates als aktive Immunisierung des Körpers nach Analogie mit dem Tuberkulin zurückgeführt.

Er hat das Arthigon zuerst intramuskulär verabreicht. Man beginnt dabei mit 0,5 ccm der gut aufgeschüttelten Emulsion. Hält sich danach die Temperatursteigerung in mäßigen Grenzen (1,5—2°), so injiziert man 3—4 Tage später dieselbe Menge. Alsdann aber steigt man auf 1 ccm; tritt hier kein Fieber ein, dann nimmt man 2 ccm. Über letztere Dosis soll nicht hinausgegangen werden.

Bei der intravenösen Injektion nimmt man 0,1 ccm Arthigon nach gutem Aufschütteln des Fläschchens und verdünnt diese 0,1 ccm bis 0,5 ccm mit steriler physiologischer Kochsalzlösung. Nach der Injektion tritt öfter schon nach 30 Minuten Schüttelfrost, schneller Temperaturanstieg, Kopfschmerzen, selten Übelkeit, Erbrechen ein; dann folgen Schweißausbrüche und Temperaturabfall; manchmal gibt es einen zweiten Temperaturanstieg am selben Tage (Doppelzacke). Bruck injiziert dann in 3—4tägigen Intervallen unter allmählicher Steigerung der Dosis bis auf 0,5, wobei über mehr wie 6 Injektionen selten hinausgegangen wurde.

Neben der Allgemeinreaktion ist in vielen Fällen auch eine Lokal-Reaktion an der Einstichstelle der intramuskulären Injektion, sowie bei der Arthritis eine Herdreaktion in Form von erhöhtem Spannungsgefühl, Schmerzhaftigkeit und ev. Verdickung des befallenen Gelenkes vorhanden.

Eine therapeutische Überlegenheit der intravenösen über die intramuskulären Injektionen, wie Bruck sie annimmt, hat sich nach unserer Erfahrung nicht bestätigt, und da außerdem die intramuskulären Injektionen viel milder verlaufen, die Erscheinungen viel weniger stürmisch als bei der intravenösen Einverleibung sind, so verwenden wir jetzt nur noch die intramuskuläre Injektion. Harmlos sind die intravenösen Injektionen nach unseren Erfahrungen keineswegs, insofern einmal nach einer Injektion von 0,2 Arthigon ein steiler Temperaturanstieg von 37,5° auf 41,7° C unter äußerst heftigen und bedrohlichen Allgemeinerscheinungen, Schüttelfrost, Erbrechen, Durchfall usw., erfolgte.

Wenn nun auch nach unserer Erfahrung die Prognose der gonorrhoischen Arthritiden durch die Arthigonbehandlung eine erheblich günstigere geworden ist, als sie es noch vor 10 Jahren war, so ist die spezifische Arthigontherapie bis jetzt doch nicht als eine zuverlässige oder gar ideale zu bezeichnen. Von 27 unserer mit Arthigon behandelten gonorrhoischen Rheumatismuskranken sind nur 7 (= 26%) völlig geheilt worden; 16 (= 59%) wurden als gebessert und arbeitsfähig, 4 (=15%) als gebessert aber arbeitsunfähig aus dem Krankenhause entlassen (s. Matuscewski).

Auch ein Antigonokokkenserum ist bei gonorrhoischen Gelenkleiden versucht wurden; dasselbe hat aber völlig versagt. Dagegen scheint das auf Grund der biologischen und morphologischen Ähnlichkeit zwischen Gonokokkus und Meningokokkus angewandte Meningokokkenserum zum Teil gute Resultate bei den gonorrhoischen Gelenkleiden ergeben zu haben. Asch (IV. Kongreß der Deutschen Gesellschaft für Urologie 1913, ref. Münch. med. Wochenschr. 1913. S. 2430) hat zu diesem Zwecke wöchentlich eine intramuskuläre Injektion von 20—40 ccm gemacht.

Natürlich darf man sich bei der Behandlung der gonorrhoischen Arthritis nicht auf die spezifische Therapie beschränken.

Hat Arthigoninjektion nicht die gewünschte Wirkung, so haben wir auch durch intravenöse Injektionen von kolloidalem Silber (Elektrargol, Fulmargin, Kollargol) s. o. in 1—2—3 tägigen Pausen und längere Zeit fortgesetzt noch manchmal eine schöne Besserung des Gelenkleidens erzielt.

Ferner sind alle therapeutischen Maßnahmen zu versuchen, welche ich bei dem akuten, subakuten und chronischen Gelenkrheumatismus angegeben habe. Bei bestehendem Fieber und akuten Entzündungsprozessen sind die Salizylpräparate, Antipyretika, Atophan usw. (s. o.) am Platze. Einen prompten Erfolg hat man mit diesen Mitteln meist nicht, man sieht aber doch sehr häufig daß die Temperatur etwas sinkt, der Allgemeinzustand sich etwas bessert und auch die Schmerzen gelindert werden.

Besteht noch eine Tripperentzündung der Harnröhre, so muß dieselbe vor allen Dingen geheilt werden. Nach C. Gerhardt soll bei frühzeitig zur Heilung gebrachtem Tripper die Gefahr der Gelenkaffektion fast wegfallen. Sind die ergriffenen Gelenke sehr schmerzhaft, so müssen sie ev. durch Schienen, Wattepackungen etc. ruhig gestellt werden; bei größerem und lange bestehendem Gelenkexsudat kommt die Punktion mit nachfolgender Kompression des Gelenkes in Frage. Eine länger dauernde Immobilisierung der gonorrhoischen Gelenke ist aber wegen der großen Gefahr der Ankylosenbildung zu vermeiden. Schon relativ frühzeitig sind lokale heiße Packungen, Heißluft, Thermophor, Glühlicht, Fango und besonders Diathermie usw. anzuwenden, und ev. mit der Bierschen Stauung zu verbinden.

Auf die Temperatur haben diese Maßnahmen — auch die Biersche Stauung — keinen Einfluß, während nach den Erfahrungen Biers die Temperatur nach der Stauung zur Norm fallen soll. Verschiedentlich haben wir einen deutlich entfiebernden Einfluß durch die innerliche Darreichung von Gonosan (mehrmals täglich 0,3 in Kapseln) konstatieren können.

Nach unseren Erfahrungen müssen Biersche Stauung und Thermopenetration, besonders weil sie wegen ihrer schmerzstillenden und der Ankylosenbildung entgegenwirkenden Eigenschaften am ehesten Versteifungen verhüten und die besten funktionellen Resultate ergeben, bei jedem Patienten neben Arthigoninjektionen angewandt werden. Wir sahen Fälle, wo die Stauungsbehandlung nicht zum Ziele führte, dagegen die Wärmepenetration von gutem Erfolge war und umgekehrt, so daß eine therapeutische Überlegenheit der einen über die andere Methode nicht festgestellt werden konnte.

Die Anwendungsdauer der Bierschen Stauung schwankte bei unseren Kranken zwischen $^1/_2$ und 20 Stunden täglich; bei der Diathermie kam jedes Gelenk gewöhnlich dreimal wöchentlich je 15 Minuten lang an die Reihe, in einzelnen Fällen täglich; verschiedentlich wurden beide Methoden zu gleicher Zeit, aber natürlich an verschiedenen Tagen, angewandt.

Wilms hat von der Anwendung der permanenten Wärme auf die erkrankten Gelenke vorzügliche Resultate gesehen. Er verwandte dabei einen Apparat, der aus gewalzten Bleiröhren besteht, welche sehr biegsam ohne Zinkmantel um die Gelenke zirkulär herumgelegt werden und mit einer doppelten Gipsschicht innen und außen isoliert sind.

Bei Coxitis gonorrhoica haben wir Distraktion durch Gewichtsextraktion mit gutem Erfolg angewandt. Eine operative Behandlung wird, selbst wenn gonorrhoischer Eiter vorhanden ist, nur in den seltensten Fällen notwendig sein. Im allgemeinen ist mit operativen Maßnahmen bei den gonorrhoischen Gelenkerkrankungen größte Zurückhaltung zu beachten (Bennecke).

Besteht eine schwere Gelenkentzündung mit starkem Erguß, der durch innere Behandlung nicht zurückgegangen ist, so ist unter Umständen eine Punktion des Eiters oder kleine Inzision angebracht. Bei phlegmonöser Kapselentzündung mit hochgradigster Empfindlichkeit, wo die übrige Therapie nicht zum Ziele führt oder nicht anwendbar ist, empfiehlt Wilms Inzision bis in die Gelenkkapsel oder auch ins Gelenk.

Über die von Gilbert angegebene Autoserotherapie, welche von F. Ramond u. a. auch bei gonorrhoischer Arthritis angewandt worden ist, haben wir keine Erfahrungen. Es werden dabei 1—2 ccm seröses oder auch eitriges Gelenkexsudat subkutan den betreffenden Patienten injiziert, worauf baldiges Nachlassen des Fiebers, der Schmerzhaftigkeit usw. eintreten soll. Man denkt sich den Erfolg so, daß infolge der Einspritzung Antikörper im Organismus entstehen, welche eine günstige therapeutische Wirkung entfalten sollen.

Auch durch Injektion unspezifischer fiebererzeugender Eiweißkörper lassen sich besonders bei gonorrhoischen Arthritiden Erfolge erzielen. Müller und Weiß z. B. haben über erfolgreiche Versuche mit intramuskulären Injektionen von frisch abgekochter Milch (10 ccm), oder Natr. nucleinic. (20—30 ccm einer 10%igen Lösung) und mit subkutanen Injektionen von Alttuberkulin berichtet.

Behandlung der übrigen Rheumatoide.

Die Behandlung des Scharlach Rheumatoids ist im allgemeinen die gleiche wie die des akuten Gelenkrheumatismus. Die Wirkung der oben aufgeführten antirheumatischen Präparate ist hier beinahe ebenso eklatant wie bei dem akuten Gelenkrheumatismus. Nur dürfte die Behandlung mit den verschiedenen Salizylpräparaten etwas vorsichtig und nur innerhalb mäßiger Grenzen und nicht zu lange ausgeführt werden, da die Gefahr des Eintritts einer Nierenentzündung vergrößert werden könnte. Am besten ist es deswegen, sich auf Antipyrin, Atophan (s. o.) zu beschränken, welche Mittel nach unserer Erfahrung eine meist schnelle Heilung im Gefolge haben.

Kommt es aber zu Mischinfektionen, Eiterungen des Gelenkes, so ist Eröffnung desselben am Platze, wir haben es dann aber nicht mit einem Rheumatoid, sondern mit einer pyämischen Erkrankung zu tun.

Bei der Behandlung des luetischen Gelenkrheumatismus wird man mit einer antiluetischen Kur sehr prompt Besserung und, wenn noch keine deformierende Gelenkveränderungen eingetreten sind, auch Heilung erzielen. Am besten gibt man nach unserer Erfahrung Quecksilber und Salvarsan zusammen und läßt eine 5wöchige Schmierkur (täglich 5,0 Unguentum cinereum) machen und gibt außerdem jede Woche je eine Neosalvarsanspritze intravenös (zuerst 0,3 dann steigend bis 0,9). Nach Ablauf der 5 Wochen kann man eine 2wöchige Pause verordnen und alsdann noch 4—6 Wochen lang Jod (3 g täglich) nehmen lassen.

Bei chronischen Gelenkveränderungen müssen die oben genannten lokalen Applikationen, physikalische Therapie usw. mit der antiluetischen Behandlung kombiniert werden.

Von den Komplikationen des akuten Gelenkrheumatismus bedarf vor allen Dingen noch die Behandlung der Chorea minor einer kurzen Besprechung.

In erster Linie ist für absolute Ruhe der Patienten zu sorgen. Auch für leichtere Fälle wird eine ungefähr 2wöchige Bettruhe im Beginne des Leidens nichts schaden, empfehlen würde ich sie für alle mittel- und schweren Fälle. Jedenfalls müssen die Kinder aber während der ganzen Dauer der Erkrankung aus der Schule bleiben.

Die Umgebung der Patienten soll möglichst beruhigend auf die Kranken einwirken, die Kranken müssen möglichst von ihrem Leiden abgelenkt werden. Sie von ihrer Umgebung zu isolieren, ist nicht immer zweckmäßig und besonders dann gar nicht zu empfehlen, wenn es feststeht, daß die Patienten von den sie umgebenden Personen nicht beunruhigt werden. Bei leichteren etwas länger dauernden Erkrankungen ist Aufenthalt in frischer Luft dringend anzuraten.

Bei heftigen choreatischen Bewegungen sind die Patienten vor Verletzungen zu schützen, indem das Bett auf beiden Seiten mit gepolsterten Seitenwänden versehen wird und auch sonst die harten Teile und Kanten des Bettes mit Kissen zusammengelegten Wolldecken usw. bedeckt werden. Für recht angenehme Wärme des Bettes, gutes Zudecken usw. ist stets Sorge zu tragen.

Die Kost muß möglichst reizlos, leicht verdaulich sein, Alkohol, viel Salz und Gewürze sind zu verbieten; öftere Mahlzeiten manchmal angezeigt. In schweren Fällen müssen die Patienten gefüttert werden und es gestaltet sich dann manchmal die Ernährung, besonders bei Kindern wegen der choreatischen Bewegungen der Schlundmuskulatur und des dadurch bedingten schweren Schluckaktes sehr schwierig.

Von besonderen eingreifenden Wasserprozeduren sehe man, wenn keine besonderen Indikationen vorliegen und besonders bei Beteiligung des Herzens ganz ab. Bei leichteren, sich länger hinziehenden Fällen sind lauwarme protrahierte Bäder von 34—37°, denen ein 1—2%iger Salzzusatz mit oder ohne Fichtennadelextrakt oder Fluinol gegeben werden kann, sehr häufig von guter Wirkung; bei schweren Fällen sieht man danach öfter Schlaf und Ruhe eintreten. Auch nasse Einwicklungen, leichte Abreibungen sind zeitweilig angebracht.

Von einer faradischen Behandlung ist gänzlich abzuraten; auch eine galvanische Behandlung des Kopfes und Rückenmarks, welche von verschiedenen Seiten empfohlen worden ist, ist besser zu unterlassen. Ebenso ist eine gymnastische und Massage-Behandlung besser zu vermeiden, da sie meiner Erfahrung nach die Patienten eher erregt als beruhigt.

Ist eine Angina vorhanden, so ist dieselbe zu behandeln und vor allen Dingen sind im Anfang der Krankheit Antipyrin und Salizylpräparate und sonstige auch bei dem akuten Gelenkrheumatismus angewandte Mittel zu versuchen. Man wird damit bei den Fällen, welche in irgend einer Beziehung zum Gelenkrheumatismus stehen und bei welchen Gelenkbeschwerden, Angina, früher Polyarthritiden vorhanden waren, einen guten Erfolg haben. Bei anderen Kranken erreicht man hiermit meist gar nichts und macht dann am besten einen Versuch mit Arsenpräparaten (Solut. arsenic. Fowler mit Aq. Menth. āā, 3mal 8 Tropfen beginnend und in der bekannten Weise steigend, oder Acid. arsenic. in Pillen usw. s. früher).

Bei stärkerer Unruhe reicht man sedative und hypnotische Mittel wie Brom, Bromural, auch Kodein, ferner Schlafmittel wie Adalin, Veronal, Somnazetin, Nirvanol usw. Wird auch hiermit die Unruhe nicht geringer, so ist zeitweilig eine Anwendung mit Morphium, Hyoscin und Skopomorphin subkutan nicht zu umgehen, ja es ist von verschiedenen Autoren bei solchen Kranken die Chloroformnarkose angewandt worden.

Ob Salvarsaninjektionen, welche bei schwersten Fällen, wo andere Mittel versagen, von Salinger u. a. empfohlen worden sind, etwas nützen, müßte noch geprüft werden; man wird sich jedoch zu derartigen Injektionen im allgemeinen nur schwer entschließen können.

Da Passini in 3 von 5 schweren Choreafällen nach der Lumbalpunktion in kürzester Zeit eine auffallende Besserung und Schwinden der krankhaften Erscheinungen gesehen hat, so ist ein therapeutischer Versuch mit der Lumbalpunktion namentlich bei Versagen der anderen Mittel sehr berechtigt.

Ob die subkutanen Injektionen von Magnesiumsulfat zu empfehlen sind, müssen erst weitere Beobachtungen lehren, Schröder (zit. nach Münch. med. Wochenschr. 1916. S. 1665) hat damit bei 11 Patienten von Chorea minor vorzügliche Erfolge gehabt.

Literatur.

Abel, Baumgartens Jahresbericht 1897. — Abezgauz, Die klinischen Erscheinungen des akuten Gelenkrheumatismus. Diss. Leipzig 1913. — Achalme, Baumgartens Jahresbericht 1897. — Albertin, Le corps thyreoide et le rhumatisme articuläre aigu. Thèse de Paris 1911. Nr. 416. — Alschwang, Der heutige Standpunkt der Ätiologie des akuten Gelenkrheumatismus mit Berücksichtigung etc. Dissert. Leipzig 1914. — Andrieux, Rhumatisme tuberculeux chez les enfants. Thèse de Lyon 1903. — Arkwright, Acute rheumatism and sepsis. Ref. in Zentralbl. f. Bakteriol., Parasitenk. u. Infektionskrankh. Bd. 34. 1904. — Aschoff, Ätiologie der serösen Pleuritis. Zeitschr. f. klin. Med. 1896. — Aschoff-Tawara, Die heutige Lehre von der pathologisch-anatomischen Grundlagen der Herzschwäche. Jena 1906. — Ashby, On the nature of the socaleed scarlatinal-rheumatism. Brit. med. Journal 1883. — Baginsky, Der akute Gelenkrheumatismus der Kinder. Berl. klin. Wochenschr. 1904. S. 1213. — Baginsky, Über Perikarditis im Kindesalter. Berl. klin. Wochenschr. 1898. Nr. 48. u. 49 u. Arch. f. Kinderheilk. Bd. 16. S. 104. — Baillie, Morbid Anatomyg. 1797. S. 46. — Ballonius, De Rhumatismo et pleuritide dorsali etc. in Op. omnia IV. Geneva 1762. S. 313. — Bamberger, Lehrbuch der Herzkrankheiten 1857. — Bardach, K., Zur therapeutischen Anwendung intravenöser Arthigoninjektionen. Münch. med. Wochenschr. 1913. Nr. 47. — Bauer, Polyneuritis und Gelenkrheumatismus. Ref. in Münch. med. Wochenschr. 1911. S. 331. — Bauer, Die konstitutionelle Disposition zu inneren Krankheiten. Berlin 1917. Verl. von Springer. — Bauer, Felix, Ein Fall von Polyneuritis und akutem Gelenkrheumatismus. Mitteil. d. Ges. f. inn. Med. u. Kinder. X. 2. — Bäumler, Die Deutsche Klinik am Eingange des 20. Jahrhunderts. Herausgegeb. v. Leyden u. Klemperer: Der akute Gelenkrheumatismus. Bd. 2. 1901. — Beaton u. Walker, Virchows Jahresber. 1903. — Bendix, Die Behandlung des Gelenkrheumatismus mit Atophan. Therap. der Gegenwart. 1912. S. 301. — — Beneke, Zur Pathogenese des Gelenkrheumatismus. Berl. klin. Wochenschr. 1876. Nr. 12. — Bennecke, Die gonorrhoische Gelenkentzündung. Berlin 1899. — Bering, Über das Schicksal hereditärsyphilitischer Kinder. Arch. f. Dermatol. u. Syphil. 1911. S. 106. — Berkowitz, Rheumatismus nodosus im Kindesalter. Arch. f. Kinderheilk. Bd. 59. Heft 1. 1913. — Bernstein, Schmidts Jahrbücher über in- und ausländische gesamte Medizin. Bd. 271. 1901. — Besnier, Annales de Dermatolog. et de syphilis 1877 (Étude sur le rhumatisme blennorrhagique. — Bessau, Zur Frage der anaphylaktischen Purpura. Bemerkungen zu der Arbeit von Glanzmann: Beiträge zur Kenntnis der Purpura im Kindesalter. Jahrb. f. Kinderheilk. Bd. 84. S. 296. — Bessau, Über Masernantionephaxie. Zeitschr. f. Kinderheilk. 81. 1915. — Betencourt, Baumgartens Jahresbericht 1897. — Bibergeil, Zur Serumbehandlung der Polyarthritis. Wien. klin. Wochenschr. 1904. S. 1298. — Biedert, Ph., Akuter Gelenkrheumatismus. Lehrbuch der Kinderkrankheiten von Ph. Biedert. — Binz, Die Zerlegbarkeit des salizylsauren Natrons. Berl. klin. Wochenschr. 1876. S. 385 u. Arch. f. exper. Path. u. Pharm. 1879. Bd. 10. S. 147. — Bionds, Beitrag zum Studium der endokarditischen Effloreszenzen bei Tuberkulösen. Zentralbl. f. allg. Path. u. path. Anatomie. 1895. S. 105. — Birch-Hirschfeld, Über den Bau und die Entstehung der endokarditischen Effloreszenzen. Verhandl. d. Kongr. f. inn. Med. 1888. S. 346. — Bloch, Baumgartens Jahresbericht 1898. — Boeck, C., Essentielle Erytheme (Auspitz) — Erythema multiforme und Purpura rheumatica — durch Schlundentzündungen hervorgerufen. Vierteljahrsschr. f. Dermatologie u. Syphilis 1883. — Boeck u. Lydia Rabinowitsch, Weitere Untersuchungen über den Wert der Arloing-Courmontschen Serumreaktion bei Tuberkulose spez. Rindertuberkulose. Deutsche med. Wochenschr. 1910. Nr. 10. — Bokai, jun., Über die skarlatinösen Gelenkentzündungen. Jahrb. f. Kinderheilk. 1885. Bd. 23. S. 305. —

Bonardi, Baumgartens Jahresbericht 1901. — Bondi u. Jacoby, U., Über die Verteilung der Salizylsäure bei normalen und infizierten Tieren. Hofmeisters Beitr. 1906. Bd. 7. S. 514. — Bouillaud, Nouvelles recherches sur le rheumatisme articulaire aigu 1836 et Traité du Rhumatisme articulaire. Paris 1840. — Bourget, Über die Resorption der Salizylsäure durch die Haut und die Behandlung des akuten Gelenkrheumatismus. Therap. Monatshefte 1893. S. 531. — Bracht u. Wächter, Beitrag zur Ätiologie und pathologischen Anatomie der Myocarditis rheumatica. Deutsch. Arch. f. klin. Med. Bd. 96. S. 493. — Bredow, Beiträge zur Entzündung der serösen Häute nach Polyarthritis rheumatica acuta. Dissert. Leipzig 1912. — Brieger, Endocarditis ulcerosa nach akutem Gelenkrheumatismus. Charité-Annalen 1887. — Bruck u. Sommer, Über die diagnostische und therapeutische Verwertbarkeit intravenöser Arthigoninjektionen. Münch. med. Wochenschr. 1913. Nr. 22. — Brugsch, Salizyltherapie u. Nieren. Ther. d. Gegenw. 1904. Nr. 2. — Brunner, Über Gelenkmetastasen bei Pneumonie. Korrespondenzbl. f. Schweiz. Ärzte 1892. — Buday, Baumgartens Jahresbericht 1890. — Buday, Beiträge zur Kenntnis der Entwicklung der metastatischen Gelenkentzündungen und zur Ätiologie der Polyarthritis rheumatica. Ref. in Zentralbl. f. Bakteriol. 1891. Bd. 10. S. 287. — Bury, Peripheral. Neuritis in acuta rheumatism. and the relation of muscular atrophia to affections of the joints. The medical Chronicle 1888. Juni. — Buß, Über die Beziehungen zwischen Angina und akutem Gelenkrheumatismus. Deutsch. Arch. f. klin. Med. Bd. 54. S. 1. 1895. — Buß, Zur antipyretischen Wirkung der Salizylsäure. Stuttgart 1876. — Byers, Über den Zusammenhang der Chorea mit dem Rheumatismus. Jahrbuch f. Kinder 1882. Bd. 18. S. 400. — Camerer, Rheumatismus. Württemberger Korrespondenzbl. 1862. 31. S. 46. — Canstatt, Die spezielle Pathologie und Therapie. 3. Aufl. Bd. 1. S. 604. — Carrieu, M., Le bacille d'Achalme doit-il être considéré comme l'agent pathogène du rhumatisme articulaire aigu? Montpellier méd. Jahrg. 57. Nr. 18. S. 409. 1914. Ref. in Kongreßzentralbl. Bd. 11. Heft 4. S. 159. 1914. — Charin, Baumgartens Jahresbericht 1900. — Chvostek, Wien. klin. Wochenschr. Nr. 26. 1895. (Zur Ätiologie des Gelenkrheumatismus.) Verhandl. des Kongresses f. i. Med. 1897. (Zur Ätiologie des akuten Gelenkrheumatismus.) — Chvostek u. Kraus, Zur Ätiologie des akuten Gelenkrheumatismus. Anrede u. Erwiderung. Leipzig u. Wien 1898. — Cohnheim, Vorlesungen über allgemeine Pathologie. 2. Aufl. 1882. Bd. 1. — Colombini, Bakteriologische und experimentelle Untersuchungen in einem Falle von Harnröhrentripper mit Gelenk- und Hautaffektionen. Monatsh. f. prakt. Dermatol. 21. Nr. 11. — Conner, Zentralblatt für Bakteriologie Bd. 41. 1908. — Cornet, Die Tuberkulose in Nothnagels spezielle Pathologie u. Therapie. Bd. 15. Teil 3. — Cullen, Practise of Physic. 1784. Kap. 12. — Curschmann, Behandlung großer Herzbeutelergüsse. Die Deutsche Klinik am Eingange des 20. Jahrhunderts. Bd. 4. — Curschmann, Hans, Neurosen in Handbuch der inneren Medizin. Bd. 5. — Czerny, Zur Symptomatologie der Chorea. Monatsschr. f. Kinderheilk. 1916. Bd. 14. Nr. 1. — Dack, Über den gonorrhoischen Gelenkrheumatismus. Inaug.-Diss. Erlangen 1891. — Damsch, Akuter Gelenkrheumatismus in Ebstein-Schwalbe, Handbuch der praktischen Medizin. Bd. 3. — Darkschewitsch, Ein Fall von Muskelatrophie bei Gelenkrheumatismus. Neurol. Zentralbl. 1891. Nr. 12. — Dauriac, J., Un cas du pseudo-rheumatisme diphthérige. Gaz. des hôpit. 1889. Nr. 145. — Davis, Untersuchungen über Herzentzündung, nebst Wells Bemerkungen über Rheumatismus des Herzens aus dem Englischen übersetzt von Choulant. Halle 1816. — Denys, Zentralbl. f. allg. Pathol. u. path. Anat. 1893. S. 174. — Dickschen, Psychosen in Verbindung mit akuten Krankheiten. Berl. 1873. — Dippe, Schmidts Jahrbücher 1901. — Doebert, Über Entzündung des Herzbeutels u. Punktion desselben. Berl. klin. Wochenschrift 1904. Nr. 18. — Dohrn, M., Über die entzündungswidrige Eigenschaft des Atophans und einiger anderer Karbonsäuren. Therap. d. Gegenw. 1913. S. 196. — Duckworth, Die Gicht, ins Deutsche übertragen von Dippe. Leipzig 1894. — Duckworth, Über die rheumatische Natur der Chorea. Wien. med. Presse. 1894. S. 540. — Durosiez, De la pericardopleurite dans la rheumatisme articulaire aigue. L'Union 181. Nr. 130 u. 131. — v. Dusch, Über Purpura. Deutsche med. Wochenschr. 1889. S. 45. — v. Dusch, Herzkrankheiten. — v. Dusch u. Hoke, Die Henochsche Purpura. Festschr. f. E. Henoch. 1890. S. 379. — Edelmann, Die abortive Behandlung des akuten genuinen Gelenkrheumatismus. Münch. med. Wochenschr. 1917. S. 1632 u. Wien. klin. Wochenschr. 1917. Nr. 10. — Edlefsen, Zur Statistik u. Ätiologie des akuten Gelenkrheumatismus. Verhandl. des Kongr. f. inn. Med. 1885. S. 323. — Eichhorst, Gelenkrheumatismus, Chorea, Erythema nodosum in seinem Handbuch der spez. Path. u. Therap. Bd. 3. — Eidam, Psychose nach Rheumatism. artic. ac. u. nach Pneumonia croup. Berl. klin. Wochenschr. 1884. Nr. 12. — Eisenhart, Die Wechselbeziehungen zwischen internen und gynäkologischen Erkrankungen. Stuttgart 1895. — Engelns, Über die wissenschaftlichen Grundlagen der Fulmargintherapie. Ärztl. Rundsch. 1912. Nr. 52 u. 1913. Nr. 1. — Erben, Klinische und chemische Beiträge zur Lehre von der exsudativen Perikarditis. Zeitschr. f. Heilk. 1906. Heft 2 u. 5. — Erlangen, Experimentelle Untersuchungen über die Anwendung des Natrium salicyl. per rectum bei Gelenkrheumatismus. Arch. f. klin. Med. 51. S. 303. —

Ewer, Einige Bemerkungen über die rheumatische Schwäche. Berl. klin. Wochenschr. 1887. S. 150. — Faber, Die nervösen Erscheinungen im Rheumatismus acutus. Arch. f. Kinderheilk. 1869. Bd. 10. S. 233. — Faber, Rheumatismus, Chorea, Herzaffektionen. Arch. d. Heilkunde 1871. Heft 1. — Fabian u. Knopf, Über Kollargolbehandlung. Berl. klin. Wochenschr. 1909. S. 1400. — Fahr, Rheumatismus nodosus. Zit. nach Münch. med. Wochenschr. 1918. S. 1229. — Fehde, Erfahrungen über das Kollargol auf Grund 15jähriger Anwendung. Med. Klinik 1912. S. 1951. — Fiedler, Zur Ätiologie der Pleuritis. Jahresber. d. Gesellsch. f. Natur- u. Heilk. in Dresden 1891. S. 74. — Fiedler, Zur Ätiologie der Pleuritis. Jahrb. d. Gesellsch. f. Natur- u. Heilk. in Dresden 1890—91. — Über Pleuritis rheumatica. Beitr. z. wissensch. Med. Festschrift gewidmet Theodor Thierfelder, Leipzig 1895. — Finger, Arch. f. Dermat. u. Syph. 1893. — Fleischhauer, Akuter Gelenkrheumatismus mit multiplen miliaren Abszessen. Virchows Arch. 1873. Bd. 62. — Fournier, Gaz. des hôpit. 1866. — Fraenkel, Delirium beim Rheumatismus artic. acut. Neue Charité-Annalen 1876. Bd. 1. S. 353. — Fraenkel, Therapie des akuten Gelenkrheumatismus. Neue Charité-Annalen 1876. S. 357. — Fraenkel, Zur Ätiologie des akuten Gelenkrheumatismus und seinen Komplikationen. Deutsche med. Wochenschr. 1886. S. 1840 — Fränkel, A., Zur Lehre von der gonorrhoischen Rheumatoiderkrankung. Charité Annalen XI. S. 182. Über Antipyrinbehandlung des akuten Gelenkrheumatismus. Deutsche med. Wochenschr. 1886. Nr. 43. — Fränkel, E., Über Myocarditis rheumatica. Beitr. z. path. Anat. 1912. Bd. 52. H. 3. — Fränkel, E., Zentralbl. f. Bakt. Bd. 53. 1912. — Fränkel, E. u. Sänger, Untersuchungen über die Ätiologie der Endokarditis. Virchows Arch. 1887. Bd. 108. S. 286. — Frank, Die essentielle Thrombopenie. Berl. klin. Wochenschr. 1915. Nr. 18 u. 19. — Frank, Über die Pathogenese des Typh. abdom. Deutsche med. Wochenschr. 1916. S. 1062. — Frank, Über den Rheumatismus nodosus mit besonderer Berücksichtigung des pathologisch-anatomischen Befundes. Berl. klin. Wochenschr. 1912. S. 1358. — Freund, Erfahrungen mit Arthigon bei den Komplikationen der Gonorrhöe. Wien. med. Wochenschr. 1913. Nr. 25. — Friedberger, E., Über aseptisch erzeugte Gelenkschwellungen beim Kaninchen. Berl. klin. Wochenschr. 1913. S. 88. — Friedländer, Über Rheumatismus. Verhandl. d. Kongr. f. inn. Med. 1885. S. 403. — Friedländer, Über den typischen Verlauf des akuten Gelenkrheumatismus. Verh. d. Kongr. f. inn. Med. 1886. S. 381. — Fritsch, K., Über Gelenkerkrankungen bei Scharlach und Masern. Beitr. z. klin. Chir. Bd. 72. 1911. — Fritz, Zur Ätiologie der Polyarthritis rheumatica. Zeitschr. f. klin. Med. 1880. Bd. 1. S. 229. — Froriep, Die rheumatische Schwiele. Weimar 1843. — Gask, Baumgartens Jahresber. 1903. — Gasne, Les Arthrités à pneumocoques chez les enfants in Jahresber. der gesamten Medizin 1908. Bd. 2. S. 480. — Gerhardt, C., Über Rheumatoidkrankheiten. Verhandl. d. Kongr. f. inn. Med. 1896 u. Deutsche med. Wochenschrift 1886. — Gerhardt, C., Über Rheumatoidkrankheiten. Deutsche med. Wochenschr. 1886. — Gilbert, Über Rheumatismus, rheumatische und metastatische Regenbogenhautentzündung. Zeitschr. f. Augenheilk. Bd. 37. H. 3—4. 1917. — Glaser, Diskussion über akuten Gelenkrheumatismus. Verh. d. Kongr. f. inn. Med. 1901. S. 470. — Glanzmann, E., Beiträge zur Kenntnis der Purpura im Kindesalter. Jahrb. f. Kinderheilk. Bd. 83. S. 271 u. 379. — Glanzmann, E., Zur Frage der anaphylaktoiden Purpura. Jahrb. f. Kinderheilk. Bd. 84. S. 302. — Goldscheider, Zur Bakteriologie der akuten Pleuritis. Zeitschr. f. klin. Med. 1892. Bd. 21. S. 363. — Görges, Bemerkungen zum „Aspirin löslich". Deutsche med. Wochenschr. 1913. Nr. 26 u. Berl. klin. Wochenschr. 1914. S. 73. — Grießhauser, Über den Zusammenhang von Diphtheritis und Gelenkrheumatismus in einem Falle mit nachfolgendem Diabetes. Thüringer Korrespondenzbl. 1876. Bd. 5. S. 8. — Griesinger, Über die protrahierte Form der rheumatischen Hirnaffektion. Arch. d. Heilk. 1860. — Grimm, Zwei Fälle von akutem Gelenkrheumatismus mit seltenen Komplikationen. Deutsche militär-ärztliche Zeitschr. 1885. H. 12. — Grocco, Cenni sopra due forme clinicle poco communi di inferione tubercolare, Lo Sperimentale, 1892. Nr. 23, 24. — Groedel, Über akuten Gelenkrheumatismus im Anschluß an Angina. Deutsche med. Wochenschr. 1896. Nr. 17. — Gürig, Der Gelenkrheumatismus, sein tonsillarer Ursprung und seine tonsillare Heilung. Breslau, Max Woywod, 1905 u. Münch. med. Wochenschrift 1904. Nr. 47. — Guttmann, Baumgartens Jahresber. 1886. — Guttmann, Zur Ätiologie des akuten Gelenkrheumatismus und seiner Komplikationen. Deutsche med. Wochenschr. 1866. S. 809. — Guttmann, Über Antipyrinbehandlung des akuten Gelenkrheumatismus. Deutsche med. Wochenschr. 1886. S. 774. — Guttmann, Über Salipyrin. Berl. klin. Wochenschr. 1890. Nr. 37. — Guttmann, Über Salophen, Berl. klin. Wochenschr. 1890. Nr. 52. 53. — Habermann, Die Bedeutung intravenöser Arthigoninjektionen für die Diagnostik und Therapie der Gonorrhöe. Münch. med. Wochenschr. 1914. Nr. 8 u. 9. Haim, Über Knochenveränderungen bei akuten Gelenkrheumatismus im Röntgenbild. Zeitschr. f. Heilk. 1903. Bd. 7. S. 260. — Haneborg, Chorea minor, Ätiologie und Pathogenese. Zit. nach Münch. med. Wochenschr. 1916. S. 1591. — Harras, Schmidts Jahrbücher. Bd. 288. 1905. — Über die Häufigkeit der Komplikation der Polyarthritis rheumat. acuta. Münch. med. Wochenschr. 1904. S. 1551. — Harraß, Über die Häufigkeit der

Komplikationen der Polyarthritis rheumatica. Münch. med. Wochenschr. 1904. S. 1551. — Hauffe, Gelenkrheumatiker ohne Salizylpräparate behandelt. Therap. d. Gegenw. 1906. Nr. 2. — Hebra, Hautkrankheiten. Virchows Handb. d. spez. Path. u. Therap. — Hegler, C., Das Erythema nodosum. Ergeb. d. inn. Med. u. Kinderheilk. Bd. 12. 1913. S. 620. — Heidemann, Über Folgezustände von perikardialen Obliterationen. Berl. klin. Wochenschr. 1897. Nr. 5 u. 6. — Heidenhain, Notiz über monartikulären Gelenkrheumatismus. Deutsche. med. Wochenschr. 1895. S. 496. — Heimann, Über die Koinzidenz von Rheumatis artic. ac u. Ischias. Dissert. Berlin 1882. — Heinel, Klinisches Bild der Chorea minor nebst Komplikationen. Diss. Leipzig 1903. — Heinlein, Zur Kasuistik der Geistesstörungen auf der Basis des akuten Gelenkrheumatismus. Ärztl. Intelligenzbl. 1883. Nr. 30. — Heller, E. Atophan bei Gicht und akutem Gelenkrheumatismus. Berl. klin. Wochenschr. 1911. S. 526. — Henoch, Über eine eigentümliche Form von Purpura. Berl. klin. Wochenschr. 1874. Nr. 51. — Henoch, Über Chorea. Berl. klin. Wochenschr. 1883. Charité-Annalen 1884. — Herzog, Akuter Gelenkrheumatismus und Meningitis. Deutsche med. Wochenschr. 1916. Nr. 44. — Hertzke, Zur Lehre von der Peleosis rheumatica. Archiv für Kinder. 1892. S. 199. — Heubner, Gelenkrheumatismus in seinem Lehrbuch der Kinderheilkunde 1906. — Heubner, Zur Behandlung der Hyperpyrexie im akuten Gelenkrheumatismus. Arch. f. Heilk. 1876. Bd. 17. S. 134. — Heymann, Über Rheumatismus. Virchows Arch. 1872. Bd. 56. S. 344. — Hirsch, A., Handbuch der historisch geographischen Pathologie. Stuttgart 1886. 2. Aufl. — Hirsch, A., Über rheumatische Pneumonie. Berl. klin. Wochenschr. 1878. Nr. 52. — Hirschsprung, Eine eigentümliche Lokalisation des Rheumatismus acutis im Kindesalter. Jahrb. f. Kinder. N. F. 1881. Bd. 16. S. 324. — Hirz, R., Über Gelenkerkrankungen bei krupöser Pneumonie. Inaug.-Diss. Berlin 1900. — His, W., Der chronische Gelenkrheumatismus. Deutsche Klinik. Bd. 11. S. 269. — His, Die chronischen Arthritiden. Münch. med. Wochenschr. 1914. S. 2373. — Hodges, A. D. P., Notes on rheumatism. scarlet. fiver. The Lancet 1894. 17. u. 24. Nov. — Hoffa, Über die arteriitschen Muskelatrophien. Deutsche med. Wochenschr. 1892. S. 734. — Hoffmann, Über Ätiologie und Pathogenese des Erythema nodosum. Deutsche med. Wochenschr. 1877. — Hoffmann, Über Beziehungen des Erythema nodosum zu infektiösen Rachenaffektionen und zu Rheumatismus acutus. Monatsh. f. prakt. Dermat. 1890. XI. Nr. 12. — Huchard-Rosenfeld, Die Krankheiten des Herzens und ihre Behandlung. 1909. — Hüter, Klinik der Gelenkkrankheiten. Leipzig 1876. I. — Ibrahim, Akuter Gelenkrheumatismus in Pfaundler u. Schloßmanns Handbuch d. Kinderheilk. 1906. — Immermann, Rheumatismus acutus mit terminaler Hypopyrexie. Deutsch. Arch. f. klin. Med. 1873. Bd. 15. S. 173. — Isaac, Über Heilung der chronischen Lungenaffektion eines Kindes durch Hinzutreten eines akuten Gelenkrheumatismus. Diss. Erlangen 1904. — Jackson, Experimentelle Streptokokken-Arthritis bei Kaninchen. Kongreßzentralblatt Bd. 7. S. 155 (1913). — Jakobi u. Bondi, Über die Verteilung der Salizylsäure bei normalen und infizierten Tieren. Hofmeisters Beitr. 1906. Bd. 7. S. 514. — Jakowski, Ätiologie der Pleuritis. Zeitschr. f. klin. Med. Bd. 12. — Jessner, Dermatologische Vorträge für Praktiker. — Lehrbuch der speziellen Pathologie und Therapie der inneren Krankheiten. Deutsch. Arch. f. klin. Med. 1881. Bd. 29. — Jochmann, Der akute Gelenkrheumatismus, im Handbuch der inneren Medizin Bd. I. v. Mohr u. Staehelin 1912. — Junghans, Ein Beitrag zur Behandlung des Gelenkrheumatismus. Deutsche med. Wochenschr. 1912. S. 2111. — Jürgensen, Scharlach. Nothnagels Handb. 1897. — Kahane, Über neuromuskuläre Erkrankungen bei Polyarthritis rheumatica. Zentralbl. f. klin. Med. 1892. Bd. 13. S. 1041. — Kaltenbach, Über den Fieberverlauf bei Peliosis rheum. Jahresber. f. Kinder. 1872. Bd. 9. H. 1. — Kammerer, Über gonorrhoische Gelenkentzündung. Zentralbl. f. Chir. 1884. Nr. 4. — Kaposi, Pathologie und Therapie der Hautkrankheiten. Erythema multiforme. S. 303. Wien u. Leipzig 1893. — Kaposi, Pathologie und Therapie der Hautkrankheiten. 1899. — Kissinger, Schmidts Jahrbücher über in- und ausländische gesamte Medizin. Bd. 275. 1902. — Klatt, Würzburger Abhandlungen aus dem Gesamtgebiet der praktischen Medizin. Bd. 6. 1906. — Klebs, Weitere Beiträge zur Entstehungsgeschichte der Endokarditis. Arch. f. exper. Path. u. Pharm. Bd. 9. S. 52. — Klemperer, S., Über das Wesen der Atophanwirkung. Verhandl. d. Kongr. f. inn. Med. 1913. — Klemperer, G., Zur Behandlung des akuten Gelenkrheumatismus. Therap. d. Gegenw. 1907. H. 6. — Klieneberger u. Oxenius, Über Urine und Urinsedimente bei normalen Personen, bei rheumathischen Erkrankungen und nach der Einwirkung von Salizylpräparaten. Deutsch. Arch. f. klin. Med. Bd. 80. S. 225. — Knies, Die Beziehungen des Sehorgans und seiner Erkrankungen in den übrigen Krankheiten des Körpers und seiner Organe. Wiesbaden 1893. S. 385. — Kob, Klinische Beobachtungen an 12 Fällen von obliterierender Herzbeutelentzündung usw. Jahrb. f. Kinder. 1907. S. 643. — Kobylynska, 2 Fälle von „Rheumatismus tuberculosus“. Poncetsche Krankheit. Diss. Berlin 1902. — Koch, Jos., Untersuchungen über die Lokalisation der Bakterien etc. Zeitschr. f. Hygiene. Bd. 69. S. 436. — Derselbe, Über experimentell erzeugte Gelenkerkrankungen und Deformitäten. Zeitschr. f. Hygiene Bd. 72. S. 321. — Kohler,

Über die Selbständigkeit des Fiebers in dem Symptomenkomplex des akuten und chronischen Gelenkrheumatismus. Zeitschr. f. klin. Med. 1891. Bd. 19. S. 1. — König, Fr., Die Tuberkulose der menschlichen Gelenke. Berlin 1906. — König, Deutsche med. Wochenschr. 1896. (Über gonorrhoische Gelenkentzündung.) — Königer, Histologische Untersuchungen bei Endokarditis. Arb. a. d. path. Inst. i. Leipzig. 1903. H. 2. — Körte, Gelenkvereiterung nach akutem Gelenkrheumatismus. Berl. klin. Wochenschr. 1880. Nr. 4. — v. Kopff, Über den heilenden Einfluß des Erysipels auf Polyarthritis etc. Berl. klin. Wochenschr. 1882. Nr. 12. — Korowcki, Untersuchungen über Blutveränderungen beim akuten Gelenkrheumatismus. Deutsche med. Zeitschr. 1903. S. 743. — Korzynski, Über Polyarthritis dysenterica, Przeglod lekarthi 1873. Nr. 52. Zit. n. Pribram. — Koßler, Über das Vorkommen von Zylindern im Harn ohne gleichzeitige Ausscheidung von Serumeiweiß. Berl. klin. Wochenschr. 1895. Nr. 14. — Kraepelin, Über den Einfluß akuter Krankheiten auf die Entstehung von Geisteskrankheiten. Arch. f. Psych. 1881. Bd. 11. u. 12. — Kraus, R., Über die Verwertbarkeit bakteriologischer Blut- und Harnbefunde für die Ätiologie der Infektionskrankheiten. Wien. klin. Wochenschr. 1895. Nr. 26. u. Zeitschr. f. Heilkunde 1896. Bd. 17. — Krauß, E., Über Purpura. Heidelberg 1883. — v. Krehl, Die Erkrankungen des Herzmuskels. Nothnagels spez. Path. u. Therap. Bd. 15. Teil 1. — Kronberg, Zentralbl. f. Bakt. Bd. 27. 1900. — Krückmann, Die Erkrankungen des Uvealtraktus und des Glaskörpers in Graefe-Saemischs Handbuch der gesamten Augenheilkunde. Bd. 5. II. Teil. VI. Kap. 2. Aufl. 1908. — Kückenberg, Über die rheumatische Schwiele. Berl. klin. Wochenschr. 1887. S. 777. — Kühnau, Über die Resultate und die Leistungsfähigkeit der bakteriologischen Blutuntersuchung im Dienst der klinischen Diagnostik. Zeitschr. f. Hygiene. Bd. 25. 1897. S. 492. — Kühne, Gelenkrheumatismus nach stumpfen Verletzungen. Monatsschrift f. Unfallheilk. 1903. Nr. 6. — Kursahiga, Über das Vorkommen der Tuberkelbazillen im strömenden Blute der Tuberkulösen. Zeitschr. f. Tuberk. Bd. 17. H. 4. — Kußmaul, Bemerkungen über Kombination von Rheumatismus articulorum acutus und Tuberculosis. Würzburger med. Zeitschr. 1864. Bd. 5. — Lachmanski, Beiträge zum akuten und chronischen Gelenkrheumatismus des Kindes. Arch. f. Kinder. 1900. S. 104. — Lande, Zentralbl. f. Bakt. Bd. 31. 1902. — Landouzy, Erythema nodosum und Septikämie. Presse medic. Nr. 94. 1913; Ref. i. Zentralbl. f. inn. Med. u. ihre Grenzgeb. Bd. 9. H. 6. 1914. — Laub, Ein Beitrag zur Frage des akuten tuberkulösen Rheumatismus. Zeitschr. f. Tuberkulose. Bd. 7. H. 5. 1905. — Lazarus, P., Die physikalische Therapie der Gelenkkrankheiten einschließlich der gichtischen. Ther. der Gegenw. 1913. S. 481. — Lebert, Klinik des akuten Gelenkrheumatismus. Erlangen 1860. — Lebreton, Jahresbericht der gesamten Medizin. 1885. Bd. 2. S. 260. — Lenhartz, Die septischen Erkrankungen. Wien 1903. — Lenhartz, Behandlung des akuten Gelenkrheumatismus. Pentzold-Stintzings Handbuch der gesamten Therapie. Bd. 5. 1911. Jena. — Lewin, Verhandlungen des Vereins für innere Medizin. Deutsche med. Wochenschr. 1891. Nr. 8. — Lexer, Lehrbuch der allgemeinen Chirurgie. 3. Aufl. 1908. Bd. 1. — Leyden, Über ulzeröse Endokarditis und fibröse Myokarditis in Zusammenhang mit akutem Gelenkrheumatismus. Deutsche med. Wochenschr. 94. S. 913. — v. Leyden-Klemperer, Konstitutionsanomalien und Blutkrankheiten. Die deutsche Klinik am Eingang des zwanzigsten Jahrhunderts. Bd. 2 u. 3. — v. Leyden, Deutsche med. Wochenschr. 1893 u. Wien. med. Presse 1893. S. 1569. (Über Endocarditis gonorrhoica.) — Liebermeister, Handbuch der Pathologie und Therapie des Fiebers. 1875. — Liebermeister, Die aktive und sogenannte inaktive Tuberkulose. Verhandl. d. Kongr. f. inn. Med. 1912. S. 355. — Lindemann, S., Arthritis blennorrhoica. Beitr. z. Augenheilk. 1892. — Lindemann, J., Über subkutane Knotenbildung bei akutem Gelenkrheumatismus (Rheumatismus nodosus). Deutsche med. Wochenschrift 1888. Nr. 26. — Litten, Beiträge zur Ätiologie der Chorea. Charité Annalen 1886. S. 265. — Litten, Peleosis et Chorea gonorrhoica. Allg. Wien. med. Zeitg. 1895. S. 35. — Litten, Zentralbl. f. Bakt. Bd. 31. 1902. — Litten, Die Endokarditis und ihre Beziehungen zu anderen Krankheiten. Verhandl. d. Kongr. f. inn. Med. 1900. S. 108. — Littmann, Bakterioskopische Blutuntersuchungen. Deutsch. Arch. f. klin. Med. 1894. S. 323. — Loeb, Die Rheumatoiderkrankung der Gonorrhoiker. Deutsch. Arch. f. klin. Med. Bd. 38. S. 156. — Loening, Über phenyldimethylpyrazolonamidomethansulfonsaures Natrium, ein neues Antipyretikum und Spezifikum gegen den akuten Gelenkrheumatismus. Münch. med. Wochenschr. 1912. Nr. 9, 10, 11. — Lommel, Erkrankungen der Muskeln, Gelenke und Knochen im Handbuch der inneren Medizin von Mohr-Staehelin. Bd. 4. — Löning, Melubrin. Münch. med. Wochenschr. 1912. Bd. 9. S. 1011. — Löwenfeld, Myo- und neuropathologische Beobachtungen zur Ätiologie der multiplen Neuritis. Münch. med. Wochenschr. 1888. Nr. 37. — Lorain, Union méd. 1866 (Rheumatisme blennorrhagique). — Lorenz, Nothnagels spezielle Pathologie und Therapie. Bd. 11, 3. — Lüthje, Über die Wirkung der Salizylpräparate auf die Harnwege. Deutsch. Arch. f. klin. Med. Bd. 74. H. 1. u. 2. — Mailland, Rheumatisme tuberculeux. Rev. de med., Ref. i. Zentralbl. f. inn. Med. 1902. S. 1078. — Mannkopf, Über Meningitis cerebrospinalis epid. Braunschweig 1866. — Matuscewski, Die modernen Behandlungsmethoden der Arthritis gonorrhoica und ihre Erfolge. Diss. Leipzig. 1916. — Mayer, A., Über gehäuftes Auftreten von Gelenkerkrankungen nach Colitis haemorrhagica. Berl. klin. Wochenschr. 1918. Nr. 16. — Melchior, Der tuberkulöse Gelenkrheumatismus. Zentralbl. für d. Grenzgeb. d. Med. u. Chir. 1909. Bd. 13. 31. — Berl. klin. Wochenschr. 1910. Nr. 11. Therap. d. Gegenw. Oktober 1908. — Melchkirch, Baumgartens Jahrb. 1899. — Mendel, Der akute Gelenkrheumatismus und die intravenöse Salizylbehandlung. Therap. Monatsh. 1904. S. 165. — Menzer, Die Ätiologie des akuten Gelenkrheumatismus nebst kritischen Bemerkungen zu seiner Therapie. Bibliothek von Coler. Berlin 1902. — Menzer, Schmidts Jahrbücher 1901. Zur Ätiologie des akuten Gelenkrheumatismus. Deutsche med. Wochenschr. 1901. Nr. 7. — Menzer, Dienstunbrauchbarkeit und Rückfälle bei Behandlung des akuten Gelenkrheumatismus mit und ohne Antipyrin. Zeitschr. f. Hyg. Bd. 68. H. 2 u. Berl. klin. Wochenschr. 1911. S. 1294. — Menzer, Serumbehandlung bei akutem und chronischem Gelenkrheumatismus. Zeitschr. f. diätet. u. phys. Therap. Bd. 6. H. 4; Therap. d. Gegenw. 1902. Nr. 7 u. Zeitschr. f. klin. Med. Bd. 47. S. 103. — Menzer, Erfolge und Ausblicke der Bakteriotherapie. Klin. therap. Wochenschr. 1912. Nr. 46. — Menzer, Rheumatismus und Tuberkulose. Berl. klin. Wochenschr. 1913. Nr. 48. — Menzer, Zur Ätiologie des akuten Gelenkrheumatismus. Deutsche med. Wochenschr. 1901. Nr. 7. — Meyer, F., Die Bakteriologie des akuten Gelenkrheumatismus. Zeitschr. f. klin. Med. Bd. 60. S. 311. — Meyer, S., Mitteilung zweier Fälle von akutem Gelenkrheumatismus. Berl. klin. Wochenschr. 1894. S. 380. — Meyer, H., Beiträge zur Frage des rheumatisch infektiösen Ursprungs der Chorea minor. Jahresber. f. Kinder. 1891. Bd. 40. S. 1. — Meyer, L., Über Chorea, Rheumatismus und Manie. Arch. f. Psych. u. Nervenkrankh. 1871. Bd. 2. S. 3. — Meyer, P., Chorea minor in ihren Beziehungen zum Rheumatismus und zu Herzklappenfehlern. Berl. klin. Wochenschr. 1890. Nr. 28. — Michaelis, Über einen neuen Fall von Endokarditis gonorrhoica. Zeitschr. f. klin. Med. 1896. Bd. 29. S. 556. — Minkowski, Zur medikamentösen Therapie des akuten Gelenkrheumatismus. Therap d. Gegenw. 1908. S. 385. — Mitschke, Über den sogenannten Rheumatismus cerebralis. Diss. Leipzig 1904. — Mohr, H., Der Gelenkrheumatismus tuberkulösen Ursprungs. Berl. Klinik 1904. H. 197. — Möller, Ein Fall von Peleosis rheumatica. Berl. klin. Wochenschr. 1869. Nr. 13. — Monnier, Contribution à l'étude de la théorie infectieuse du rheumatisme artic. aigu. Thèse de Lille 1911/12. — Morawitz, Über hämorrhagische Diathesen. Jahreskurse f. ärztl. Fortbildg. 1919. Märzheft. — Moser, Zur pathologischen Anatomie und Bakteriologie der Chorea minor. Jahrb. f. Kinderheilk. Bd. 87. 3. H. 1918. — Mosler, Über die rheumatische Entzündung der serösen Häute (sog. Polyserositis rheumatica). Berl. klin. Wochenschr. 1910. S. 277. — Mosler, Über rheumatische Entzündung der serösen Häute (sog. Polyserositis rheum.). Berl. klin. Wochenschr. 1910. Nr. 7. — Mosler u. Valentin, Zur Pathologie des akuten Gelenkrheumatismus. Berl. klin. Wochenschr. 1910. Nr. 39. — Mühsam, Beiträge zur Kenntnis der gonorrhoischen Gelenkentzündungen. Mitteil a. d. Grenzgeb. d. Med. u. Chir. 1897. Bd. 2. S. 5. — Müller, F. C., Ein Fall von multipler Neuritis. Arch. f. Psych. Bd. 14. S. 669. 1883. — Müller, H., Über Ätiologie und Wesen des akuten Gelenkrheumatismus. Korrespondenzbl. f. Schweiz. Ärzte 1878. Nr. 19. — Müller u. Weiß, Fieberbehandlung gonorrhoischer Komplikationen. Wien. klin. Wochenschr. 1916. Nr. 9. — Murchison, Acute Rheumatisme with cerebral symptoms, high temperature and death. Lancet 1870. — Naegeli, O., Über Häufigkeit, Lokalisation u. Ausheilung der Tuberkulose. Virchows Arch. Bd. 160. H. 1. — Nagelschmidt, Lehrbuch der Diathermie. Berlin, Springer Verlag. 1913. — Nasse, Die gonorrhoischen Entzündungen der Gelenke, Sehnenscheiden und Schleimbeutel. Samml. klin. Vorträge. Neue Folge. Nr. 181. — Naunyn, Ein Fall von Chorea St. Viti mit Pilzbildungen in der Pia mater. Mitteil. a. d. med. Klinik zu Königsberg. Leipzig 1887. — Nauwerck, Über Chorea. Beitr. z. path. Anat. u. Physiol. v. Ziegler u. Nauwerck I. S. 407. 1886. — Neisser, Über die Züchtung von Gonokokken bei einem Fall von Arthritis gonorrhoica. Deutsche med. Wochenschr. 1894. S. 335. — Neisser, Züchtung der Gonokokken bei einem Fall von Arthritis gonorrhoica. Deutsche med. Wochenschr. 1894. — Nenninger, Gelenkrheumatismus u. Herzerkrankungen. Zeitschr. f. Hyg. 1908. Bd. 59. S. 272. — Netter, Baumgartens Jahresbericht 1895. — Neukirch, Zur Therapie des akuten Gelenkrheumatismus mit Atophan und Melubrin. Therap. Monatsh. 1912. H. 9. — Neumann, H., Über die diagnostische Bedeutung der bakteriologischen Urinuntersuchung bei inneren Krankheiten. Berl. klin. Wochenschr. 1888. Nr. 7. — Niehaus, Über die sogenannten rheumatischen Schwielen und deren Behandlung. Korrespondenzbl. f. Schweiz. Ärzte 1895. — v. Noorden, Über den Verlauf des akuten Gelenkrheumatismus in Schwangerschaft und Wochenbett. Charité-Annalen 1892. — Nössel, Der Einfluß der Assanierungsarbeiten in München auf den akuten Gelenkrheumatismus. Annalen der städt. Krankenanstalten München 1892. Bd. 5. S. 492. — Nothnagel, Schmidts Jahrbücher. Bd. 267. 1900. — Oeller, Die Atophantherapie beim akuten Gelenkrheumatismus. Med. Klinik 1912. Nr. 50. — Oppolzer, Behandlung des akuten Gelenkrheumatismus. Allg. Wien. med.

Zeitg. 1859. S. 18. — Oppolzer, Über rheumatische Gelenkentzündung. Allg. Wien. med. Zeitg. 1859. S. 382. — Oppolzer, Über Rheumatismus. Wien. med. Wochenschr. 1869. — Orth, Demonstration einer Frau, welche nach Thoriuminjektionen gestorben ist. Siehe Münch. med. Wochenschr. 1912. S. 1188. — Oswiecimski, Jahresber. d. ges. Med. 1896. Bd. 2. S. 616. — Päßler, Radikale Tonsillotomie oder konservative Behandlung der chronischen Tonsillitis? Therap. Monatsh. 1913. S. 15. — Päßler, Über die Beziehung einiger septischer Krankheitszustände zu chronischen Infektionen der Mundhöhle. Kongr. f. inn. Med. 1909. S. 321 u. 1911. S. 189. — Päßler, Radikale Tonsillektomie oder konservative Behandlung der chronischen Tonsillitis. Therap. Monatsh. 1913. Nr. 1. — Päßler, Die praktisch wichtigsten natürlichen Gelenkerkrankungen. Wien. klin. therap. Wochenschr. Jahrg. 20. Nr. 9. 1913. — Parker, W. A., Rheumatism. in scarlet. feber. The Lancet 1894. 1. Dezember. — Passini, Über Lumbalpunktion bei Chorea infectiosa. Wien. klin. Wochenschr. 1914. Nr. 40. — Pataki, Behandlung der Polyarthritis rheumatica acuta mit intramuskulären oder subkutanen Injektionen von Pyralgin (Melubrinlösung). Deutsche med. Wochenschr. 1914. Nr. 17. — Pauli, Diphtherie und Gelenkerkrankung. Berl. klin. Wochenschr. 1883. Nr. 45. — Pawinski, Über den Einfluß der trockenen Perikarditis auf die Entstehung der Stenokardie und des Kardialasthmas. Deutsch. Arch. f. klin. Med. 1897. Bd. 58. — Peiper, Über das Verhältnis der Chorea zum Gelenkrheumatismus und zur Endokarditis. Deutsche med. Wochenschr. 1888. Bd. 14. S. 30. — Pfistner, Über Pneumokokken-, Gelenk- u. Knocheneiterungen. Jahrb. f. Kinderheilk. Bd. 55. S. 447. 1902. — Philipp, C., Zur Ätiologie des akuten Gelenkrheumatismus. Deutsch. Arch. f. klin. Med. Bd. 76. S. 150. 1903. — Pick, Über chronische unter dem Bilde der Leberzirrhose verlaufende Perikarditis. Zeitschr. f. klin. Med. Bd. 29. H. 5 u. 6. — Pierson, Über Polyneuritis acuta. Volkmanns Samml. klin. Vortr. 1882. — Pointon-Paine, The etiology of rheumatic fever. The Lancet 1900. Sept. 22 u. 29. Baumgartens Jahresber. 1903. Virchows Jahresber. 1908. Bd. 2. — Poncet et Leriche, La tuberculose inflamatoire; Bibliotheque de la tuberculose, Paris 1912. Ref. i. Deutsche med. Wochenschr. 1913. S. 1899; s. auch Le Progrès médical 1907. — Poynton u. Paine, Researches on Rheumatism. London, J. u. A. Churchill 1913 (Monographie). — Predtetschenski, Zentralbl. f. Bakteriol. Bd. 31. 1902. — Pribram, Der akute Gelenkrheumatismus in Nothnagels spez. Pathol. u. Therapie V. 1. Wien 1899. — Prior, Rheumatismus nodosus. Münch. med. Wochenschr. 1887. S. 525. — Prior, Über den Zusammenhang zwischen Chorea minor mit Gelenkrheumatismus und Endokarditis. Berl. klin. Wochenschr. 1886. Nr. 2. — Prior, Rheumatismus nodosus. Münch. med. Wochenschr. 1887. Nr. 28. — Quincke, Über Rheumatismus. Deutsche med. Wochenschr. 1917. Nr. 32 u. 33. — Quincke, Verhandlungen des Kongresses für innere Medizin 1896. (Diskussion über den Vortrag Gerhardts: Über Rheumatoidkrankheiten.) — Quincke, Zur Kenntnis der Salizylsäurewirkung. Berl. klin. Wochenschr. 1882. S. 709. — Rabinowitsch, Beitrag zur Kenntnis des Gelenkrheumatismus mit Knötchenbildung. Diss. Berlin 1899. — Ratzeburg, Die Serumbehandlung des Gelenkrheumatismus. Therap. d. Gegenw. H. 3 1910. — Rautenberg, Azetylkresotinsäure als Antirheumatikum. Med. Klinik 1912. Nr. 14. — Rehn, Rheumatismus acutus. Gerhardts Handb. d. Kinderkrankh. Tübingen 1878. Bd. 3. H. 1. — Richter, Die Erfolge der Behandlung des Gelenkrheumatismus und rheumatischer Erkrankungen mit Ervasin. Berl. klin. Wochenschr. 1912. Nr. 38. — Riebold, Über die Behandlung akuter Arthritiden mit intravenöser Kollargolinjektion. Münch. med. Wochenschr. 1906. S. 1564. Bd. 32. — Riedel, R., Über Melubrin (Höchst), ein neues Antipyretikum und Antineuralgikum. Terap. d. Gegenw. 1912. S. 208. — Riesmann, Baumgartens Jahresber. 1900. — Rieß, Polyarthritis rheumatica in Realenzyklopädie der gesamten Heilkunde. Bd. 19. 1898. — Risse, Polyneuritis acuta und akuter Gelenkrheumatismus. Deutsche med. Wochenschr. 97. Nr. 15. — Ritterhaus, Intravenöse Kollargolinjektionen bei septischen und infektiösen Erkrankungen. Therap. d. Gegenw. 1904. S. 305. — Riva, Baumgartens Jahresbericht 1897. — Rindfleisch, Münch. med. Wochenschr. 1898 u. Arch. f. klin. Chirurg. 55. S. 445. (Bakteriologische Untersuchungen über Arthritis gonorrhoica.) — Röder, Das Wesen und die Behandlung rheumatischer Erkrankungen. Betrachtung über Lymphzirkulationsstörung. Zentralbl. f. inn. Med. 1912. Nr. 38 u. 1917. Nr. 50. — Röthlisberger, Neues über Untersuchungen gewisser mit Polyarthritis verknüpfter Tonsillitiden. Zentralbl. f. inn. Med. Bd. 1. S. 311. — Rolly, Akute Exantheme in Mohr und Stähelins Handbuch der inneren Medizin. 1911. — Rolly, Über die Beeinflussung der von Pirquetschen Reaktion durch verschiedene Krankheiten. Münch. med. Wochenschr. 1910. Nr. 44. — Rolly, Über schädliche und nützliche Wirkungen der Fiebertemperatur bei Infektionskrankheiten. Münch. med. Wochenschr. 1909. Nr. 15. — Rolly, Über die Nutzanwendung der neueren Forschungsergebnisse auf dem Gebiete der Serumtherapie in der Praxis. Verhandl. Deutsch. Naturforscher u. Ärzte 1912. — Rolly, Zur spezifischen Diagnostik und Therapie der Lungentuberkulose. Münch. med. Wochenschr. 1910. Nr. 16. — Romberg, Lehrbuch der Krankheiten des Herzens und der Blutgefäße. 2. Aufl. Stuttgart. 1909. — Romberg, Über die Bedeutung des Herzmuskels für die Symptome und den

Verlauf der akuten Endokarditis und deren chronischen Klappenfehler. Deutsch. Arch. f. klin. Med. 1894. Bd. 53. — Rommel, Berl. klin. Wochenschr. 1903. S. 33. — Rosenbach, Die Erkrankungen des Brustfells. Nothnagels spez. Path. u. Therap. Bd. 14. Teil 1. 1894. — Rosenbach, Syphilitische Knochen- und Gelenkerkrankungen in Ebstein u. Schwalbes Handbuch der praktischen Medizin. — Rosenbach, Zur Lehre von der Symptomatologie der Parikarditis. Deutsche med. Wochenschr. 1882. S. 601. — Rosenow, Die Ätiologie des akut. Gelenkrh. Ref. Kongreßzentralblatt 1914. Bd. 10. S. 10. — Rosenthal, Ein seltener Fall von hyperpyretischem Gelenkrheumatismus ohne nennenswerte zerebrale Symptome. Deutsche med. Wochenschr. 1891. Nr. 11. — Rosenthal, Serotherapie des akuten Gelenkrheumatismus. Ref. in Berl. klin. Wochenschr. 1910. S. 864. — Rothschild u. Thalheimer, Experimental arthritis in the rabbit, produced with streptococcus mitis. Ref. i. Kongreßzentralbl. f. i. Med. 1914. Bd. 11. S. 158. — Rubens, Die Behandlung rheumatischer Erkrankungen mit intravenösen Salizyleinspritzungen. Deutsche med. Wochenschr. 1915. Nr. 50. — Rutemann, Ist Erkältung eine Krankheitsursache und inwiefern? Leipzig. S. Thieme. 1898. — Sacquépée, Bakteriologische Bemerkungen über den akut. Gelenkrh. Kongreßzentralblatt. Bd. 7. S. 481 (1913). — Sadler, Klinische Untersuchungen über die Zahl der korpuskulären Elemente etc. Fortschritte der Medizin 1892. Bd. 10. Beiheft. S. 1. — Sahli, Über die therapeutische Anwendung des Salols, des salizylsauren Phenoläthers. Korrespondenzbl. f. Schweiz. Ärzte 1886. S. 321. — Sahli, Zur Ätiologie des akuten Gelenkrheumatismus. Deutsch. Arch. f. klin. Med. Bd. 51. S. 451. 1893. Baumgartens Jahresber. 1892. — Salinger, Salvarsan bei Chorea minor. Münch. med. Wochenschr. 1912. S. 1876. — Samele, Zentralbl. f. Bakteriol. Bd. 42. 1909. — Schaefer, Ein Fall von akutem Gelenkrheumatismus bei einer Mutter und deren neugeborenem Kind. Berl. klin. Wochenschr. 1886. S. 79. — Schäfer, Zur Serumbehandlung des Gelenkrheumatismus. Therap. d. Gegenw. 1904. S. 106. — Schaeffer, Rezidivierende tuberkulöse Polyarthritis. Zeitschr. f. Tuberkulose 1909. Bd. 13. H. 5. — Schichhold, Die tonsillare Behandlung der sogenannten rheumatischen Erkrankungen. Münch. med. Wochenschr. 1910. Nr. 6. — Schittenhelm und Schlecht, Über Polyarthritis enterica. Deutsches Archiv für klin. Medizin 1918. Bd. 126, S. 329. — Schlesinger, Beziehungen und Vergleiche zwischen dem Erythema nodosumund Erythema exsudativum multiforme im Kindesalter. Arch. f. Kinderheilk. 40. 1904. S. 265. — Schloßmann, Über akuten Gelenkrheumatismus u. symptomatisch ähnlichen Erkrankungen im frühen Kindesalter. Monatsschr. f. Kinder. 1902. Bd. 1. Nr. 5. — Schmidt, Med. Klinik 1912. S. 1485. — Schmidt, Ad., Über die Behandlung des Gelenkrheumatismus mit Menzerschen Antistreptokokkenserum. Berl. klin. Wochenschr. 1903. Bd. 49. — Schmidt, R., Zur Klinik der Gelenkerkrankungen. Med. Klinik 1912. S. 1485. — Schnitzler, Über das Rezidivieren rheumatischer Gelenkerkrankungen im Verlauf akuter Eiterungsprozesse. Wien. klin. Rundschau. 1901. Nr. 41. — Schönfeld, Erfolgreiche Behandlung des Gelenkrheumatismus mit Elektrargol. Deutsche med. Wochenschr. 1913. S. 1461. — Schottmüller, Endocarditis lenta. Münch. med. Wochenschr. 1910. S. 671 u. 679. — Schrötter, Erkrankungen des Herzbeutels. Nothnagels spez. Path. u. Therap. Bd. 15. Teil 2. 1894. — Schultz, Die Purpuraerkrankungen. Ergeb. d. inn. Med. u. Kinderheilk. Bd. 16. 1918. S. 32. — Schürer, Über septische Rheumatoide. Münch. med. Wochenschr. 1912. S. 2440. — Schweitzer, Über Polyarthritis tuberculosis. Diss. Tübingen 1906. — Scudamore, On rheumatisme 1827. — Seelbach, Beitrag zur Therapie des akuten Gelenkrheumatismus. Münch. med. Wochenschr. 1906. S. 171. — Seifert, Beitrag zur Pathologie und Therapie der Chorea minor. Deutsch. Arch. f. klin. Med. 1877. Bd. 25. S. 319. — Senator, Ätiologische Beziehungen zwischen Nase und akutem Gelenkrheumatismus. Deutsche med. Wochenschr. 1912. S. 414. — Senator, Die Krankheiten des Bewegungsapparates in v. Ziemssens Handb. d. spez. Path. u. Therap. 1879. Bd. 13. S. 1. — Senator, Über die therapeutische Wirkung des Salizins. Berl. klin. Wochenschr. 1877. S. 181. — Silbermann, Klinische und experimentelle Beobachtungen von Purpura. Festschr. f. E. Henoch 1890. S. 239. — Simon, Geistesstörungen im Verlaufe des akuten Gelenkrheumatismus. Arch. f. Psych. 1866. — Simon, Über Geisteskrankheiten im Verlaufe des akuten Gelenkrheumatismus. Charité-Annalen 1866. S. 67. — Singer, Bakteriologische Harnuntersuchungen beim akuten Gelenkrheumatismus. Wien. klin. Wochenschr. 1895. Nr. 25. — Singer, Bakteriologische Untersuchungen des Schweißes und Urins beim akuten Gelenkrheumatismus. — Singer, A., Der Rheumatismus, Ätiologie, Klinik, Therapie. Verl. v. Moritz Perles, Wien 1916. — Singer, Zur Ätiologie des akuten Gelenkrheumatismus. Deutsche med. Wochenschr. 1914. Nr. 16. — Singer, Über dysenterielle Rheumatoide. Wien. med. Wochenschr. 1915. Nr. 6. — Singer, Ätiologie und Klinik des akuten Gelenkrheumatismus. Wien u. Leipzig 1898. — Singer, Zur Ätiologie des akuten Gelenkrheumatismus. Deutsche med. Wochenschr. 1914. Nr. 16. — Sinnhuber, Die Behandlung des Gelenkrheumatismus mit Menzers Antistreptokokkenserum. Charité-Annalen. Bd. 28. S. 128. 1904. — Sinnhuber, Die Erkrankungen des Herzbeutels und ihre Behandlung. Berlin 1911. — Skoda, Über Rheumatismus. Wien. med. Zeitg. 1863. S. 388. — Skoda, Zur Therapie des Gelenkrheumatismus. Wien. med. Presse. 1866.

Nr. 6. — Spitzer, Neuere Behandlungsweisen des akuten Gelenkrheumatismus. Med. Klinik 1909. S. 1667. — Spitzmüller, Das Verhältnis der Chorea zum Rheumatismus. Wochenbl. d. Zeitschr. d. k. k. Gesellsch. d. Ärzte in Wien 1886. Nr. 22. — Stabell, Ein Fall von hypertrophischem Gelenkrheumatismus in Schmidts Jahrb. 1878. — Steiner, Eine bisher kaum beachtete Komplikation des akuten Gelenkrheumatismus. Deutsch. Archiv f. klin. Med. 1897. Bd. 58. S. 237. — Steinert, Münch. med. Wochenschr. 1910. (Streptococcus viridans.) — Stern, Schmidts Jahrbücher. Bd. 280. 1903. — Stettner, Gelenkrheumatismus und Ruhr. Münch. med. Wochenschr. 1917. S. 854. — Stoll, Klinische Studien über den Gelenkrheumatismus. Deutsch. Archiv f. klin. Med. 1892. Bd. 51. — Stoll, A., Klinische Studien über den Gelenkrheumatismus. Deutsch. Archiv f. klin. Med. Bd. 51. 1893. — Strauß, M., Rheumatismus tuberculosus der Franzosen. Med. Klinik 1910. Nr. 23. — Stricker, Über die Resultate der Behandlung der Polyarthritis rheumatica mit Salizylsäure. Berl. klin. Wochenschr. 1876. Nr. 1, 2, 8. — v. Strümpell, Der akute Gelenkrheumatismus und Chorea minor im Lehrbuch f. Spezielle Pathologie und Therapie. Bd. 1 u. 2. 1912. — v. Strümpell, Über Muskelatrophie bei Gelenkleiden und über atrophische Muskellähmung nach Gelenkrheumatismus. Münch. med. Wochenschr. 1888. Nr. 13. — Strümpell, Über chronischen gonorrhoischen Gelenkrheumatismus. Münch. med. Wochenschr. 1890. — Sydenham, Observationum Medicarum. Lib. VI. Kap. V. Genf 1736. — Takeno, Zur Kenntnis des Verhaltens des Blutes bei den Rheumatosen. Jahrb. f. Kinder. 1913. Bd. 77. S. 53. — Tedesco, Über Arthigonbehandlung der Arthritis gonorrhoica. Wien. med. Wochenschr. 1913. Nr. 10. — Thalacker, Klinische Erscheinungen und Komplikationen des akuten Gelenkrheumatismus. Diss. Leipzig 1913. — Thiroloix, Baumgartens Jahresbericht 1897. — Thomas, A., v. Ziemssens, Handb. d. spez. Path. u. Therap. II. 2. — v. Tippelskirch, Über ein neues Salizylpräparat, das Hydropyrin-Grifa, und seine Wirkungen auf die Nieren. Therap. d. Gegenw. 1911. S. 392. — Traube, Jahresber. d. ges. Med. 1776. Bd. 2. S. 260. — Tunicliff, Zentralbl. f. Bakteriol. Bd. 46. 1910. The opsonic. index in acute articular rheumatism. Journ. of infect. 1909. Bd. 6. S. 346. — Umber, Herzbeutelentzündungen und kardiomediastinale Verwachsungen. Die Deutsche Klinik am Eingange des 20. Jahrhunderts. Bd. 4. — Umber, Behandlung der akuten und chronischen Gelenkerkrankungen in Handb. d. ges. Therap. v. Penholdt u. Stintzing. Bd. 5. 5. Aufl. — Unna, Die Histologie der Hautkrankheiten. Orths spez. Path. u. Anat. — Uter, W., Die Rolle des Traumas bei Entstehung akuter Infektionskrankheiten. Diss. Leipzig 1912. — Varrentrapp, Jahresbericht über die Verwaltung des Medizinalwesens der freien Stadt Frankfurt. 1865. S. 62. — von den Velden, Zwei Fälle von Endokarditis blennorrh. Münch. med. Wochenschr. 1887. Nr. 11. — Volkmann, Über die katarrhalischen Formen der Gelenkvereiterung. Langenbecks Arch. Bd. 1. S. 408. — Voßen, Beiträge zur Kenntnis des Gelenkrheumatismus im Kindesalter. Zeitschr. für Kinderheilk. 1882. Bd. 19. — Wagner, Purpura und Erythem. Deutsch. Arch. f. klin. Med. 1886. Bd. 39. S. 431. — Walker u. Beaton, Virchows Jahresber. 1903. — Wassermann, Westphal u. Malkoff, Über den infektiösen Charakter und den Zusammenhang bei akutem Gelenkrheumatismus und Chorea. Berl. klin. Wochenschr. 1899. S. 638. — Weichsel, Beobachtungen über die gonorrhoische Gelenkaffektion nebst Bemerkung über die Polyarthritis rheumatica. Diss. Leipzig 1909. — Weichselbaum, Beiträge zur Ätiologie und pathologischen Anatomie der Endokarditis. Ziegler-Nauwerks Beiträge 125. — Weichselbaum, Über seltene Lokalisationen des pneumonischen Virus. Wien. klin. Wochenschr. 1888. Nr. 28. — Weichselbaum, Zur Ätiologie der akuten Endokarditis. Zentralbl. f. Bakteriol. u. Parasitenkunde 1897. Bd. 2. S. 209. — Weichselbaum, Beiträge zur Ätiologie und pathologischen Anatomie der Endokarditis. Beitr. z. path. Anat. 1889. Bd. 4. — Weintraud, Der akute Gelenkrheumatismus in Fr. Kraus und Th. Brugsch spez. Path. u. Therap. inn. Krankh. Berlin 1913. — Weintraud, Über die Pathogenese des akuten Gelenkrheumatismus. Berl. klin. Wochenschr. 1913. Nr. 30. — Weintraud, Über die Wirkung der Phenylzinchoninkarbonsäure (Atophan). Therap. d. Gegenw. 1911. Weitere klinische Erfahrungen mit Atophan nebst Bemerkungen über Gicht und Harnsäurediathese. Therap. Monatsh. 1912. H. 1. — Weiß, Die Wirkung von Seruminjektionen auf den Gelenkrheumatismus. Zentralbl. f. inn. Med. 1896. Nr. 17. — Wells, Transactions of a Society for the improvement of medical and chirurgical Knowledge, ins Deutsche übersetzt von Choulasch. Halle 1816. — Wenckebach, Beobachtungen bei exsudativer und adhäsiver Perikarditis. Zeitschr. f. klin. Med. Bd. 71. H. 5 u. 6. — Wessely, Über Augenveränderungen bei Allgemeinerkrankungen im Felde. Bericht über die 40. Versammlung der ophth. Gesellschaft Heidelberg 1916. — Widmer, Über das Vorkommen von Purpura simplex bei Serumkrankheit. Med. Klinik 1917. Nr. 39. — Wiesel, Klinik und Pathologie des akuten Gelenkrheumatismus. Wien. klin. Wochenschr. Nr. 14/15. — Wiesel, Wien. med. Wochenschr. 1914. S. 755. — Wilms, Forcierte Wärmebehandlung bei Arthritis gonorrhoic. Münch. med. Wochenschr. 1898. — Wilms, Physiotherapie der Gelenkkrankheiten, insbesondere der Tuberkulose. Zeitschr. f. orthop. Chir. Bd. 22. 1914. — Wilms, Operative Behandlung der schweren Fälle von gonorrhoischer Gelenkentzündung. Münch. med. Wochenschr. 1917. S. 393. — Winternitz, Hydrotherapie und chronischer Gelenkrheumatismus. Bl. f. Kinder-Hydrotherapie 1893. S. 2. — Witthauer, Behandlung des Gelenkrheumatismus mit Kollargolklysmen. Med. Klinik 1907. S. 1266. — Witzel, Die Gelenk- und Knochenentzündungen nach akutinfektiösen Erkrankungen. Bonn 1890. — Wolf, O., Otitis media, ein Frühsymptom der Polyarthritis rheumatica acut. Arch. f. Otol. 1896. Bd. 41. S. 213. — Wollenberg, Chorea in Nothnagels spezielle Pathologie und Therapie. Bd. 12. H. 2. — Zadek, Die Behandlung des akuten Gelenkrheumatismus mit reiner Salizylsäure. Therap. d. Gegenw. 1915. April. — Zeuch, Über das Verhalten der Nieren bei Polyarthritis acuta besonders bei Salizylbehandlung. Diss. Leipzig 1904. — Zieler, Die gonorrhoischen Allgemeinerkrankungen. Med. Klinik 1912. Nr. 6. — v. Ziemßen, Spezielle Pathologie und Therapie. Bd. 14. Hautkrankheiten. — v. Ziemßen, Über die Häufigkeit des Rheumatismus artic. ac. in München während der Jahre 1889, 1990 u. 1891. Annalen der städt. Krankenhäuser Münchens 1892. S. 523. — Zinn, Zur Symptomatologie und Punktion der Exsudate des Herzbeutels. Therap. d. Gegenw. 1909. Nr. 52. — Zlocisti, Gelenkrheumatismus und Thyreoiditis. Deutsche med. Wochenschr. 1916. Nr. 19. — Zuelzer, Real-Enzyklopädie Bd. 32. 1908.

Leitfaden der Mikroparasitologie und Serologie. Mit besonderer Berücksichtigung der in den bakteriologischen Kursen gelehrten Untersuchungsmethoden. Ein Hilfsbuch für Studierende, praktische und beamtete Ärzte. Von Prof. Dr. **E. Gotschlich**, Direktor des hygienischen Instituts der Universität Gießen und Prof. Dr. **W. Schürmann**, Privatdozent der Hygiene und Abteilungsvorstand am hygienischen Institut der Universität Halle a. S. Mit 213 meist farbigen Abbildungen. 1920. Preis M. 25.—; gebunden M. 28.60.

Repetitorium der Hygiene in Frage und Antwort. Von Prof. Dr. **W. Schürmann**, Privatdozent an der Universität Halle a. S. Zweite, erweiterte Auflage. 1919. Preis M. 6.—.

Unter der Presse:

Grundriß der Hygiene für Studierende, Ärzte, Medizinal- und Verwaltungsbeamte und in der sozialen Fürsorge Tätige. Von Prof. Dr. med. **O. Spitta**, Privatdozent der Hygiene an der Universität Berlin, Mitglied des Reichsgesundheitsamtes, Geh. Reg.-Rat. Mit etwa 200 zum Teil farbigen Textabbildungen. Preis etwa M. 32.—; gebunden etwa M. 36.—

Hermann Lenhartz, Mikroskopie und Chemie am Krankenbett. Neunte, umgearbeitete und vermehrte Auflage von Prof. Dr. **Erich Meyer**, Direktor der medizinischen Universitätsklinik zu Göttingen. Mit 168 Abbildungen im Text und einer Tafel. 1920. Gebunden Preis M. 25.—.

Das Tuberkulose-Problem. Von **Hermann v. Hayek**, Dr. med. et phil., Innsbruck. Mit 46 Abbildungen im Text. 1920. Preis M. 26.—; geb. M. 30.—.

Fachbücher für Ärzte. Band I: **Praktische Neurologie für Ärzte.** Von Prof. Dr. **M. Lewandowsky** in Berlin. Dritte Auflage. Von Dr. **R. Hirschfeld**, Berlin. Mit 21 Textabbildungen. 1920. Gebunden Preis M. 22.—.

Band II: **Praktische Unfall- und Invalidenbegutachtung** bei sozialer und privater Versicherung sowie in Haftpflichtfällen. Von Dr. med. **Paul Horn**, Privatdozent für Versicherungsmedizin an der Universität Bonn, Oberarzt am Krankenhause der Barmherzigen Brüder. 1918. Gebunden Preis M. 9.—.

Band III: **Psychiatrie für Ärzte.** Von Dr. **Hans W. Gruhle**, Privatdozent an der Universität Heidelberg. Mit 23 Textabbildungen. 1918. Gebunden Preis M. 12.—.

Band IV: **Praktische Ohrenheilkunde für Ärzte.** Von **A. Jansen** und **F. Kobrak**, Berlin. Mit 104 Textabbildungen. 1918. Geb. Preis M. 16.—.

Band V: **Praktisches Lehrbuch der Tuberkulose.** Von Professor **Dr. G. Deycke**, Hauptarzt der inneren Abteilung und Direktor des Allgemeinen Krankenhauses in Lübeck. Mit 2 Textabbildungen. 1920. Geb. Preis M. 22.—.

Band VI: **Infektionskrankheiten.** Von Prof. Dr. **Georg Jürgens**, Berlin. Mit 112 Kurven. 1920. Gebunden Preis etwa M. 18.—.

Hierzu Teuerungszuschläge.